超声扫查操作规程

ULTRASOUND SCANNING
PRINCIPLES AND PROTOCOLS

中文翻译版

原书第 3 版

原著者　Betty Bates Tempkin

主　译　王金锐

科学出版社

北　京

图字：01-2016-9605

内 容 简 介

全书共 7 篇 23 章，全面讲述了超声扫查及相关知识。第一和第二篇讲述了超声检查的一般原则和病理扫查方法；第三篇讲述了腹部超声扫查的操作规程，其中包含腹主动脉、下腔静脉、肝脏、胆囊及胆管、胰腺、肾脏、脾脏和腹部全面和局部扫查方案；第四篇讲述了盆腔超声扫查规程，包含女性盆腔、经阴道超声扫查、妊娠期超声扫查和男性盆腔超声扫查如前列腺、阴囊、阴茎等；第五篇讲述了甲状腺和甲状旁腺、乳腺、新生儿颅脑的超声扫查规程；第六篇讲述了血管超声扫查，包含腹部多普勒及彩色血流图、脑血管多普勒扫查规范和周围动静脉多普勒扫查；第七篇心脏超声扫查部分，讲述了成人超声心动图和小儿超声心动图扫查。全书简洁明了，清晰陈述了扫查技术并配有大量扫查图形，每章后还配有测试题目，供读者自我检测知识掌握情况。本书非常适合国内超声读者学习和掌握超声扫查方面的技术和规范。

图书在版编目（CIP）数据

超声扫查操作规程：原书第 3 版 /（美）特姆金（Betty Bates Tempkin）主编；王金锐主译 . —北京：科学出版社，2020.11
　书名原文：Ultrasound Scanning Principles and Protocols
　ISBN 978-7-03-051452-3

Ⅰ . ①超⋯　Ⅱ . ①特⋯ ②王⋯　Ⅲ . ①超声波诊断－技术操作规程　Ⅳ . ① R445.1-65

中国版本图书馆 CIP 数据核字（2017）第 002424 号

责任编辑：郭　威 / 责任校对：张　娟
责任印制：赵　博 / 封面设计：龙　岩

ELSEVIER

Elsevier (Singapore) Pte Ltd.
3 Killiney Road, #08-01 Winsland House I, Singapore 239519
Tel: (65) 6349-0200; Fax: (65) 6733-1817

科 学 出 版 社 出版
北京东黄城根北街 16 号
邮政编码：100717
http://www.sciencep.com

三河市春园印刷有限公司 印刷
科学出版社发行　各地新华书店经销
*
2020 年 11 月第 一 版　开本：787×1092　1/16
2020 年 11 月第一次印刷　印张：25
字数：752 000
定价：168.00 元
（如有印装质量问题，我社负责调换）

译者名单

主 译 王金锐

译 者（以姓氏笔画为序）

王淑敏　付 鹏　曲恩泽　江 凌

刘 畅　孙 彦　赵 博　柳 曦

葛辉玉　蒋 洁　薛 恒

《超声扫查操作规程》这本书源自我的教学和超声扫查经验。

我进行超声扫查工作已有22年，在这期间，在医院和实验室内担任指导和教学工作。我意识到，超声医师需要基础的扫查规范，这是日常工作的基石。编写本书的目的在于为广大超声工作者提供超声扫查、图像存储及解读的详尽步骤。我希望通过本书，能够确保超声扫查的全面与准确，提升每个部位详尽扫查的水平，图像存储也能够确保质量。本书力求做到可读性、实用性强。

本书从前言开始，阐述如何使用本书、专业标准、临床标准、病例、检查前准备、图像质量与标记和如何描述超声所见。还讲述了超声技术参数方面的内容，包括扫查切面、声像图的解剖分析、扫查方法，以及对于异常发现的评估、记录和描述方面的内容，涵盖腹部及腹腔大血管，男性、女性盆腔，产科的扫查规范（有完整病例和节选病例），以及阴囊、甲状腺、乳腺、新生儿颅脑方面的内容，扫查规范同时包括了血管和心脏超声检查的相关章节。规范的内容根据美国超声医学学会（American Institute of Ultrasound in Medicine，AIUM）的指南编写。扫查规范的相关章节有针对性地对解剖、生理、超声表现、正常变异进行了讲述。此外，讨论了患者准备、体位、呼吸配合的内容。本书特别详细讲述了探头位置、如何扫查并存储图像。为了便于读者理解，绘制了解剖、患者体位、探头位置、探头移动方向的示意图，并对每幅超声图像进行标注。

此次新版增加了腹部完整病例和节选病例，举例说明应如何描述超声表现。此外，新版中，在每章的最后增加了复习题，以达到进行自我测试的目的。新版还增加了全新的章节：超声人体工程学，即如何在正确的姿势下舒适地使用超声设备。

本书所讨论的扫查方法基于笔者的专业经验，在临床工作中已被证实是最佳的。但扫查水平的高低也取决于个人的技术水平。因此我们鼓励大家在超声临床实践中同时去探索自己的扫查方式，这也是不可或缺的一步。本书中包括了我们最常用的扫查方式，但也讨论了其他的一些方式，并鼓励大家去探索自己的方式。

本书的读者应该已经具备较为全面的大体和断层解剖知识，这是进行完整超声扫查的先决条件。在每个扫查规范的章节开始，都会有相应的大体解剖图片供读者复习并参考。

超声医师在影像医学中的地位是比较特殊的，因为超声图像的准确性不但依赖于仪器，还依赖于操作者的水平。就因为这一点，对于超声医师来说，扫查技术和对解剖、生理、病理、超声物理基础知识的认识同等重要。目前，出于一些实际的考虑，美国超声医学诊断注册学会（American Registry of Diagnostic Medical Sonography）并不评估超声医师的扫查水平。因此，认真听取经验丰富的超声医师和培训教师的心得，以及参考已有指南和扫查规范后所获得的声像图，对于读者提升超声扫查技巧就显得尤为重要。

当超声医师进行高水平的扫查时，他就已经成为评估患者不可分割的重要部分。我希望通过本书，能够改进大家的超声扫查和记录，从而在日常的超声工作中做到更好。

Betty Bates Tempkin，BA，RT（R），RDMS

（薛　恒　译）

目

录

第一篇

一般原则

第1章　上岗指南

一、如何使用这篇指南

1.熟悉系统解剖学和切面解剖学　在超声图像上要根据位置准确识别解剖结构，而不是根据超声表现，因为超声表现可以因为病理情况或其他原因而改变。在学习本文前首先需要深入了解系统解剖和切面解剖。为了方便读者参考，本书的大部分章节都提供了简要的切面解剖和生理学基础知识。

2.学习步骤图解　熟悉不同的患者体位，以及如何在不同的部位、体位和方向上移动探头。可以先在自己（关机状态下）或假人身上练习，以便舒适、巧妙地操作探头。

3.熟知检查方案　检查方案可以确保扫查过程系统且有序。应该像遵循处方一样执行检查方案。本书提供了具体的检查步骤和图例。

4.了解正常结构的声像图表现及其描述使用术语　只有在充分认识正常图像的前提下才能够辨别出异常和不同。正常结构不同的超声表现如下。

（1）脏器实质、肌肉、胎盘和腹盆腔壁组织：以回声类型来描述。

①正常脏器实质：一般回声均匀（内部结构均匀一致），可以表现为各种回声类型（取决于产生的回声或声束的反射）。例如肝实质被描述为均匀的中等回声。脏器的回声往往是通过对比得出的。如肝脏回声可以表现为较肾实质呈等回声（相等强度的回声）或稍高回声（回声高于周围结构），当与胰腺比较时，亦可以呈稍低回声（回声低于周围结构）。

②肌肉：呈均匀低回声。一般情况下肌肉的回声低于周围组织。

③胎盘：回声会随妊娠期发生改变，一般表现为均匀的中等或高回声。血管成分可能会使其回声不均匀。比较而言，胎盘回声高于子宫肌层。

④腹盆腔壁组织：腹盆腔壁皮下组织（位于腹盆腔壁肌层前方）一般呈现均匀的中等回声，且形成明显的反射界面。

（2）含液性结构：血管、胆管、脐带、羊膜囊、脑室、卵泡、肾盏、充盈的膀胱和胆囊：一般被描述为内部无回声，周围有高回声的壁。声束穿过囊性区域后形成明显的后方回声增强，从而使其很容易鉴别。

（3）胃肠道：普遍被描述为薄壁的低回声结构（与周围组织比较），如果被大量脂肪组织包绕时也可以呈高回声。胃肠道腔内的回声取决于内容物的性质。可以呈无回声（内容物为液体）、高回声（内容物为气体或肠腔闭合状态）或者包括无回声及高回声成分的混合回声（内容物为食糜、空气、液体及粪便）。扫查胃肠道时全部或部分切面可能会出现由于肠内气体导致的声影。气体会反射声束导致后方出现声影。当肠腔空虚、呈闭合状态时则表现为"牛眼征"，由高回声的闭合肠腔和其周围低回声的肠壁组成。

（4）骨骼、脂肪、空气、裂隙、韧带和膈肌：均表现为高回声。回声的强度取决于结构的密度、与声束之间的距离及与声束之间的角度。由于以上结构对于声波有反射及衰减效应（吸收），故与周围组织相比都表现为高回声后伴声影。

二、需要遵循的专业原则

1.衣着得体，并佩戴身份标识。

2.向患者介绍自己，尽可能使患者感到舒适、放松。

3.谦虚礼貌地对待患者和其他医疗人员。

4.与患者的交流应当专业、得体。永远不要和患者谈及超声的发现和个人对于结果的判断。注意：只有临床医师可以合法地做出诊断（译者注：中美情况不同。国内超声医师非技师，可在结合临床的情况下向患者做适当解释及建议，如下一步需要去哪个科室就诊、需要多久随诊等）。

5.核实患者的识别腕带（或号码）；任何时候必须明确检查的是正确的患者。

6.向患者简要介绍检查内容。

7.缓慢、清晰、适当地给出患者指令。

8.必要时协助患者更换睡衣。

9.协助患者以安全的方式使用一切医疗设备。

10.帮助患者躺在检查床上。适当地遮盖患者的身体，保证其尽可能舒适。

11.熟悉无菌程序。

12.熟悉隔离原则。

13.熟悉协助医师做特殊检查时的程序。

14.经腹部扫查盆腔时需要患者充盈膀胱以清晰显示盆腔内结构。这可能会导致患者不舒适，因此应当尽可能缩短检查时间。

三、超声设备/人体工程学的正确使用

1.当搬动患者、超声设备、平车及轮椅时，使用适当的人体力学知识。

2.扫查前调整设备以适应检查者，在手边准备好必要的配件。

3.保持良好的姿势。

4.座椅高度合适，并有相应的腰部支撑结构以保持直立姿势。

5.座椅应当足够轻便以方便检查者可以轻易地移动。

6.桌子应该从各个方向都可以接近，且高度合适。

7.探头应当轻巧并平衡以减轻腕部的扭矩。

8.探头线应足够长以适合不同的操作方法。

9.探头应该容易取用和更换。

10.电缆支撑装置应尽可能减轻腕部及前臂的扭矩。

11.调整显示屏和控制面板的高度及角度以适用于站立位或坐位的检查者。

12.显示屏应当可以调节，如减低闪烁以缓解眼疲劳。

四、图像采集规范

1.首先根据检查部位选取合适的探头。可以选用实时的、经腹部或腔内、线阵或凸阵探头。

2.使用耦合剂消除探头和皮肤之间的空气。

3.保证患者舒适，注意探头加压的力度。可以使用不同的探头先在自己身上试验。

4.综合扫查。扫查应当详尽。所有的检查都应该包括感兴趣区域及周围结构，且至少使用两个切面。

5.扫查中间不需要存图。随时调节技术参数、保证合适的患者体位及呼吸，对感兴趣区域进行彻底、系统的检查，排除正常结构变异及异常改变。

6.扫查视野大小范围合适，以保证完整显示感兴趣区域。

7.为了最佳扫查感兴趣区域，聚焦应位于附近并调节远场增益。

8.设置对比度以区别不同的结构。

9.调整增益设置，保证边界清楚。

10.能量输出应尽可能低。恰当地调节时间－增益补偿。

11.尽量避免扫查区域模糊，可以尝试调节时间－增益补偿或换用高频率探头。

12.每个扫查规范都明确制订了检查单个脏器或结构的步骤。当与腹部检查相结合时，则包括完整的腹部扫查。一个典型的完整腹部扫查应从腹主动脉开始，然后扫查下腔静脉、肝脏，直至余下所有的腹部脏器和结构。

13.如果在检查中发现异常，应在完成感兴趣区域扫查后至少从两个切面进行评估。

五、图像存储规范

1.以下信息必须包含在图像存档中。

（1）患者姓名及识别号码。

（2）日期及时间。

（3）检查地点（医院或私人诊所）。

（4）检查者的姓名或姓名首字母。

（5）经阴道或直肠检查需要有其他医疗专业人士陪同，他（她）的姓名或姓名首字母需要被记录下来。

（6）感兴趣区域：包括一般区域和特殊区域。例如：主动脉是一般区域而主动脉近端是特殊区域。

（7）患者体位。

（8）扫查切面。

2.标示可以位于图像的边缘。永远不要标示在图像上，除非另外再提供一张没有标示的原图。标示应当包括重要的诊断信息以方便医师解读。

3.使用新型的可以标注刻度的超声仪器。

4.感兴趣区域的存档图像应当至少包括两个切面。单一切面不足以完整反映结构的信息。

5.感兴趣区域的图像存储应有合理的顺序，可以参照图像规范。

6.完整的感兴趣区域的图像存储完毕后，在至少两个切面对异常结构进行扫查并存图。

7.对操作者依赖性大。实时扫描使得不必每隔1～2cm存一次图像。然而，提供给医师用于解读的图像更少了。这部分图像只是全部结构的一小部分样本，它们必须能够准确地反映总体的信息。

六、超声报告

1.超声报告是用作向放射科或超声科医师解释图像及相关细节的。

2.阐述病例并解释它。

3.提供患者的病史。

4.提供患者的实验室检查及其他已知相关的信息，如别的影像学检查的图像。

5.展示存储图像应有合理的顺序（与获得图像时的顺序一致）。

6.能够讨论所使用的技术和程序并证实选择得当。

7.讨论相关的解剖结构及任何异常发现。

七、声像图描述

1.有些机构需要超声检查工作者填数据表格，其中包括技术意见、检查结束后即刻的意见或总结。这些文件也成为了超声报告的一部分。但是，向患者陈述检查者的意见是不合法的。由于受教育程度、培训方法的不同及法律规范，只有临床医师能够提供诊断。

2. 书写和表述技术意见需要谨慎措词，选择合适的术语。可以参考第3章的"发现异常的扫查指南"。

3. 异常发现应描述其位置、大小、成分、数量及与邻近结构的任何相互关系。

4. 如果检查者没有看出并在技术意见内指出异常发现，但是储存了相应的图像，他（她）的行为相当于在法律范畴内实施了超声诊断医师的职责。

复　习　题

1. 超声图像能够准确区别结构是依靠（　　）。
   a）判读扫描平面
   b）声像图特征
   c）二维切面
   d）位置

2. 脏器实质被描述为（　　）。
   a）回声类型
   b）声像图特征
   c）反射
   d）位置

3. 当脏器相较周围组织被描述为低回声时意味着（　　）。
   a）比其他组织回声强
   b）比其他组织回声弱
   c）位于其他组织的上方
   d）位于其他组织的下方

4. 回声强度取决于（　　）。
   a）结构的形状及距离声束的距离
   b）结构的密度、衰减系数及形状
   c）结构与声束之间的角度、密度及形状
   d）结构的密度、与声束之间的距离及角度

5. 某一结构表现为后方回声增强是因为（　　）。
   a）高的衰减率
   b）是血管或胆管
   c）是含液性结构
   d）高的声阻抗

6. 导致声影的结构是（　　）。
   a）对声束有反射或衰减效用
   b）吸收声束
   c）常位于邻近结构的后方
   d）表现为回声增强

7. 肾脏的声像图表现常被描述为混合回声型，肾实质呈（　　）。
   a）低回声
   b）均匀回声
   c）无回声
   d）高回声

8. 胃肠道腔的声像图表现是（　　）。
   a）特征性的"牛眼"
   b）取决于内容物成分
   c）相较肠壁表现为低回声
   d）高反射

9. 感兴趣区域的图像存储（　　）。
   a）应该以单一的切面显示
   b）应该间隔每2cm存一次图像
   c）应该在至少两个切面存图
   d）必须包括扫查图像

10. 如果患者询问他的检查结果，超声检查者应该（　　）。
    a）告诉患者自己的意见，并解释临床医师拥有最终的诊断权
    b）只告诉患者结果是"异常"或"无异常"
    c）向患者解释他们需要等待临床医师的诊断
    d）提供技术意见

    答案：1.d；2.a；3.b；4.d；5.c；6.a；7.b；8.b；9.c；10.a。

（曲恩泽　薛　恒　译）

第2章　扫查切面及扫查方法

本章内容

1.解释超声如何利用不同的扫查切面来观察人体。

2.定义切面及与之相应的人体切面的信息。

3.定义不同切面的解剖结构。

4.提供切面扫查的指导原则。

5.讲解患者体位。

6.介绍如何准确地测量结构。

7.演示如何使用体表标志。

8.提供复习题。

一、扫查切面的定义

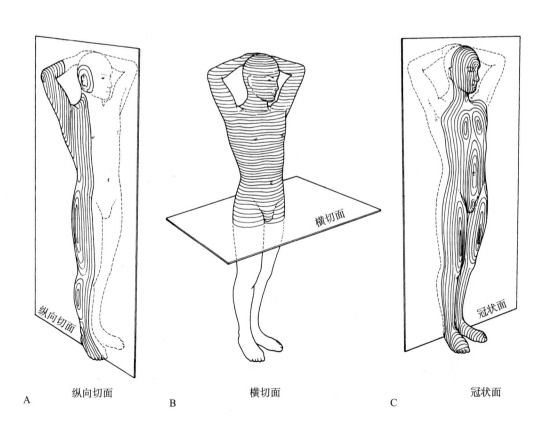

A 纵向切面	B 横切面	C 冠状面

1.超声扫查切面如下。

（1）纵向切面：正中纵向切面将人体分为左右均等的两部分。旁纵向切面位于中线的左侧或右侧，将人体分为不均等的两部分。在本书中除非注明是正中纵向切面，否则一律表示旁纵向切面。

（2）横切面：将人体分为不均等的上部和下部。

（3）冠状面：将人体分为不均等的前部和后部。

2.扫查切面是指在声束进入人体的方向上，获得相应的解剖结构信息图像。

3.扫查切面往往是倾斜的（由于轻度扭转探头导致）。倾斜的角度取决于感兴趣结构在人体内的位置。大部分的结构都有一定的角度；它们的位置一般不会是上下垂直或水平的。倾斜的扫查角度有助于更好地显示结构的边缘。

4.扫查切面提供二维的超声图像。

5.一般通过长轴和横切面扫查脏器结构。长轴切面显示结构的长度和厚度，短轴则显示宽度和厚度。

二、扫查切面说明

（一）纵向切面扫查

纵向切面扫查指的是超声声束自人体的前方（图A）或后方（图B）进入，解剖结构在特定的方向上显示：①前方；②后方；③上方；④下方。

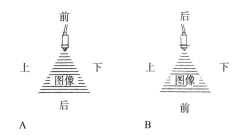

提示：纵向切面没有左右两侧的信息；因此，如果要观察邻近的结构需要向两侧移动探头。

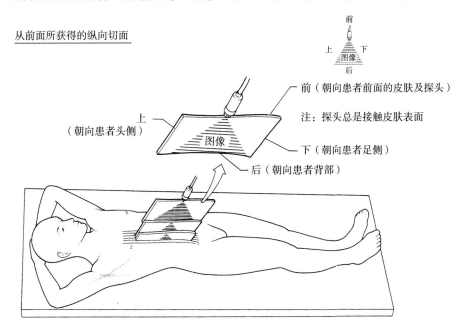

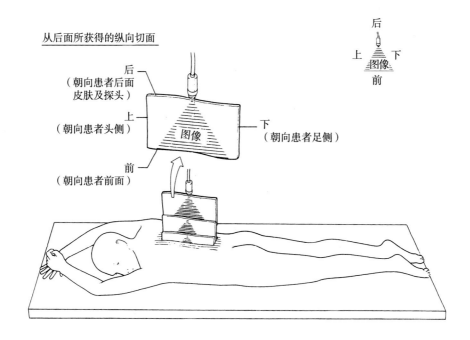

从后面所获得的纵向切面

后
（朝向患者后面
皮肤及探头）

上
（朝向患者头侧）

图像

下
（朝向患者足侧）

前
（朝向患者前面）

后
上　图像　下
前

（二）横切面扫查

横切面扫查指的是超声声束由人体的前方、后方或侧面进入，解剖结构在特定的方向上显示：

1.声束由前方或后方进入　①前方；②后方；③右侧；④左侧。

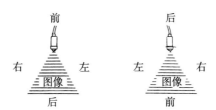

2.声束由左侧或右侧进入　①侧面（左、右）；②内侧；③前方；④后方。

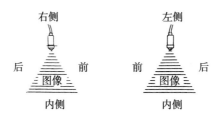

提示：横切面不能显示上下方的信息；因此，如果观察邻近的结构需要上下移动探头。

从前面所获得的横切面

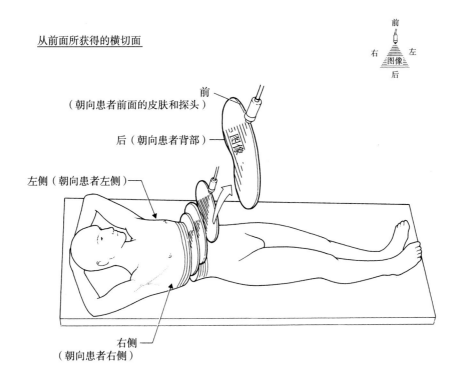

前
（朝向患者前面的皮肤和探头）

后（朝向患者背部）

左侧（朝向患者左侧）

右侧
（朝向患者右侧）

从后面所获得的横切面

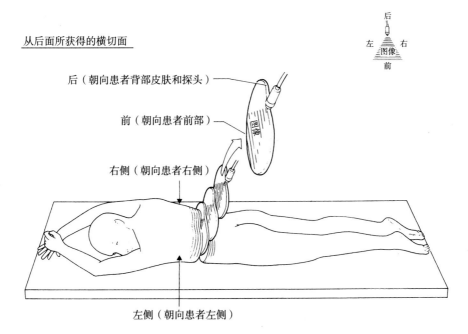

后（朝向患者背部皮肤和探头）

前（朝向患者前部）

右侧（朝向患者右侧）

左侧（朝向患者左侧）

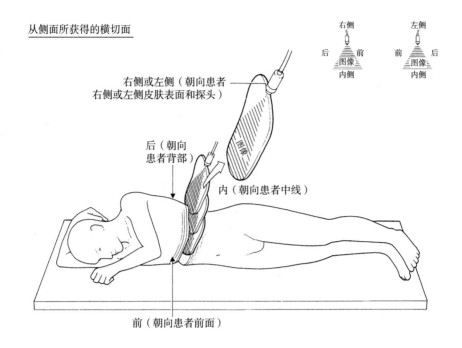

从侧面所获得的横切面

右侧或左侧（朝向患者
右侧或左侧皮肤表面和探头）

后（朝向
患者背部）

内（朝向患者中线）

前（朝向患者前面）

（三）冠状面扫查

冠状面扫查指的是超声声束自人体的左侧或右侧进入，解剖结构在特定的方向上显示：①外侧（左、右）；②内侧；③上方；④下方。

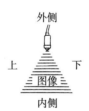

提示：冠状面不能反映前后方的信息；因此，如果观察邻近的结构需要向前或向后移动探头。

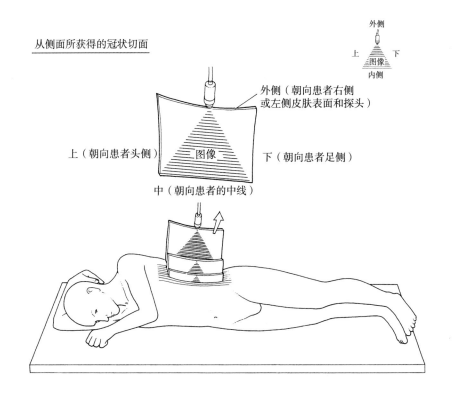

从侧面所获得的冠状切面

外侧（朝向患者右侧或左侧皮肤表面和探头）

上（朝向患者头侧）　图像　下（朝向患者足侧）

中（朝向患者的中线）

外侧
上　图像　下
内侧

三、扫查方法

提示：超声检查者的责任是为临床医师提供可以解读的图像，这完全取决于检查者的技术水平。成为一个熟练的检查者需要不断地练习和掌握良好的扫查技巧。掌握这项技术的熟练程度与之后完整地评估患者病情直接相关。

（一）如何使用探头

1.试着像握笔一样拿着探头。这可能是最舒适的方式，并且腕部的负担最小。

2.灵活地使用探头。扫查过程应该平滑而不僵硬。练习滑动和旋转探头。

3.以下所列探头的位置取决于不同扫查的区域：垂直、成角度、肋缘下、肋间以及旋转。

（1）垂直：探头与扫查表面上下垂直。

（2）成角度：探头与上、下、左、右成不同角度。

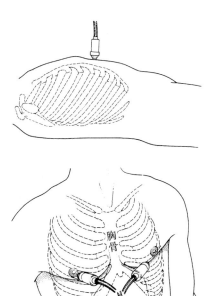

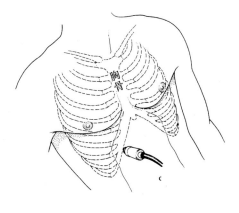

（3）肋缘下：探头自肋缘下向上，以不同角度扫查。

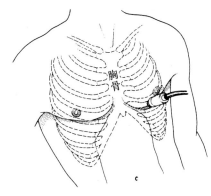

（4）肋间：探头位于肋间；可以与肋骨垂直、成角度或自肋下扫查。

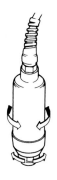

（5）旋转：向某一方向缓慢旋转探头以获得一系列斜切面；可以垂直、成角度或自肋下扫查。

（二）如何准确测量

1.标准的容积测量相当于：$L \times W \times AP =$ Volume ［长度（L）、宽度（W）和前后径（AP）的乘积］。

2.扫查应依据结构在人体内的位置。例如，完全的纵向切面并不能显示肾脏的全貌。因为肾脏与正中线之间有一定的角度；因此扫查切面也需要倾斜相应的角度（图2-1）。方法是首先保持探头垂直位，然后向某一方向缓慢旋转直至获得需要的角度。

3.准确测量的前提是完整地显示了某一结构。如果声束与所测量结构之间不是垂直的，则所得的信息是不确切的。其误差取决于声束与结构之间的角度。

4.依据结构的位置获得最佳扫查切面，以此测量脏器的长径。任一切面都可以显示脏器的长轴，但是其长径取决于其方位。例如，胰腺以一定的角度自身体右侧延伸至左侧；因此其长径也应该显示在倾斜横切面上（图2-2）。胆囊由于位置多变，其长径可以显示在以上三个切面中（图2-3）。胆囊的短轴可以由长轴切面旋转探头90°后获得，而宽度的测量则应该在最宽处进行。

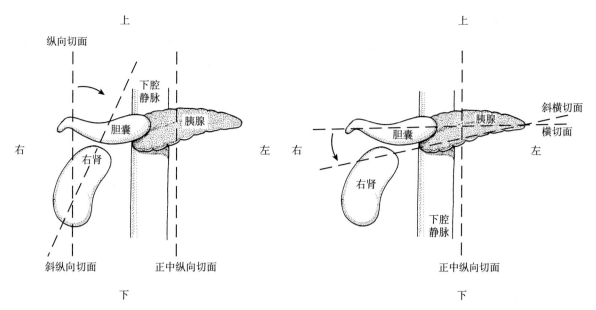

图2-1 右肾的纵向长轴图像，纵向切面扫查依据肾脏与身体中线的角度应有相应的倾斜

图2-2 胰腺的长轴应该在上腹部斜的横切面显示

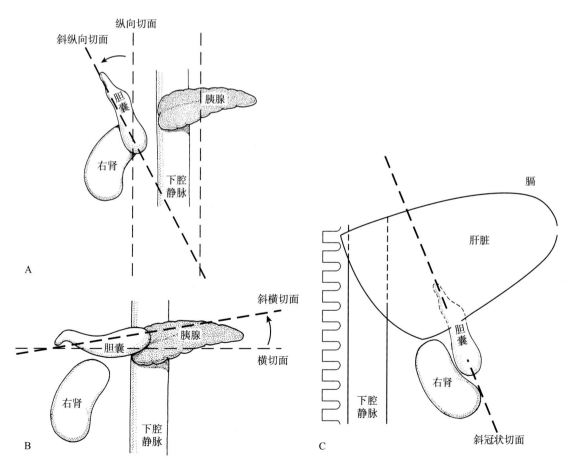

图2-3 胆囊悬吊于上腹部，故其位置多变。因此三个切面都可以显示胆囊的长轴：A.斜纵向切面显示胆囊长轴；B.斜横切面显示胆囊长轴；C.冠状纵切面显示胆囊长轴

（三）患者体位

1.根据不同的检查部位选择不同的患者体位。

2.能够最清晰地显示感兴趣区域的体位就是最佳体位。

3.标准的做法是不同的检查内容使用不同的体位。患者任何体位变换的信息都应该标注于图像上。

4.在扫查中发现最佳体位，理想情况是所有存储的图像使用同一体位。有时在储存图像过程中需要变换患者的体位。此时需要保存该结构在这一体位的一系列图像，且体位信息应该标示于图像上。

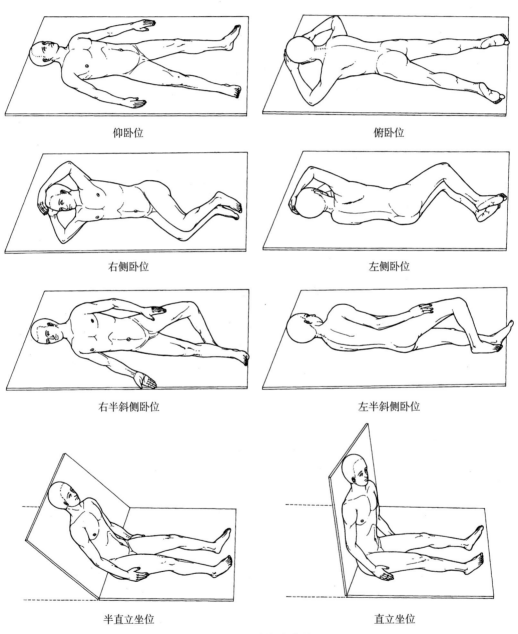

仰卧位　　　　　　　　　　　　　俯卧位

右侧卧位　　　　　　　　　　　　左侧卧位

右半斜侧卧位　　　　　　　　　　左半斜侧卧位

半直立坐位　　　　　　　　　　　直立坐位

图2-4　患者标准体位

（四）体表标志

以下是可参考的体表标志：

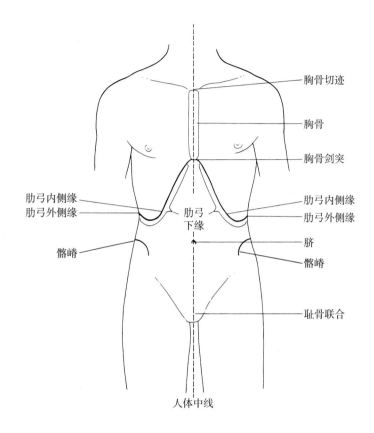

复 习 题

1. 冠状面将人体分为不均等的 _____ 和 _____ 部分。

2. 冠状面超声声束是（　）人体的。
   a）从前方或后方进入
   b）从后方进入
   c）从内侧进入
   d）从左侧或右侧进入

3. 横切面将人体分为不均等的 _____ 和 _____ 部分。

4. 横切面扫查声束是（　）人体的。
   a）从前方、后方、左侧或右侧进入
   b）从前方或后方进入
   c）从左侧或右侧进入
   d）从前方、后方或内侧进入

5. 纵向切面将人体分为不均等的 _____ 和 _____ 部分。

6. 纵向切面声束是（　）人体的。
   a）从前方或后方进入
   b）从前方、后方、左侧或右侧进入
   c）从前方、后方或内侧进入
   d）从左侧或右侧进入

7. 扫查切面是 _____ 维的。

8. 在冠状面看不见的解剖信息是（　）。
   a）两侧及中间
   b）上方
   c）前方和后方
   d）后方

9. 在横切面看不见的解剖信息是（　）。

a）两侧及中间

b）中间（内侧）

c）上方或下方

d）前方或后方

10. 在纵向切面看不见的解剖信息是（　　）

a）后方

b）两侧

c）上方或下方

d）前方或后方

　　答案：1.前、后；2.d；3.上、下；4.a；5.左、右；6.a；7.二；8.c；9.c；10.b。

（曲恩泽　薛　恒　译）

第二篇

病　理

第3章　发现异常的扫查指南

本章内容

1. 提供对于不同类型异常发现的扫查及图像存储的一般规范。
2. 提供对于异常声像图表现的评估及图像存储的标准。
3. 提出只有临床医师/超声诊断医师对检查拥有诊断权的法律前提。
4. 提供超声检查者可在合法的范围内解释异常超声表现的指导原则。
5. 为超声检查者提供与异常声像图表现相关的基本知识，以便正确、专业地为诊断医师解读图像。

一、发现异常的评估规范

1. 所有超声发现的病变均以某种方式改变了正常结构或脏器的声像图表现，例如改变其形状、大小、轮廓、位置或内部回声。

2. 当正常状态下呈均匀一致的脏器实质发生病变时，可以假设它变得不均匀、不规则了。这些关键点有助于发现脏器异常改变。改变可以是弥漫性的（浸润整个脏器或以某种特殊形态分布），也可以是局灶性的（单发或多发）。

3. 弥漫浸润性病变可以表现得很明显或很难觉察，这取决于病变的严重程度和病程。超声检查者应该观察整个脏器的特征，包括回声类型、大小、形状、位置及与周围结构的关系（图3-1）。每种弥漫性病变都有其特征性的标准，有些包含全部特点，而有些只包括部分特点。对于弥漫性病变的局部改变，超声检查者需要重点观察导致脏器回声、大小或结构移位的局部异常（图3-2）。

4. 局灶性改变是指实质回声正常的脏器内发现一个或多个肿物，与周围分界明确（图3-3）。根据肿物内部成分一般可以描述为实性、囊性或混合性。

5. 发现异常病变时首先应该明确是脏器内还是脏器外的。脏器内病变特点包括：①破坏脏器内部正常结构；②导致脏器被膜局部隆起；③导致邻近结构移位。脏器外病变特征包括：①导致其他结构或脏器移位；②阻碍对其他脏器或结构的观察；③导致脏器被膜出现压痕；④引起脏器被膜不连续。

6. 肿物的声像图表现一般具有特征性，容易被发现，除非体积非常小。有时肿物起源的脏器很明确；而有时则很难确定其来源。肿物的大小、位置或与周围结构靠得很近都会增加鉴别其来源的难度。大的肿物往往最难辨别，因为它会导致来源脏器结构的破坏，并且和周围结构形成错综复杂的关系。如图3-3所示，肝似乎被一个右下象限的肝外肿物所挤压。右肾与肿物分离，右侧肾上腺不可见。尽管从这样一张单一的图像上不能做出最终的诊断，但是它提示肿物很有可能是来源于肾上腺的，并且阻碍了体积小的肾上腺的显示。

7. 一些疾病的发展过程总是伴随着钙化的形成，而钙化会破坏正常的结构。一般钙化或"结石"的表现非常典型，它们由于会反射及吸收声波，从而形成强回声的表面和后方声影（图3-4）。其后方声影往往具有界线清晰的边界。

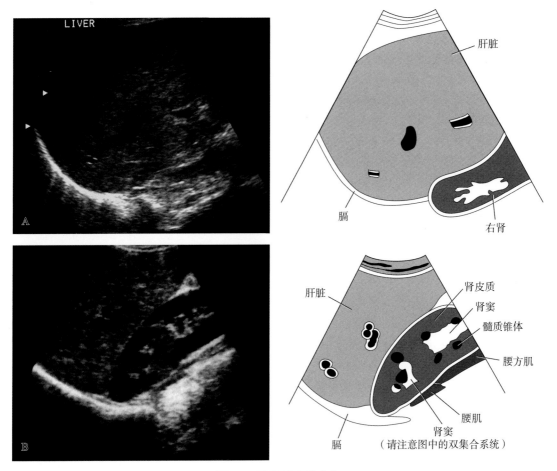

图3-1 弥漫浸润性病变

A图可以描述为"肝右叶增大，回声中度增高。内部血管显示不清晰。右肾受压、向后内侧移位"。注意与B图正常的肝对比其大小、形状、位置和内部回声

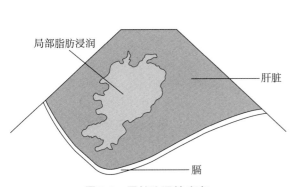

图3-2 局灶弥漫性病变

此图显示了局灶弥漫性病变如何破坏正常实质回声。这个病例中，肝脏内局限性的脂肪浸润边界不规则，相较周围正常肝实质回声增高

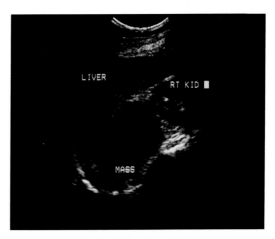

图3-3 局灶性病变

此图可以描述为"右下腹肝外肿物导致肝脏向前外侧移位。肿物呈实性，回声低于肝实质。肿物轮廓光滑，前后径4cm，宽径为5.1cm。右肾与肿物相分离。右侧肾上腺未显示"

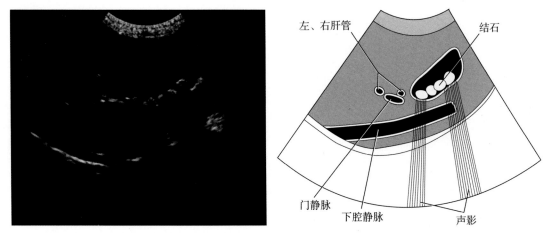

图3-4　胆囊结石

超声检查者可以描述此图为"胆囊内多发强回声灶，伴有后方声影"

8.一些异常是由梗阻导致的，可以来源于结石、病变或邻近肿大脏器或肿物的压迫。在声像图上表现出与正常表现或正常大小的差异。

9.如动脉瘤之类的异常改变是由于正常结构的破坏或变弱所致，其声像图表现为不同于正常外观或大小。

10.另一些人体的正常结构如淋巴结，除非发生异常否则一般情况下超声不可见。

二、异常发现的图像存储规范

1.异常发现应该从起源处以至少两个切面存储图像。这不是指不需要观察异常区域，而是指应将起源位置到病变位置完整系统地记录下来。

2.存储的图像应该至少包括两个切面。单一切面不足以诊断。

3.图像中应包含异常发现的体积测量。

4.应该在高增益和低增益的设置下，至少以两个切面记录异常发现。

5.所需的图像只体现了超声检查者整个检查过程的一小部分，因此应该提供给诊断医师最有说服力、技术上最准确的信息。

三、异常发现的描述规范

1.从本章内容可以看出，检查者不要只着重去描述一些特定的疾病和异常表现。关于特定疾病和异常表现的整体性视角让检查者受益匪浅，因为这些异常可以影响相互依存的整个身体系统。

2.就像之前提到的，弥漫性病变可以导致脏器回声不均匀（呈随机模式）、变粗糙、呈斑片状或不光整（图3-5）。随着病程进展，实质回声可能更加不规则，出现多发坏死区域或出血区。

3.当弥漫性病变导致脏器整体或局部增大时，检查者需要明确增大的程度及是否与邻近结构相关。病变脏器可能部分或全部超出其正常边界。这会导致邻近脏器或结构的移位，或者阻碍对后者的观察（图3-1）。以肝的某些疾病为例，肝左叶及尾状叶增大、肝右叶萎缩。增大的尾状叶可以压迫下腔静脉从而导致腔静脉高压，继而引发一些患者的肾功能受损。以上为肝硬化的典型表现，而检查者如何描述这些异常表现的范本如下：

"肝脏回声不均匀，表面略呈锯齿状，实质回声增强，伴有多发的低回声区域。肝内血管显示不清晰。

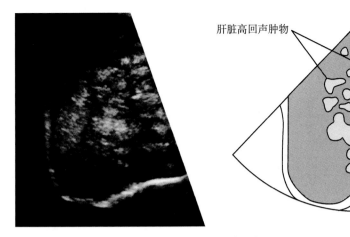

肝脏高回声肿物

图3-5　弥漫性病变

此图可以描述为"肝实质回声不均匀增粗，内可见多发斑片状回声增高区"（半色调图像由加利福尼亚州Acuson公司许可发布）

肝右叶明显缩小。下腔静脉被显著增大的尾状叶所压迫。"

4.脏器局部增大影响周围结构的一个例子是胰头增大。增大的胰头可以导致胆总管梗阻、阻塞或扩张，有时也会导致十二指肠梗阻。以上改变符合慢性胰腺炎。检查者描述这些异常表现的范本如下：

"胰腺实质回声不均匀、减低。其内可见多发小的伴声影的钙化，胰腺的轮廓不规则。胰头局限性增大：前后径为6cm。胆总管直径为12mm。十二指肠不可见。"

5.正如之前提到的，局灶性实质改变可以描述为肿物，其性质取决于内部成分。

6.局灶性改变或肿物应该描述其来源（位置）、大小、成分、数量及与周围组织或身体系统的关系：

（1）起源（位置）

1）描述起源于什么脏器、周围的结构或其位置。

例如：胰尾部肿物，位于左肾前方，导致腹主动脉轻微受压。

2）有时可能很难描述一个病变的起源，此时可以通过描述其周围的结构或位置来定位。

例如：肿物位于髂动脉上方，肠系膜上动脉下方，在脾静脉和胰体部的后方、主动脉的前方。

（2）大小

1）所有异常征象都应该测量体积。

2）将测量标尺小心地放置于异常征象的边缘，以便更准确地测量。

3）多发病变且彼此能够区分时应分别测量。

（3）成分

1）超声并不能十分可靠地鉴别肿物的良、恶性。然而，为诊断医师提供正确的异常征象内部的成分信息有助于在活检或手术前提高正确诊断的可能性。

2）正确评估成分需要在高增益和低增益设置下进行。增益的改变有助于显示回声的变化。

3）以下为肿物的典型分类

①实性肿物

a.尽管实性肿物多种多样，但是它们的组成都是一致的：即都由组织组成。实性肿物在声像图上表现为有回声的、通常是低回声的结构（图3-3）。回声的强度水平及内部回声的形式取决于局灶病变的类型、声阻抗水平及声波对于其内部结构的效应。

b.实性肿物的声像图表现多种多样。它可以表现为与其来源脏器一样的回声，而只能通过肿物的壁来分界；或者可以表现为无回声，可以表现为回声均匀或呈混合低、中、高回声的不均匀类型。

c.实性肿物或软组织肿物内部的血管、间质、胶原成分及坏死部分都会导致其声像图特征发生改变。

d.有时肿物的壁可以很不明显，轮廓也会不规则。

②囊性肿物

a.一个真正的囊肿应该同时符合下列三条声像图标准（图3-6）：

·第一条标准是其内部没有回声；它必须表现为无回声。有时在囊的前壁附近可能发现"囊内的噪声"即低水平的回声，但是这种表现不会出现在囊的后部。

·第二条标准是囊壁必须光滑、清晰、薄。

·最后一条是囊肿后方伴有回声增强。

b.如果不能同时满足以上三条则不能被认为是真正的囊肿。满足一条或两条标准的肿物可以认为是囊性的（图3-7）。

c.有些囊性肿物内部可见单发或多发分隔；表现为薄的明亮的膜状结构（图3-8）。

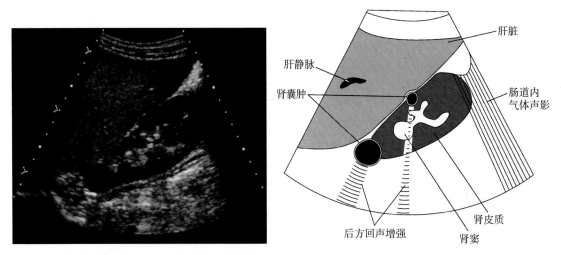

图3-6　真性囊肿

　　超声检查者可以描述此图为"右肾上极可见2cm无回声肿物，中部边缘处可见1cm无回声肿物。两者囊壁清晰、光滑，伴有后方回声增强"（声像图由加利福尼亚州Acuson公司提供）

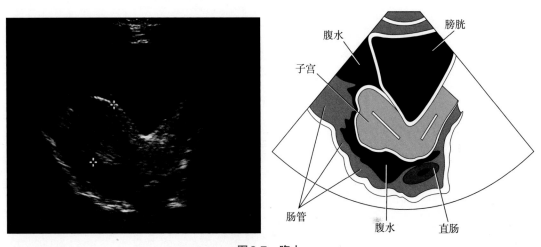

图3-7　腹水

　　此图中盆腔的腹水可以被描述为囊性的。它只满足三个标准中的两项故不能成为真性囊肿；即无回声和后方回声增强，但是没有边界清晰、光滑的薄壁

③混合性肿物

a.含有液性及实性成分的肿物称为混合性肿物，可以以囊性为主或以实性为主（图3-9）。

b.肿物的壁可以是光滑清晰的，亦可以表现为不规则、模糊的。

c.肿物的内部回声可以随时间发生变化。例如实性肿物可以慢慢退化，内部发生溶解导致混合性肿物表现。

7.正常淋巴结往往超声不可见。如果发现淋巴结，其直径一般不超过2cm，表现为多发的弱回声或低回声肿物。肿大的淋巴结可以见于腹部、盆腔、腹膜后（主动脉旁、胰腺旁及腔静脉旁）、脾门处及肝门处。无论它们表现为什么样，一般都会导致邻近脏器及结构受压。其声像图表现可以描述为：

"肝脏回声不均匀，内部可见多发低回声的大小约2cm的肿物，导致门静脉向前外侧移位。"或者也可以是"在肾动脉水平可见多发均匀低回声肿物包绕主动脉并使其移位。右侧输尿管扩张，延伸至肾盂肾盏。肾实质变薄。"（在这个病例中，淋巴结的压迫导致肾脏的集合系统梗阻）

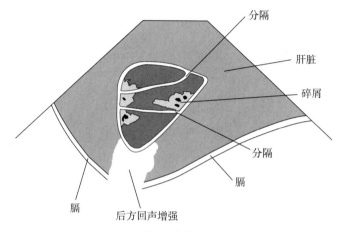

图3-8　分隔

此图展示了分隔的超声表现。可以描述为"以囊性为主的肝脏肿物边界清晰、后方回声增强。内部可见碎屑和高回声、薄的分隔"

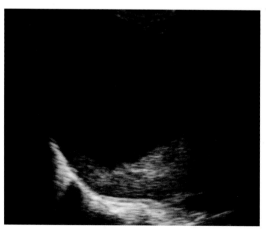
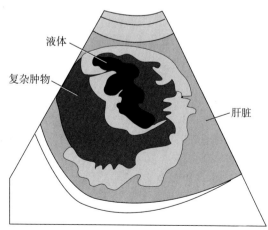

图3-9　混合性肿物

超声检查者可以描述此图为"肝内可见以实性为主的不均匀肿物，大小约为10cm×10cm。肿物的内部与均匀高回声、厚壁的外周表现比较为低回声；其前后被无回声的伴有不规则囊壁的结构占据。并导致肝被膜向后上方隆起"

四、发现异常所必须保存的图像

提示：病变必扫图像的确定必须遵循特定检查的标准规范。

1.储存病变的长轴图像，其测量应由边界的最上方至最下方。

标示："脏器"或"位置"及"扫查切面"

提示：有时病变的起源难以确定，则需要将周围结构作为参照物以定位。寻找分离相邻结构之间的脂肪形成的明亮高回声边界。

2.另存一幅不带测量标尺的与第一幅相同的图像（有标示）。

提示：使用第一幅图像的冻结画面，只是移走测量标尺，因为后者有可能阻挡重要的提示诊断的信息。

3.储存病变的短轴图像，前后径测量是从边界的最前方至最后方，宽度测量是从最侧边至另一侧边或至中间。

标示："脏器"或"位置"及"扫查切面"

4.另存一幅不带测量标尺的与第三幅相同的图像（有标示）。

5.高增益设置下的长轴图像。

标示："脏器"或"位置"及"扫查切面""高增益"

6.高增益设置下的短轴图像。

标示："脏器"或"位置"及"扫查切面""高增益"

7.低增益设置下的长轴图像。

标示："脏器"或"位置"及"扫查切面""低增益"

8.低增益设置下的短轴图像。

标示："脏器"或"位置"及"扫查切面""低增益"

提示：依据病变的大小及复杂性，可能需要补充额外的图像以完整显示病变的所有信息。这些额外储存的图像必须至少包括两个扫查切面。

复 习 题

1. 异常征象的图像存储应该（   ）。

    a）有器官特异性

    b）不管什么类型的病变都一样

    c）符合感兴趣区域的标准规范

    d）单一切面即可

2. 脏器实质的声像图表现的变化可以分为（   ）。

    a）高回声和低回声的

    b）弥漫性和浸润性的

    c）弥漫性和局灶性的

    d）单发或多发

3. 肿物应该被描述为（   ）。

    a）弥漫性病变

    b）实性或混合性

    c）实性、囊性或混合性

    d）不均匀性

4. 弥漫性病变是指（   ）。

    a）局灶性或浸润性

    b）局限于特定区域

    c）浸润性

    d）局灶性病变

5. 脏器实质的局灶性改变代表（   ）。

    a）弥漫性病变

    b）单发或多发肿物

    c）浸润性病变

d）器官移位

6. 真正的囊肿应该表现为（　　）。

a）无回声、后方回声增强、边界清晰的厚壁

b）无回声、边界清晰的薄壁、"囊内噪声"

c）无回声、后部"囊内噪声"、边界清晰光滑的囊壁

d）无回声、边界清晰光滑的薄壁、后方回声增强

7. 混合性肿物是指（　　）。

a）以囊性为主

b）表现为均匀一致

c）高回声

d）实性和液性混合

8. 脏器内肿物的特点是（　　）。

a）导致邻近结构移位，破坏正常内部结构，使血管内陷

b）阻碍对其他脏器、结构的观察，破坏正常内部结构，导致脏器被膜不连续

c）导致邻近结构移位，破坏正常内部结构，导致脏器被膜向外隆起

d）导致其他脏器和结构移位，阻碍对其他脏器、结构的观察，使脏器被膜内陷

9. 决定异常病变的成分是（　　）。

a）通过内部回声及壁的厚度

b）在高增益设置下

c）通过高增益和低增益设置观察壁的厚度

d）通过一系列高-低增益的设置

10. 局灶性病变可以根据（　　）来描述。

a）起源、大小、数量、血供及与邻近结构的关系

b）起源、大小、成分和血供

c）起源、大小、成分、数量及与邻近结构的关系

d）成分

答案：1.b；2.c；3.c；4.a；5.b；6.d；7.d；8.c；9.d；10.c。

（曲恩泽　薛　恒　译）

第三篇

腹部超声
扫查操作规程

第4章　腹主动脉超声扫查操作规程

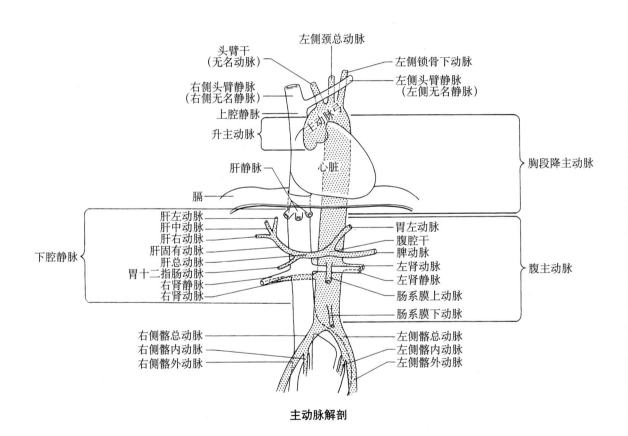

主动脉解剖

【位置】

1.主动脉由左心室发出，沿肺动脉后方上行；弓行向左然后降行至膈的后方（胸主动脉），进入腹部的后腹膜腔（腹主动脉）。

2.沿脊柱前方身体中线略偏左侧下行。

3.在第四腰椎椎体前方分叉为髂总动脉。

【解剖】

1.主动脉壁包括三层：①内膜（最内层）；②中膜（中间层）；③外膜（外层）。

2.人体最大的动脉。

3.分支

（1）前部分支：①腹腔动脉（腹腔干）（发出胃左动脉、肝总动脉、脾动脉3个分支）；②肠系膜上动脉（SMA）；③肠系膜下动脉（IMA）。

（2）侧方分支：肾动脉。

4.直径最大可达3cm，至分叉处逐渐变细。

5.走行可纡曲。

【生理】

主动脉将富于氧和营养物质的血液供应给人体的器官、骨及一些连接结构。

【超声声像图表现】

1.正常的腹主动脉中心为无回声的腔，周围被含有肌层的强回声管壁环绕。

2.正如下面纵向切面扫查图像上所见，腹主动脉在长轴上表现为较大的无回声管状结构，由上向下走行于后腹膜腔。

3.腹主动脉近段是指腹主动脉由膈下走行至腹腔干分支处这一段；它位于脊柱前方，食管胃底连接处及肝的后方。腹主动脉中段是指腹主动脉由腹腔干分支处向下沿肠系膜上动脉（SMA）长轴走行的这一段；它位于脊柱前方，腹腔干、肠系膜上动脉、脾动脉、脾静脉、胰腺体部、胃的一部分及肝脏的后方。腹主动脉远段是指腹主动脉由肠系膜上动脉分支处向下走行至分叉处这一段。注意腹腔干及肠系膜上动脉由腹主动脉的前壁发出，肠系膜上动脉在长轴上走行于腹主动脉前方并与腹主动脉保持平行。

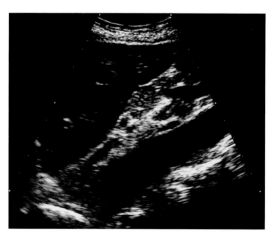
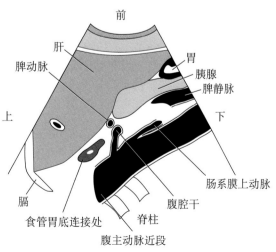

4.下面这幅横切面扫查图像显示了腹主动脉的横切面。在图像的后部很容易识别出腹主动脉，表现为脊柱前方身体正中线略偏左侧的较大的带有强回声壁的圆形无回声结构。注意肾动脉由腹主动脉的侧壁发出，可以看到其长轴切面。注意肠系膜上动脉的横切面，由于其由腹主动脉前壁发出后，平行走行于腹主动脉的前方，因此表现为与腹主动脉"分离"的圆形结构。腹主动脉与肠系膜上动脉之间可见左肾静脉通过，左肾静脉最终汇入下腔静脉（IVC）。

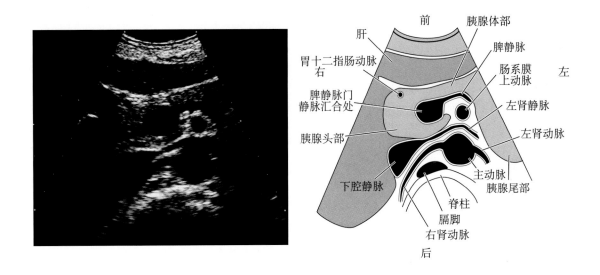

【病人准备】

1.超声检查前病人应该至少空腹6～8h。

2.如果病人已进食，仍然可以尝试进行检查。

【探头】

1.3.0 MHz或3.5 MHz。

2.对体形较瘦的病人可应用5.0 MHz探头。

【呼吸技巧】

1.正常呼吸。

2.深呼吸、屏气。

提示：当采用建议的呼吸技巧不能得到想要的结果时，需要综合采用不同的呼吸技巧。

【病人体位】

1.仰卧位。

2.需要时可采用右侧卧位、左侧卧位、左后斜位、右后斜位或半坐位至坐位。

提示：当采用建议的体位不能得到想要的结果时，需要综合应用不同的体位。

一、腹主动脉扫查

（一）腹主动脉·纵向扫查·纵向切面·前部经腹扫查

1.首先将探头垂直置于身体中线处胸骨剑突的下方开始进行扫查。

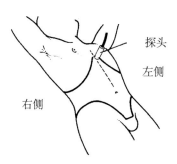

2.将探头向病人的右侧轻微移动或倾斜以识别肝脏后方的下腔静脉远段纵向的无回声结构。

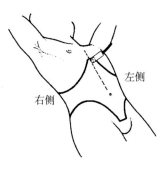

提示：应用膈来鉴别下腔静脉与腹主动脉。下腔静脉穿过强反射的膈面，可在图像的上部显示；而主动脉位于膈的后方。

3.将探头移回至身体中线，然后轻轻向病人左侧移动或倾斜，以识别肝后方的腹主动脉近段纵向的无回声结构。

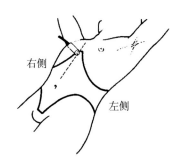

4.当扫查腹主动脉近段时，首先可能需要非常缓慢地转动探头，然后尽量显示腹主动脉长轴的最长部分。此外轻微旋转探头有助于显示腹主动脉近段前方的分支即腹腔干和肠系膜上动脉。再轻微由右向左侧动或移动探头，全面扫查腹主动脉。继续这样扫查，探头沿着腹主动脉长轴向下缓慢移动。眼睛盯住屏幕，以声像图作为指导，评估腹主动脉直至全面扫查腹主动脉中段及远段至分叉处（通常位于脐水平）及左右髂总动脉。

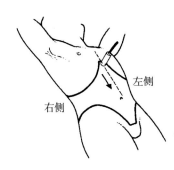

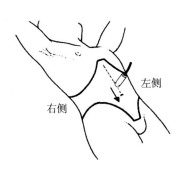

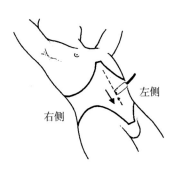

5.有时，探头在侧方以一定角度进行扫查可以更好地显示腹主动脉分叉处及髂总动脉。在腹主动脉最远端水平将探头向病人左侧轻微移动，以不同角度使声束对准腹主动脉进行扫查，直至清晰显示其远端。保持这个角度，缓慢将探头向下移动至显示出分叉处及髂总动脉。

提示：腹主动脉远段及分叉处（至左右髂总动脉）的长轴切面在纵向切面上可能难于显示。大多数时候，冠状面扫查更容易显示，如下面描述的经左侧扫查。而腹主动脉中段及近段在经腹纵向切面上扫查可以更好地显示，也可以由冠状面、经左侧进行扫查。

（二）腹主动脉远段及分叉·冠状面·经左侧扫查

病人体位：右侧卧位（或仰卧位、半坐位至坐位）。

1.首先将探头垂直置于髂嵴上方的正中冠状面开始进行扫查。

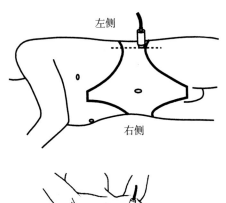

2.以左肾下极为标志，在这一水平或者将探头稍稍向上移动较易显示此结构。

3.当显示了左肾下极时，可在图像的中部和下部显示腹主动脉远段、分叉处及髂总动脉。可能需要以不同角度轻微转动探头至斜冠状面以显示腹主动脉远段、分叉处及髂总动脉的长轴。

4.将探头向分叉水平的上方移动或经肋间扫查寻找腹主动脉以评估腹主动脉中段及近段。

5.为了避免移动病人，可以在扫查完腹主动脉短轴后再换成侧卧位扫查分叉处。

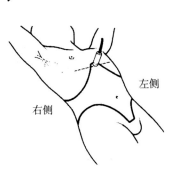

（三）腹主动脉·横向扫查·横切面·前部经腹扫查

1.首先将探头垂直置于身体中线处胸骨剑突的下方开始进行扫查。

2.探头向上倾斜直至显示搏动的心脏。眼睛盯住屏幕，慢慢将探头恢复到垂直位置寻找圆形无回声的腹主动脉横切面，它位于身体中线左侧，脊柱前方。

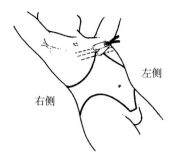

提示：还有一种寻找腹主动脉近段横切面的方法，首先在纵向切面上显示腹主动脉的长轴切面，然后缓慢将探头转动90°至横切面即可显示出主动脉的短轴。

3.显示出腹主动脉近段后，由右向左轻微侧动或移动探头，全面扫查腹主动脉。继续这样检查，探头向下缓慢移动。眼睛盯住屏幕，以声像图为指导以避免丢失腹主动脉图像。观察并评估腹主动脉前部的分支。可以清晰地辨别腹腔干的分支——胃左动脉、肝总动脉及脾动脉，以及下方的肠系膜上动脉。

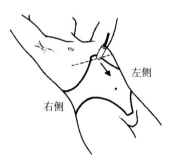

4.继续向下侧动及移动探头扫查腹主动脉中段及远段直至分叉处。观察并评估中段腹主动脉的侧方分支——肾动脉。在分叉水平，声像图将由一个较大的圆形无回声结构（腹主动脉）变为两个小的圆形无回声结构（髂总动脉），位于身体中线的两侧。向下扫查评估髂总动脉直至其消失。

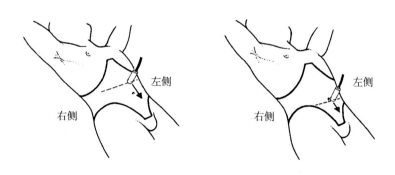

二、常规腹主动脉声像图

腹主动脉·长轴·纵向切面·前部经腹扫查

1.腹主动脉近段的长轴声像图（膈下至腹腔干以上水平）。

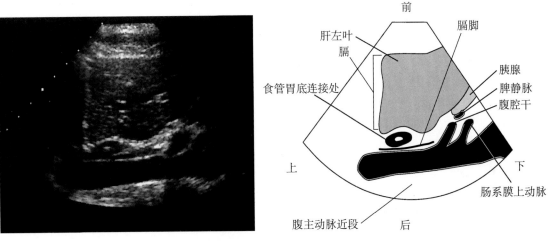

标示：腹主动脉近段长轴

2.腹主动脉中段的长轴声像图（腹腔干水平以下沿肠系膜上动脉的长轴）。

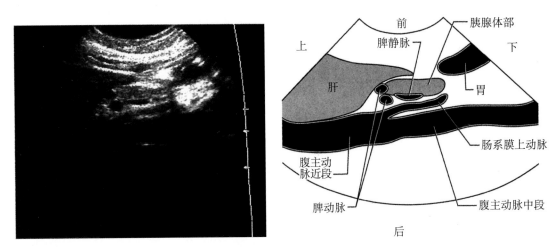

标示：腹主动脉中段长轴

3.腹主动脉远段的长轴声像图（肠系膜上动脉主干下方、腹主动脉分叉处上方）。

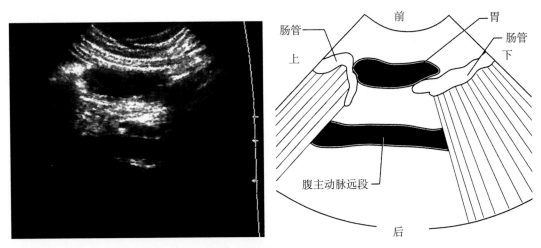

标示：腹主动脉远段长轴

4.腹主动脉分叉处长轴声像图（髂总动脉）。

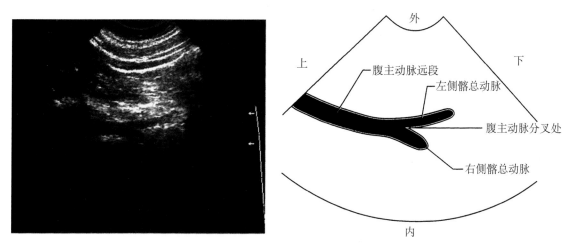

标示：腹主动脉分叉处长轴切面

提示：为了避免移动病人，可以在扫查完腹主动脉短轴后再换成侧卧位显示分叉处的长轴声像图。尽管可以在病人仰卧位时进行冠状面扫查，当前方有肠气干扰时侧卧位更有助于较容易地显示腹主动脉。

5.腹主动脉近段短轴声像图（膈下至腹腔干以上水平）可见前后径测量值（由外壁至外壁进行测量）。

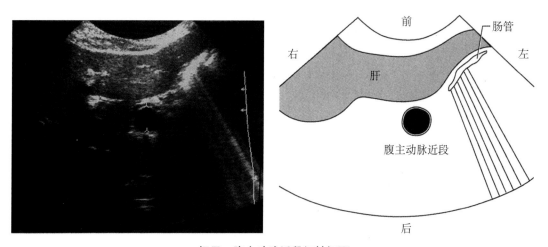

标示：腹主动脉近段短轴切面

6. 与5相同的图像（未带测量值）。

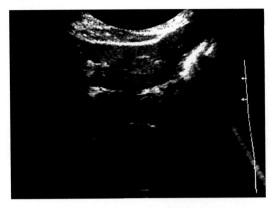

标示：腹主动脉近段短轴切面

7. 腹主动脉中段的短轴声像图（腹腔干下方，肾动脉水平，沿肠系膜上动脉的长轴）可见前后径测量值（由外壁至外壁进行测量）。

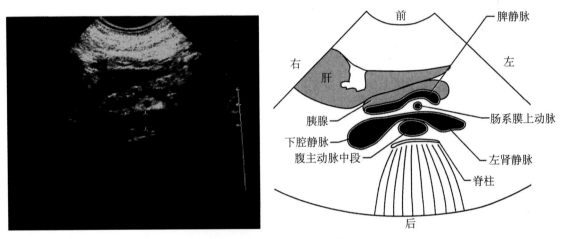

标示：腹主动脉中段短轴切面

8. 与7相同的图像（未带测量值）。

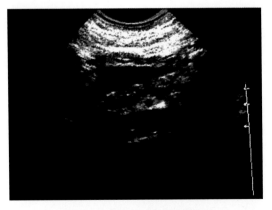

标示：腹主动脉中段短轴切面

提示：如果先前的图像没有显示出肾动脉，需要在这一水平进一步扫查肾动脉并对其进行相应的标记。

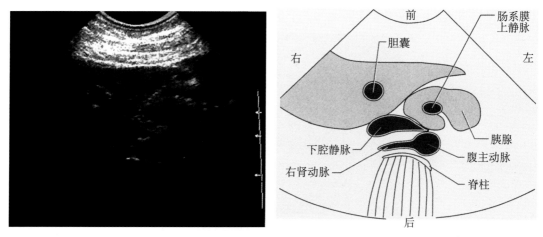

标示：右肾动脉切面

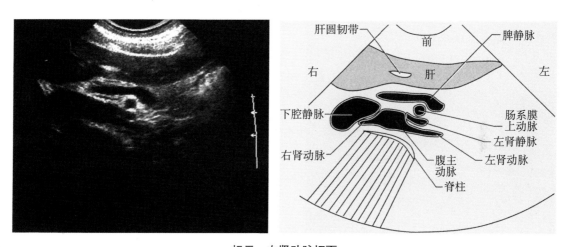

标示：左肾动脉切面

9.腹主动脉远段的短轴图像（肠系膜上动脉下方、腹主动脉分叉处上方）可见前后径测量值（由外壁至外壁进行测量）。

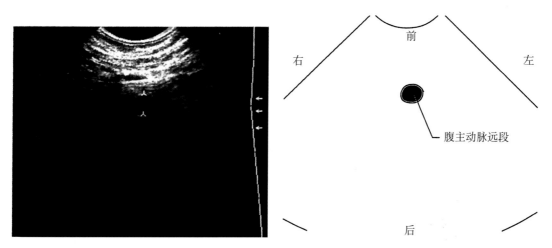

标示：腹主动脉远段短轴切面

10.与9相同的图像（未带测量值）。

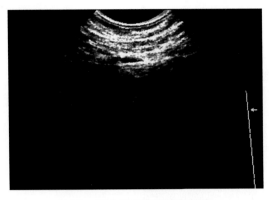

标示：腹主动脉远段短轴切面

11.腹主动脉分叉处的短轴图像（髂总动脉）。

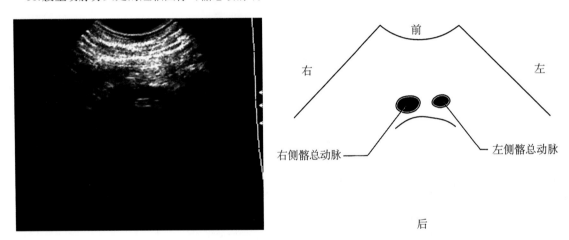

标示：腹主动脉分叉处短轴切面

三、腹主动脉为其他检查的一部分时需要的声像图

1.腹主动脉近段及中段的长轴声像图。

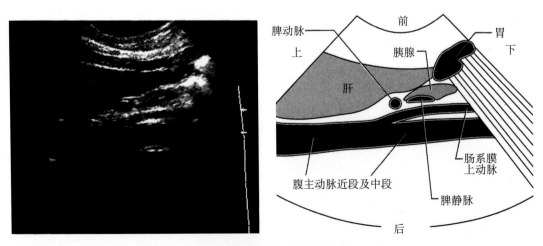

标示：腹主动脉中段长轴切面

2.腹主动脉中段肾动脉水平的短轴声像图。

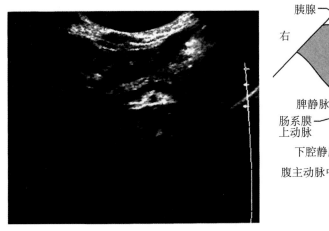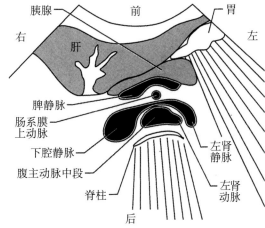

标示：腹主动脉中段短轴切面

复 习 题

1. 腹主动脉在人体内的方向是（　）。
   a）正中矢状方向
   b）由上至下
   c）斜行
   d）横向

2. 腹主动脉长轴在（　）时显示最佳。
   a）纵向切面或冠状面扫查
   b）横切面扫查
   c）轴向切面
   d）右侧卧位

3. 脾动脉及肝总动脉的长轴图像可见于（　）。
   a）纵向切面或冠状面扫查
   b）横切面扫查
   c）纵切面扫查
   d）冠状面

4. 肠系膜上动脉的短轴图像可见于（　）。
   a）纵向切面或冠状面扫查
   b）横切面扫查
   c）纵向切面扫查
   d）纵切面

5. 肾动脉的长轴图像可见于（　）。
   a）纵向切面或冠状面扫查
   b）横切面扫查

   c）纵向切面扫查
   d）纵切面

6. 腹主动脉直径的正常上限是（　）。
   a）3cm
   b）1.5cm
   c）2cm
   d）3.5cm

7. 腹主动脉近段指的是下述哪一部分（　）。
   a）膈与腹腔干之间
   b）膈与肝脏尾状叶之间
   c）腹腔干下方
   d）由心脏发出的部分

8. 腹主动脉中段指的是下述哪一部分（　）。
   a）膈与腹腔干之间
   b）腹腔干以下沿肠系膜上动脉的长轴走行部分
   c）腹腔干与肠系膜下动脉之间
   d）腹腔干与肠系膜上动脉之间

9. 由人体后方开始，腹主动脉的正确位置是（　）。
   a）脊柱左侧，脾动脉及肝总动脉、肠系膜上动脉、脾静脉、胰腺尾部及肝脏左叶的后方
   b）脊柱前方略偏左，食管胃底连接处、腹腔

动脉、肠系膜上动脉、脾静脉、胰腺体部、部分胃以及肝左叶的后方

c）脊柱前方，食管胃底连接处、脾静脉、胰腺体部、部分胃以及肝左叶的后方

d）脊柱和肾脏的前方，食管胃底连接处、脾静脉、胰腺体部、部分胃以及肝脏左叶的后方

10. 腹主动脉远段是指下述哪一部分（   ）。

a）肾动脉与肠系膜下动脉之间

b）肠系膜上动脉主干处下方，分叉处以上

c）胰腺头部后方

d）分叉处

11. 腹主动脉位于下述结构的后方除了（   ）。

a）左肾静脉

b）肠系膜上动脉

c）食管胃底连接处

d）胰腺颈部

12. 右肾动脉的（   ）切面见于（   ）。

a）短轴，横切面扫查时位于肠系膜上静脉与下腔静脉的短轴之间

b）长轴，横切面扫查时位于下腔静脉短轴及右肾静脉长轴的后方

c）短轴，纵向切面扫查时位于肠系膜上动脉及腹主动脉短轴之间

d）长轴，横切面扫查时位于肠系膜上动脉的后方

答案：1.b；2.a；3.b；4.b；5.b；6.a；7.a；8.b；9.b；10.b；11.d；12.b

（赵　博　译）

第5章 下腔静脉超声扫查操作规程

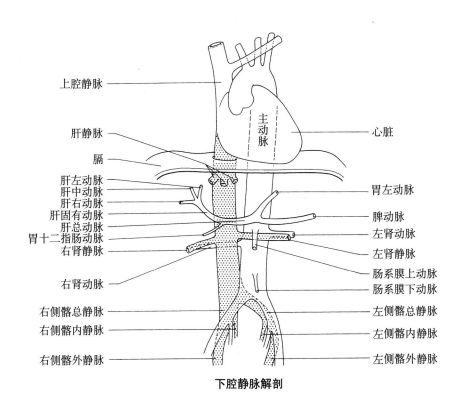

上腔静脉

肝静脉

膈

肝左动脉
肝中动脉
肝右动脉
肝固有动脉
肝总动脉
胃十二指肠动脉
右肾静脉

右肾动脉

右侧髂总静脉

右侧髂内静脉

右侧髂外静脉

主动脉

心脏

胃左动脉

脾动脉

左肾动脉

左肾静脉

肠系膜上动脉
肠系膜下动脉

左侧髂总静脉

左侧髂内静脉

左侧髂外静脉

下腔静脉解剖

【位置】

1.下腔静脉（inferior vena cava，IVC）由两条髂总静脉在第五腰椎椎体前汇合而成。在脊柱前方略偏右侧向上走行于后腹膜腔，穿过膈最终汇入心脏的右心房。

2.下腔静脉近段是指由髂总静脉汇合处至肾静脉下方这一部分。下腔静脉中段位于肾静脉水平，胰腺头部的后方。下腔静脉远段是指肾静脉以上至心脏右心房这一部分，包括位于膈下的肝静脉属支。

3.下腔静脉在肝脏后方走行经过一个较深的凹陷，它位于肝脏尾叶和裸区之间。

【解剖】

1.下腔静脉壁包括三层：①内膜（最内层）；②中膜（中间层）；③外膜（外层）。

2.属支：①肝静脉；②肾静脉；③髂总静脉；④右侧肾上腺静脉；⑤右侧卵巢静脉或睾丸静脉；⑥膈下静脉；⑦四对腰静脉；⑧骶正中静脉。

3.直径大小各异，正常值上限可达4 cm。

4.走行可纡曲。

【生理】

下腔静脉将来源于组织的乏氧血液运回心脏以再次进行摄氧及再循环。

【超声声像图表现】

1.正常的下腔静脉表现为中心呈无回声的腔，周围由高回声的薄壁包绕。在实时扫查时，有时可在管腔内见到与血流相关的多发可移动的小点状回声。

2.实时评估下腔静脉，与动脉相比，可见其管径大小发生显著变化。病人呼吸时在深吸气或Valsalva动作时下腔静脉管径增大。病人"以鼻吸气"时下腔静脉可出现短暂塌陷。

3.肝静脉、肾静脉及髂总静脉是下腔静脉的属支，可在超声声像图上显示，其他属支通常很细小而难于辨识。

4.下腔静脉的长轴声像图（纵向切面扫查）显示腹膜后的下腔静脉为图像后方易于辨识的较大的无回声管状结构。在肝后方可见下腔静脉远段。下腔静脉前方的属支—肝静脉在这一水平通常表现为源于肝内的纵行的无回声结构，最终汇入下腔静脉。

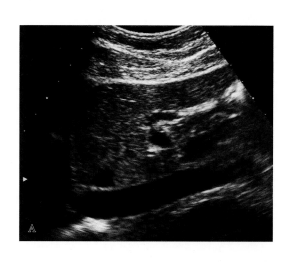

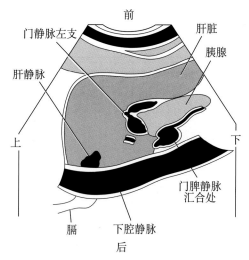

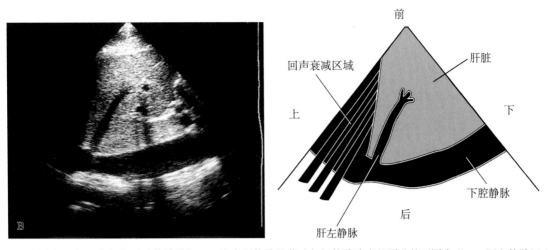

A.纵向切面扫查获得的下腔静脉纵切面。注意肝静脉的薄壁与门静脉清晰的厚壁的不同表现；B.肝左静脉汇入下腔静脉的长轴

5.正如下面的横切面扫查声像图所见，下腔静脉的横切面表现为图像后部脊柱前方略偏身体中线右侧的易于辨识的较大的椭圆形无回声结构。通常可见肝静脉及肾静脉这些属支。

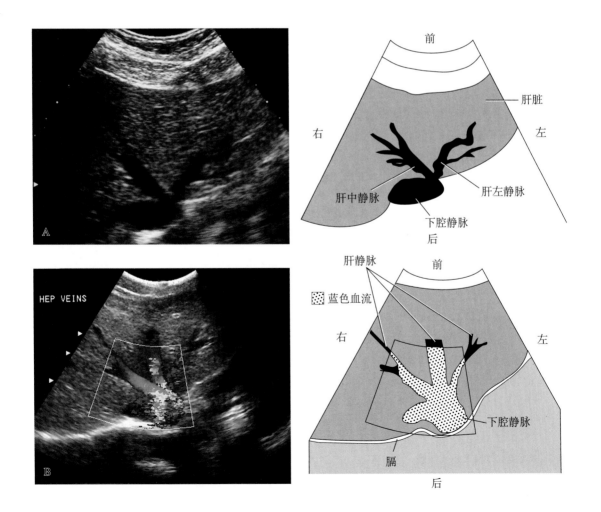

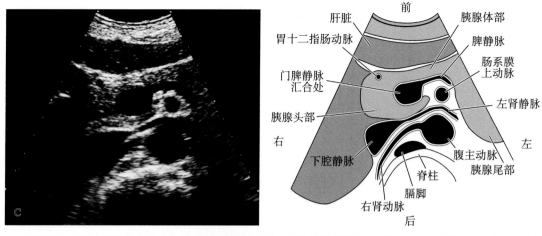

A.横切面扫查获得的下腔静脉（IVC）短轴声像图显示出肝中静脉及肝左静脉汇入下腔静脉；B.灰阶联合彩色多普勒超声检查显示肝静脉汇入下腔静脉；C.横切面图像显示了下腔静脉的短轴及左肾静脉长轴汇入下腔静脉的声像图。注意下腔静脉后方的结构：右肾动脉的长轴切面、右侧膈脚及脊柱椎体的前表面。注意下腔静脉前方的结构：胰腺头部的长轴切面、胃十二指肠动脉的横切面及肝脏横切面的一部分

【病人准备】

1.超声检查前病人应该至少空腹6～8h。

2.如果病人已进食，仍然可以尝试进行检查。

【探头】

1.3.0 MHz 或 3.5 MHz.

2.对体形较瘦的病人可应用5.0 MHz探头。

【呼吸技巧】

正常呼吸或深呼吸、屏气。

提示：当采用建议的呼吸技巧不能得到想要的结果时，需要综合采用不同的呼吸技巧。下腔静脉的管径会随着呼吸的不同方式而发生变化。在屏气或做 Valsalva 动作时正常的静脉会出现管径增宽。

【病人体位】

1.仰卧位。

2.需要时可采用左侧卧位、右侧卧位、左后斜位、右后斜位或半坐位至坐位。

提示：当采用建议的体位不能得到想要的结果时，需要综合应用不同的病人体位。

一、下腔静脉扫查

（一）下腔静脉·纵向扫查·纵向切面·前部经腹扫查

1.首先将探头垂直置于身体中线处胸骨剑突的下方开始进行扫查。

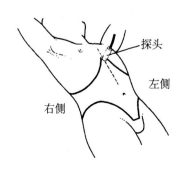

2.将探头向病人的左侧轻微移动或倾斜以识别肝后方的腹主动脉近段长轴的无回声结构。

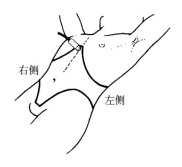

提示：应用屏气或定位膈面来鉴别下腔静脉与腹主动脉。下腔静脉的管径会随着呼吸发生变化。下腔静脉穿过强反射的膈面，可在图像的上部显示；而主动脉位于膈的后方。

3.将探头移回至身体中线，然后轻微向病人右侧移动或倾斜以识别肝后方的下腔静脉远段长轴的无回声结构。

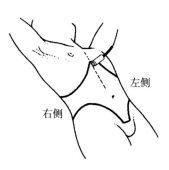

4. 当显示下腔静脉远段时，可能首先需要非常缓慢地转动探头，然后显示下腔静脉的位置及长轴切面。当定位了下腔静脉长轴后，旋转探头可有助于显示其前方的肝静脉属支，它们位于肝脏内并由前方汇入下腔静脉。然后轻微由右向左侧动或移动探头，全面扫查下腔静脉。继续这样扫查，探头沿下腔静脉长轴向下缓慢移动。眼睛盯住屏幕，以声像图为指导，评估下腔静脉中段及近段直至左右髂总静脉（通常位于脐水平或略高于脐水平）。

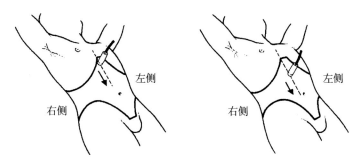

5. 有时，探头在侧方以一定角度进行扫查可以更好地显示髂总静脉汇合处。在下腔静脉最近端水平将探头向病人右侧轻微移动，以不同角度使声束对准下腔静脉进行扫查，直至清晰显示其近端。保持这个角度，缓慢将探头向下移动至显示出汇合处及髂总静脉。

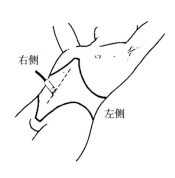

提示：左右髂总静脉汇合成下腔静脉近段的长轴切面在纵向切面上可能难于显示。大多数时候，由冠状面扫查更容易显示，如下面描述的经右侧扫查。而下腔静脉远段及中段在经腹纵向切面上扫查可以更好地得到显示，也可以由冠状面、经右侧进行扫查。

（二）下腔静脉近段及髂总静脉·冠状面·经右侧扫查

病人体位：左侧卧位（或仰卧位、半坐位至坐位）

1.首先将探头垂直置于髂嵴上方的正中冠状面开始进行扫查。

2.以右肾下极为标志，在这一水平或者将探头稍稍向上移动较易显示此结构。

3.当显示了右肾下极时，可在图像的中部和下部显示下腔静脉近段、汇合处及髂总静脉。可能需要以不同角度轻微转动探头至斜冠状面以显示下腔静脉近段、汇合处及髂总静脉的长轴。

4.将探头向汇合处水平的上方移动或经肋间扫查寻找下腔静脉以评估下腔静脉中段及远段。

5.为了避免移动病人，可以在扫查完下腔静脉短轴后再换成侧卧位扫查下腔静脉近段、汇合处及髂总静脉。

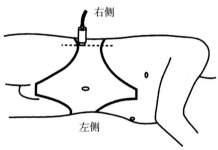

（三）下腔静脉·横向扫查·横切面·前部经腹扫查

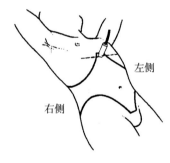

1.首先将探头垂直置于身体中线处胸骨剑突的下方开始进行扫查。

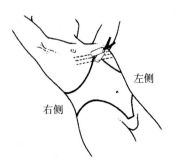

2.探头向上倾斜直至显示搏动的心脏。眼睛盯住屏幕，慢慢将探头恢复到垂直位置寻找圆形或卵圆形无回声的下腔静脉横切面，它位于身体中线右侧，脊柱前方。

提示：还有一种寻找下腔静脉远段横切面的方法，首先在纵向切面上显示下腔静脉远段的长轴切面，然后在此位置缓慢将探头转动90°至横切面即可显示出下腔静脉的横切面。

3.显示出下腔静脉远段后，由右向左轻微侧动或移动探头，全面扫查下腔静脉。继续这样扫查，探头向下缓慢移动。眼睛盯住屏幕，以声像图为指导以避免丢失下腔静脉的图像。观察并评估下腔静脉前方的肝静脉属支，它们汇入下腔静脉。

4.继续向下侧动及移动探头扫查下腔静脉中段及近段直至髂总静脉汇合处。观察并评估下腔静脉的侧方属支——肾静脉。在髂总静脉水平，声像图将由一个较大的圆形无回声结构（下腔静脉）变为两个小的圆形无回声结构（髂总静脉），位于身体中线的两侧。向下扫查评估髂总静脉直至其消失。

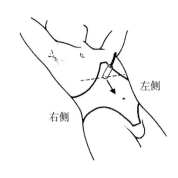

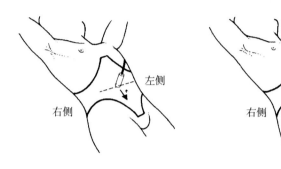

二、常规下腔静脉声像图

（一）下腔静脉·长轴声像图·纵向切面·前部经腹扫查

1.下腔静脉远段包括膈面及肝静脉的长轴声像图。

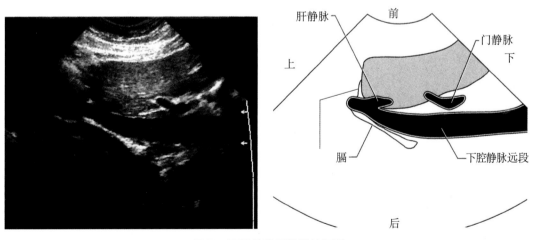

标示：下腔静脉远段长轴切面

2.胰腺头部水平下腔静脉中段的长轴声像图。

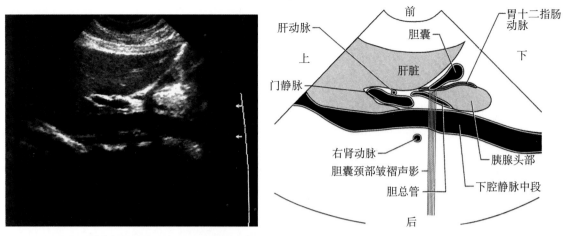

标示：**下腔静脉中段长轴切面**

3.下腔静脉近段的长轴声像图。

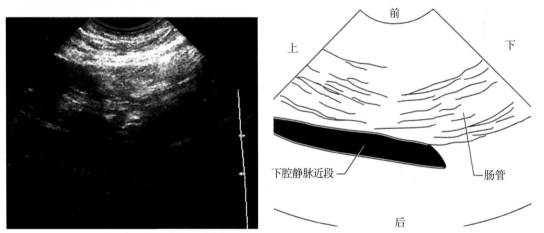

标示：**下腔静脉近段长轴切面**

4.髂总静脉的长轴声像图。

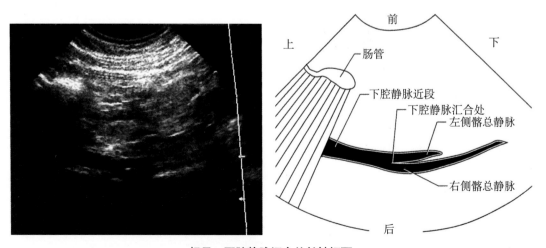

标示：**下腔静脉汇合处长轴切面**

提示：为了避免频繁地移动病人，可以在扫查完下腔静脉短轴后再换成侧卧位显示髂总静脉的长轴声像图。尽管可以在病人仰卧位时进行冠状面扫查，当前方有肠气干扰时侧卧位有助于较容易地显示下腔静脉及髂总静脉。

（二）下腔静脉·短轴声像图·横切面·前部经腹扫查

1.下腔静脉远段包括肝静脉的短轴声像图。

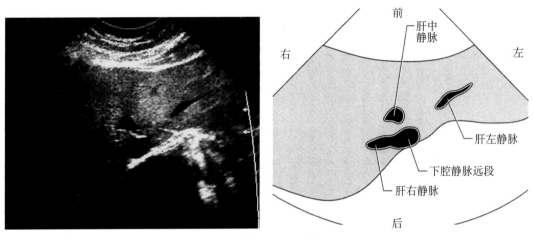

标示：下腔静脉远段短轴切面

2.在肾静脉水平的下腔静脉中段的短轴声像图。

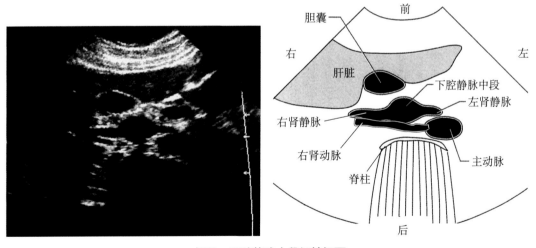

标示：下腔静脉中段短轴切面

3.下腔静脉近段的短轴声像图。

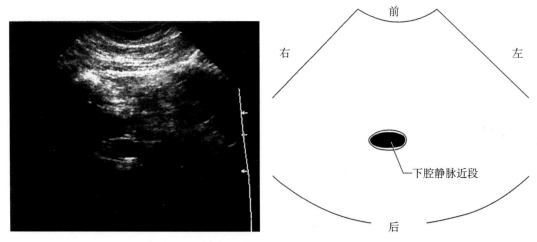

标示：下腔静脉近段短轴切面

4.髂总静脉的短轴声像图。

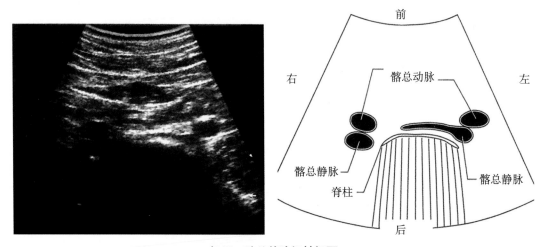

标示：髂总静脉短轴切面

提示：除非病情需要，一般不需要测量下腔静脉的管径。

三、下腔静脉为其他检查的一部分时需要的声像图

1.下腔静脉远段及中段的长轴声像图。

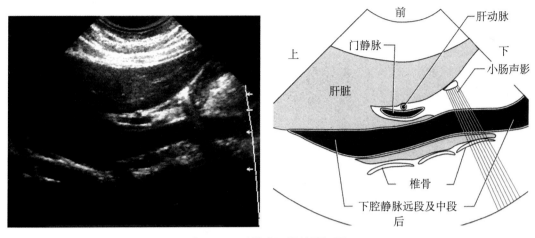

标示：下腔静脉远段长轴切面

2. 下腔静脉远段包括肝静脉的短轴声像图。

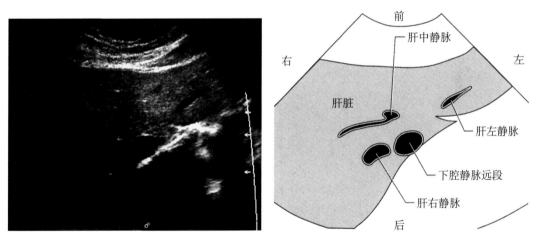

标示：下腔静脉远段短轴切面

复 习 题

1. 下腔静脉在人体内的走行方向是（　）。
   a）正中矢状方向
   b）由上至下
   c）斜行
   d）横向
2. 下腔静脉长轴在（　）时可以显示。
   a）纵向切面或冠状面扫查
   b）横切面扫查
   c）轴向切面

   d）左侧卧位
3. 肾静脉属支的长轴见于（　）。
   a）纵向切面或冠状面扫查
   b）横切面扫查
   c）正中纵向切面
   d）纵切面
4. 肾静脉属支的短轴见于（　）。
   a）纵向切面或冠状面扫查
   b）横切面扫查

c）正中纵向切面

d）纵切面

5. 下腔静脉（　　）。

　　a）属支包括脾静脉

　　b）属支包括脾静脉及肠系膜上静脉

　　c）在肝下方肝右动脉的前方走行经过一个较深的凹陷

　　d）下腔静脉在肝脏后方走行经过一个较深的凹陷，位于肝脏尾叶和裸区之间

6. 下腔静脉管径的正常上限是（　　）。

　　a）4cm

　　b）1.5cm

　　c）2cm

　　d）3.5cm

7. 下腔静脉近段是指（　　）。

　　a）髂总静脉以上、肾静脉以下水平

　　b）邻近膈面，肝后方的部分

　　c）胰腺头部后方肾静脉水平

　　d）汇入心脏的部分

8. 下腔静脉中段是指（　　）。

　　a）髂总静脉以上、肾静脉以下水平

　　b）邻近膈面，肝后方的部分

　　c）胰腺头部后方肾静脉水平

　　d）汇入心脏的部分

9. 下腔静脉远段是指（　　）。

　　a）髂总静脉以上、肾静脉以下水平

　　b）肾静脉以上至右心房的部分

　　c）胰腺头部后方肾静脉水平

　　d）髂总静脉以上

10. 由人体后方开始，下腔静脉的正确位置是（　　）。

　　a）脊柱同一水平的略偏右侧，脾动脉及肝总动脉、胰腺体部、肝脏右叶的后方

　　b）脊柱前方略偏右侧，右肾动脉前方，胰腺头部、胃十二指肠动脉、门脾静脉汇合处及食管胃底连接处后方

　　c）脊柱前方，食管胃底连接处、脾静脉、胰腺头部、部分十二指肠及肝脏右叶的后方

　　d）脊柱和肾脏的前方，食管胃底连接处、脾静脉、胰腺头部、部分十二指肠及肝脏右叶的后方

11. 左肾静脉与右肾静脉相比较长度更（　　）。

　　a）相同

　　b）短

　　c）宽

　　d）长

12. 下述均为下腔静脉的属支，除了（　　）。

　　a）肝静脉

　　b）右肾静脉

　　c）肠系膜上静脉

　　d）左肾静脉

13. 下腔静脉的主要功能是（　　）

　　a）将乏氧的血液运出心脏

　　b）作为淋巴引流通道

　　c）将乏氧的血液运回心脏

　　d）调节代谢

14. 左右髂总静脉与左右髂总动脉相比较（　　）。

　　a）在其后方

　　b）在其前方

　　c）更宽

　　d）更长

15. 下腔静脉位于下述结构的内侧，除了（　　）。

　　a）右侧肾上腺

　　b）肝尾叶

　　c）右肾

　　d）右侧输尿管

16. 下腔静脉位于下述结构的前方，除了（　　）。

　　a）十二指肠水平部

　　b）右侧膈脚

　　c）右侧肾上腺

　　d）腰大肌

17. 下腔静脉位于下述结构的右侧，除了（　　）。

　　a）主动脉

　　b）肝尾状叶

　　c）左肾静脉

　　d）门脾静脉汇合处

18. 下腔静脉位于下述结构的后方，除了（　　）。

　　a）剑突

　　b）脊柱

　　c）肝静脉

　　d）胆总管

19. 下腔静脉在肝脏后方走行经过一个较深的凹陷，它位于（　　）和（　　）之间。

　　a）肝脏尾状叶及胆囊窝

b）脊柱及肝脏右叶

c）肝脏尾状叶及裸区

d）裸区及膈

20. 正常来讲，下腔静脉的管径在 Valsalva 动作或深吸气时（　　）。

a）减小

b）增大

c）塌陷

d）不变

答案：1.b；2.a；3.d；4.d；5.d；6.a；7.a；8.c；9.b；10.b；11.d；12.c；13.c；14.c；15.b；16.a；17.d；18.b；19.c；20.b

（赵　博　译）

第6章　肝脏超声扫查操作规程

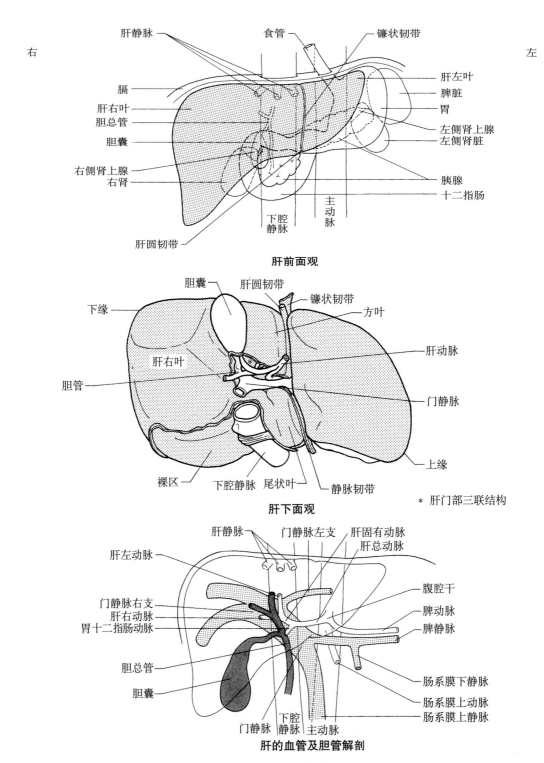

肝前面观

肝下面观

* 肝门部三联结构

肝的血管及胆管解剖

【位置】

1.肝位于右上腹部，常可延伸至身体中线或左侧。一般来讲，它位于第8或第9肋处的乳头水平。

2.除了占据肝后表面大部分的裸区外，肝位于腹膜内。肝其他缺少腹膜包绕的部位包括胆囊窝、肝门部、镰状韧带附着处及下腔静脉周围区域。

3.肝是腹腔最靠前方的脏器。肝左叶及大部分右叶由肋骨构成的胸廓包绕。右叶的其余部分与腹壁相邻。

4.肝的上面、后面及前面与膈相邻。

5.肝左叶位于左季肋区及上腹部。其前界为胸廓及腹壁，后面与胃相邻。

6.肝右叶位于右季肋区。其前界为胸廓及腹壁，后面与胆囊、胰腺头部、右侧肾上腺及右肾（主要是上极）相邻。

7.尾状叶位于肝后面肝门部后方静脉韧带裂与下腔静脉之间。

【解剖】

1.肝是人体最大的内脏器官。它为实质性脏器，可推挤开充满气体成分的消化系统，为扫查上腹部及腹膜后结构提供声窗。

2.肝大小及形状各异。前面观，肝呈楔形，左侧逐渐变小。肝右叶显著大于肝左叶。

3.整个肝被 Glisson 鞘——包含神经、血管及淋巴管的较厚的纤维结缔组织层包绕。而被包绕的肝大部分被腹膜覆盖。

4.从解剖上，肝被划分为叶；从功能上，肝脏被划分为段：

（1）肝叶：按照传统的解剖系统，肝分叶是根据超声上可以识别的特定的解剖标志来进行划分的。

①左叶：解剖上由肝上面的镰状韧带与肝右叶分开。由静脉韧带裂与尾状叶分开，由下面（脏面）的肝圆韧带裂 与方叶分开。

②右叶：解剖上由肝脏上面（膈面）的镰状韧带及下面的左段间裂与肝左叶分开。Riedel叶，为一种正常的解剖变异，是指较长的肝右叶，可延伸至髂嵴水平。

③尾状叶：解剖上由静脉韧带裂与肝左叶分开。右界为下腔静脉，左界构成小网膜囊隐窝上方的肝边界，前方为肝门。

④方叶：超声上易于识别，生理上为肝左叶的内侧部分——肝左内叶。后界为肝门，前界为肝边缘，右界为胆囊窝，左界为肝圆韧带裂。

（2）肝段：肝段是根据肝脏功能进行划分的。按照肝脏的血供及胆道引流划分肝段。肝段解剖有助于确定可切除的肝病变的手术范围，因此在临床应用中有着较大意义。

①两个主要的功能分区：肝右叶及肝左叶。肝中静脉位于肝正中裂处，将肝分为（功能上的）肝右叶及肝左叶。

②右侧功能叶：位于通过胆囊窝及下腔静脉平面的右侧（等同于解剖上的肝右叶）。

划分为两部分：右前叶及右后叶。位于右侧叶间裂的肝右静脉将肝右叶分为右前叶及右后叶。这些肝叶及肝段也可按通过其中心的门静脉右支进行划分。

③左侧功能叶：位于通过胆囊窝及下腔静脉平面的左侧（等同于解剖上的肝左叶、尾状叶及方叶）。

划分为两部分：左内叶及左外叶。左内叶等同于传统上的方叶。左外叶等同于解剖上的左叶。门静脉左支的矢状部（位于左叶间裂）将左内叶和左外叶分开。这些肝叶及肝段也可由上部的肝左静脉（位于左叶间裂）及下部的肝圆韧带分开。

④尾状叶：位于肝门后方，静脉韧带裂及下腔静脉之间（等同于解剖上的尾状叶）。

无进一步划分：它接收来自右侧及左侧双方的肝动脉及门静脉血液供应，而肝右叶及肝左叶则分别只接收相应右侧或左侧的血供。门静脉左支走行于尾状叶的前方，左内叶的后方，将尾状叶与肝脏左内叶分隔开来。静脉韧带裂沿着尾状叶的前界走行，将尾状叶与左侧功能叶的内叶和外叶分隔开来。

5.肝脏的不同表面如下述。

肝脏表面：肝脏包括后面、前面、上面及下面。

后面：①尾状叶；②裸区；③与脊柱相邻的部分可见较深的凹陷；④下腔静脉及静脉韧带处可有凹陷；⑤由疏松结缔组织附着在膈面；⑥此表面大部分无腹膜覆盖。

前面：①紧邻胸骨剑突后方，位于腹膜腔内；②是膈面的一部分直至其在左侧第7或第8肋软骨处及右侧第6至第10肋软骨水平的某处与膈面相分离；③可见一较深的切迹，是脐发出的肝圆韧带通过前表面的脐切迹。

上面：①位于腹膜腔内；②是膨隆光滑的膈面，通过膈顶与胸膜、肺、心包及心脏分隔开来。

下面：①除了肝门区及胆囊窝，均被腹膜覆盖；②为凹陷的脏面，可见相应脏器在表面造成的压迹；③胃前表面对左叶造成深深的压迹；④结肠肝曲、右肾及右肾上腺及邻近胆囊颈部的十二指肠对肝右叶造成压迹；⑤前中部为方叶（左内叶），其左界为镰状韧带；⑥下面的后中部为尾状叶，尾状叶的后部形成了小网膜囊前界的一部分。

6.韧带位于肝与膈面、胃、腹前壁及后腹膜之间。由于韧带结构内存在脂肪及胶原成分，因此可在声像图上得以显示。这些成分使得韧带回声强于肝实质。

肝脏韧带：肝脏韧带包括镰状韧带、肝圆韧带、冠状韧带、右侧及左侧三角韧带、肝胃韧带及肝十二指肠韧带多种类型。

①镰状韧带：为腹膜的一部分，是附着在肝裸区及右侧腹前壁腹直肌之间的前后走向的腹膜皱褶部分。它沿着肝前表面由膈面延伸至脐部。肝圆韧带位于其内而与之相延续。在肝上面（膈面），镰状韧带为肝左叶与右叶的解剖分界线，并与肝圆韧带一起构成功能上肝左内叶与左外叶的分界。

②肝圆韧带：由残留的脐静脉闭锁而形成的纤维状的圆形韧带。由脐部发出，在镰状韧带内走行至肝前面的脐切迹处。肝圆韧带经过肝下面（脏面）与静脉韧带（静脉导管闭锁形成）相延续向后走行至下腔静脉处。

③冠状韧带：是腹膜的一部分，为双层折叠的腹膜，将肝的后面附着在膈上。其前后两层前方与镰状韧带相延续，侧方与三角韧带相延续。

④右侧及左侧三角韧带：由冠状韧带延续而成。在右侧由肝裸区的最右侧边界向膈呈三角形延伸，在左侧由肝左叶上面向膈的食管裂孔的前部呈三角形延伸。

⑤肝胃韧带：脏层腹膜，为双侧折叠的腹膜，亦被称为小网膜。在肝下面与静脉韧带相延续。向上走行，附着在胃小弯及十二指肠球部的下面。

⑥肝十二指肠韧带：位于肝胃韧带右侧游离缘的小网膜的一部分。延伸至十二指肠及结肠肝曲形成网膜孔（Winslow孔）的腹侧部分。包绕肝门区的三联管道系统。

7.肝裂为肝内正常的沟槽或皱褶样结构，形成包含血管或韧带的间隙。由于其内部或周围存在脂肪及胶原使得其回声强于肝实质，超声上可以识别这些肝裂结构。

肝裂：肝裂包括肝正中裂、左叶间裂、静脉韧带裂、肝圆韧带裂及右叶间裂。

①肝正中裂：斜行走行于胆囊颈部与门静脉右支之间。内含肝中静脉，将肝右叶与肝左叶分隔开来。其行程很短而多变。

②左叶间裂：将左叶划分为左外叶及左内叶。

③静脉韧带裂：内含肝胃韧带，将肝左叶与尾状叶分隔开来。

④肝圆韧带裂：形成方叶或肝左内段的左侧边界。

⑤右叶间裂：将右叶划分为右前叶及右后叶。

8.肝接收来自肝动脉及门静脉的富含营养物质及氧的血液。肝静脉引流肝乏氧的血液。肝内的管道运输胆汁，胆汁是由肝产生而输送至胆管的。这些肝管将胆汁输送到胆囊内储存。当需要胆汁辅助消化脂肪时，胆管将其运送至十二指肠。

肝血管及胆管：组成肝内血管及胆管的结构包括肝动脉、肝静脉、门静脉、门脉系统、肝管及肝门部三联结构。

（1）肝动脉：将来源于主动脉的富氧血液供应给肝。腹主动脉的腹腔干分支进一步分为脾动脉、胃左动脉及肝总动脉。

①肝总动脉向人体右侧直行，位于门静脉前方，胆总管左侧。它在此处进一步分为胃十二指肠动脉及上升走行的肝固有动脉。

②肝固有动脉有两个主要分支：肝右动脉及肝左动脉，分别供应肝右叶及肝左叶。

③肝中动脉常由肝左动脉发出。

④胆囊动脉由肝右动脉发出。

（2）肝静脉：肝右静脉、肝中静脉及肝左静脉将肝的血液引流入下腔静脉。

（3）门静脉：门静脉主干于肝门处进入肝，位于肝动脉及胆总管后方。它分为右支及左支。这些分支进一步走行进入肝段内形成肝段内部的分支。

（4）门脉系统：为肝血供的最主要来源。由三个属支汇合而成：脾静脉、肠系膜上静脉及肠系膜下静脉。这一系统将来源于脾脏和肠管的血液供应给肝。

（5）肝管：肝产生类似于酶的胆汁，然后通过左右肝管将其由肝脏运送至位于肝门处的肝外胆管。左右肝管在肝门处汇合形成肝总管，然后向下内侧走行与胆囊管汇合成胆总管。胆总管下行越过十二指肠球部后方进入胰腺头部实质内或沿其后方走行。由此它开始略向右侧走行进入十二指肠降部，开口于肝胰壶腹（Vater壶腹）。肝外胆管维持着肝与胃肠道之间的连接。

（6）肝门部三联结构：是指肝门区的肝动脉、胆管及门静脉。当存在可疑扩张的胆管时，可见这些结构的显著差别。在肝门水平，门静脉位于肝动脉和胆总管的后方，肝动脉位于左侧，胆总管位于右侧。

【生理】

1.血供功能　肝脏的血供功能包括储藏及过滤血液。当血量过多时肝脏可以作为储血器官，当血量减少时则可提供血液。肝窦的Kupffer细胞可以清洁血液，使得来源于肠道的血液的含菌量不超过1%。肝还可以解除一些药物如酒精及巴比妥类药物的毒性。

2.代谢功能　肝是一个重要的代谢中心，为身体多系统及各种活动提供支持。通过对脂类、糖类及蛋白质的代谢，形成胆汁及尿素，提供给消化系统及排泄系统，同时合成许多物质输送到人体其他部位参与大量的人体功能。肝摄取及储存糖原、维生素及铁。它亦能产生很多凝血相关物质及将药物、激素及其他物质排入胆汁最终通过粪便排出。

3.分泌及排泄胆汁功能　产生并分泌胆汁，通过胆管将其排入肠管用于脂肪的消化。

【超声声像图表现】

1.正如上面图像所见，正常的肝脏实质为均匀的中等回声。血管表现为散在分布于肝实质内的无回声。

2.正常肝实质的回声比正常肾皮质回声强，而比正常的胰腺回声弱。

3.肝的血管及胆管中心呈无回声的腔，周围被形态各异的强回声包绕。

4.门静脉及肝静脉表现为分支穿行于肝叶的无回声的管道结构。可通过追踪分支至肝门部还是下腔静脉处而将两者区分开来。

5.由于内部或周围存在脂肪及胶原成分，肝的韧带及肝裂表现为强回声。

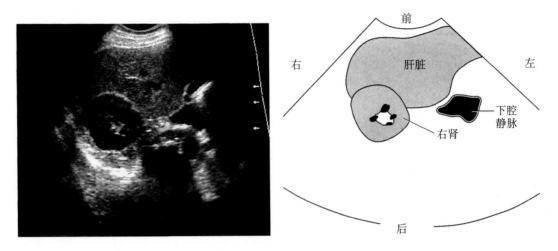

提示：鉴别门静脉与肝静脉非常重要。一些超声医师应用其管壁不同的超声表现进行鉴别。门静脉管壁典型者表现为强回声，因为包绕门静脉的胶原可产生较强的反射。而肝静脉的管壁含的胶原成分很少，往往表现为无明显的边界。然而，这个方法对于鉴别这两种血管并不完全可靠，因为较小的门静脉分支可能周围缺乏强回声包绕，而有些时候在大的肝静脉分支可见较强的管壁回声。这些血管分支类型亦有不同。因此，可追踪肝血管至其起源处或汇入处，通过起源处或汇入处是门静脉主干还是下腔静脉而进行鉴别。

【正常变异】

1.Reidel叶：肝右叶的向下延伸。

2.左叶缺如：非常罕见。源于新生儿静脉导管痉挛时间过长造成的左肝静脉闭塞。

3.大小及形态的多种变异。

【病人准备】

1.超声检查前病人应该空腹8～12h。这可以确保胆囊及胆管的正常充盈及减少胰腺前方的胃肠气体。这是非常重要的，因为肝、胆管、胆囊及胰腺为相互依存的系统。

2.如果病人已进食，亦可进行检查。

【探头】

1.3.0 MHz 或 3.5 MHz。

2.对体形较瘦者应用5.0MHz探头。对于病人的肝左叶可能需要5.0MHz探头，而对于右叶可能需要3.0MHz或3.5MHz探头。

【呼吸技巧】

深吸气，屏气。

提示：当采用建议的呼吸技巧不能得到想要的结果时，需要综合采用不同的呼吸技巧。

【病人体位】

1.仰卧位。

2.需要时可采用左后斜位、左侧卧位、半坐位至坐位或俯卧位。

提示：当采用建议的体位不能得到想要的结果时，需要综合应用不同的病人体位。

一、肝脏扫查

（一）肝·纵向扫查·纵向切面·前部经腹扫查

1.首先将探头垂直置于身体中线处胸骨剑突的下方开始扫查肝。让病人深吸气后屏住气。肝左叶的大体区域显示为声像图上最前方的结构。注意识别静脉韧带、尾状叶及腹主动脉或下腔静脉。

　　提示：根据肝形状及病人呼吸状态的不同，需要将探头倾斜置于肋缘下，变换探头的角度纵向完整扫查肝缘。有时在肋间进行扫查是必要的。

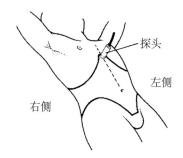

　　2.显示肝左叶时，在肋下以不同角度将探头向病人左侧、外侧及下方沿着肋缘缓慢移动，直至完全评估整个左叶。注意后方的主动脉。

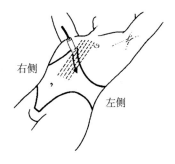

　　3.将探头移回身体中线剑突下方开始评估肝右叶。在肋下以不同角度将探头向病人右侧、外侧及下方沿着肋缘缓慢移动，直至将扫查完右叶下段。注意观察下腔静脉、肝静脉、门静脉、肝门部三联结构、肝门、肝正中裂、胆管、胆囊（充盈的或收缩的）、右肾及肾周间隙。

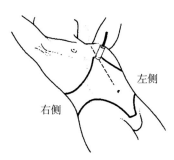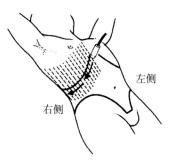

　　4.将探头移回至肝右叶下部。将探头置于右侧肋缘的最边缘处，在肋下以非常锐利的角度倾斜探头以显示肝右叶上段。向右外侧移动或倾斜探头全面扫查肝右叶上段。注意观察右叶膈顶部及邻近的胸膜腔。

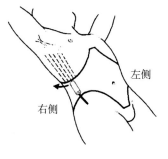

　　提示：即使探头以锐角在肋下进行扫查，肝右叶上段的纵切面在纵向切面上仍然可能难于显示清晰。这时可尝试经肋间纵向切面扫查或经病人右侧在冠状面上进行扫查。

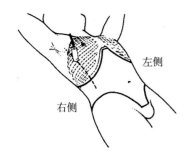

（二）肝右叶上部·纵向切面·经右侧肋间扫查

病人体位：仰卧位、左后斜位或半坐位至坐位。

1. 首先将探头垂直置于肝右叶上段前方的肋间区域开始进行扫查。屏气有助于显示此区域。

2. 沿各肋间移动探头以全面评估肝右叶上部。

3. 在肋间侧动探头并应用不同的呼吸技巧有助于评估。

4. 注意肝右叶膈顶部及邻近的胸膜腔。

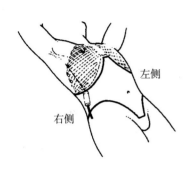

（三）肝右叶上部·冠状面·经右侧肋下扫查

病人体位：仰卧位、左后斜位、左侧卧位、半坐位至坐位。

1. 首先将探头以一定角度置于正中冠状面，由肋下缘进行肋下扫查。

2. 让患者屏住呼吸，探头以不同角度扫查直至完全评估肝右叶上部。

3. 注意肝右叶膈顶部及邻近的胸膜腔。

（四）肝右叶上部·冠状面·经右侧肋间扫查

病人体位：仰卧位、左后斜位、左侧卧位、半坐位至坐位。

1. 首先将探头垂直置于正中冠状面肋缘下方开始进行扫查。将探头向上移动至肋间区域。

2. 让病人屏住呼吸或深吸气后屏气，向上一相邻肋间移动探头直至完全扫查肝右叶上部。

3. 在肋间侧动探头并应用不同的呼吸技巧有助于评估。

4. 注意肝右叶膈顶部及邻近的胸膜腔。

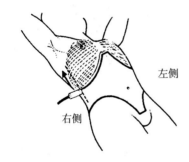
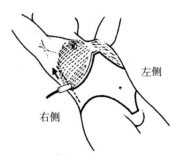

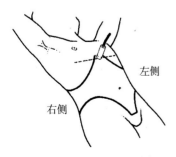

（五）肝·横向扫查·横切面·前部经腹扫查

1. 首先将探头垂直置于身体中线处胸骨剑突的下方开始评估肝脏横切面。让病人深吸气后屏住气。肝左叶的大体区域表现为声像图上最大最前方的结构。注意识别静脉韧带、尾状叶、肝静脉、下腔静脉及腹主动脉。

提示：根据肝形状及病人呼吸状态的不同，需要将探头倾斜置于肋缘下，变换探头的角度横向完整扫查肝缘。有时可能需要在肋间进行扫查。

2.显示肝左叶时，将探头向下慢慢移动，直至将整个左叶扫查完全。注意门静脉及肝圆韧带。

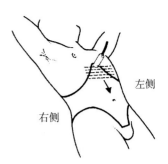

3.根据肝的不同形状及大小，某些情况下肝左叶的整个外侧叶可能从正中线上即可显示。如果无法显示完全，将探头移回身体正中线剑突下方。在肋下向病人的左侧、外侧及下方沿着肋缘用由下方向上倾斜的角度移动探头，直至完全评估整个左叶。

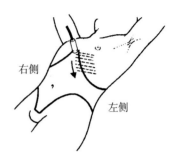

4.将探头移回身体正中线剑突下方。为了评估肝右叶，在肋下向病人的右侧、外侧及下方沿肋缘用由下方向上倾斜的角度移动探头，直至完全扫查整个右叶下部。注意观察下腔静脉、肝静脉、门静脉、肝门部三联结构、门静脉左右支、肝门、肝正中裂、胆管、胆囊、右肾及肾周间隙。

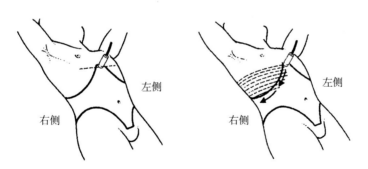

5.将探头移回至肝脏右叶下部。将探头置于右侧肋缘的最边缘处，在肋下以非常锐利的角度倾斜探头以显示肝右叶上部。向右外侧移动或倾斜探头全面扫查肝脏右叶上部。注意观察右叶膈顶部及邻近的胸膜腔。

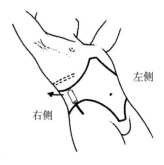

提示：即使探头以锐角在肋下进行扫查，肝右叶上部的横切面在横切面上仍然可能难于清晰显示。这时可尝试经肋间横切面扫查或经病人右侧在横切面上进行扫查。

（六）肝右叶上部·横切面·前部经肋间扫查

与纵向切面、纵向扫查、经右侧肋间扫查肝右叶上部的推荐扫查方法相同。

（七）肝右叶上部·横切面·经右侧肋下扫查

与冠状面、纵向扫查、经肋下扫查肝右叶上部的推荐扫查方法相同。

（八）肝右叶上部·横切面·经右侧肋间扫查

与冠状面、纵向扫查、经肋间扫查肝右叶上部的推荐扫查方法相同。

二、常规需要的肝脏声像图

（一）肝·长轴·纵向切面·前部经腹扫查

1.肝左叶的长轴声像图包括肝左叶下缘及腹主动脉。

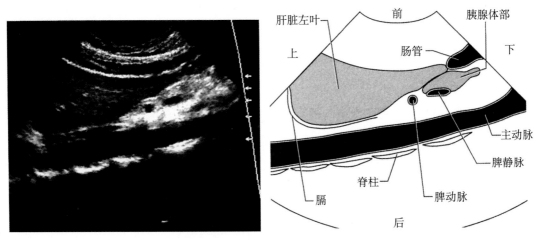

标示：肝左叶长轴切面

2.肝左叶的长轴声像图包括膈及尾状叶。

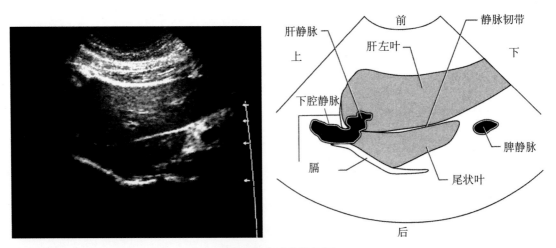

标示：肝左叶长轴切面

3.肝右叶的长轴声像图包括穿过肝的下腔静脉。

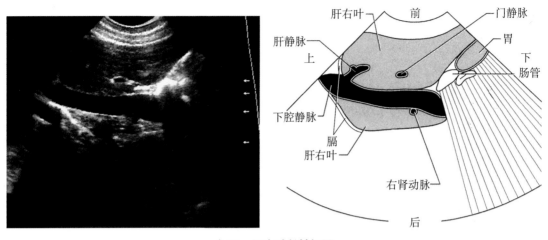

标示：肝右叶长轴切面

4.肝右叶的长轴声像图包括肝正中裂、胆囊及门静脉。

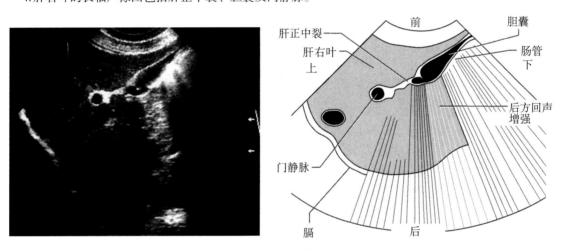

标示：肝右叶长轴切面

5.肝右叶的长轴声像图，包括部分右肾以进行实质对比。

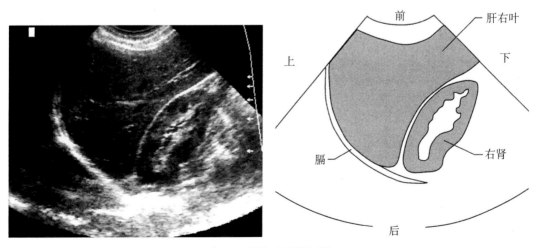

标示：肝右叶长轴切面

6.肝右叶的长轴声像图包括膈顶部及邻近的胸膜腔。

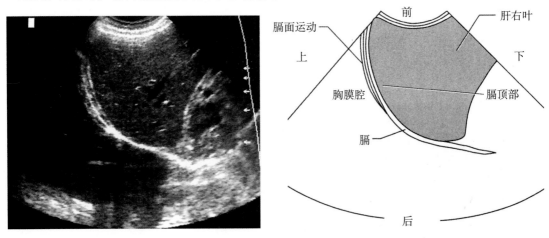

标示：肝右叶长轴切面

（二）肝·短轴·横切面·前部经腹扫查

1.肝左叶的短轴声像图包括其外侧缘。

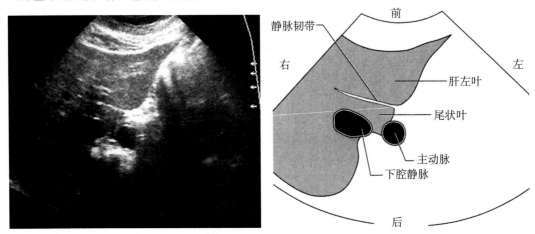

标示：肝左叶短轴切面

2.肝左叶的短轴声像图包括肝圆韧带。

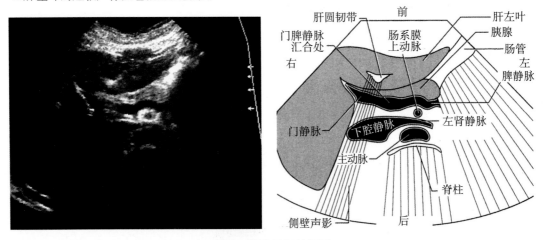

标示：肝左叶短轴切面

提示：根据肝的大小及形状，可能取到包括左叶外侧缘及肝圆韧带的横切面图像。如果这样，标记成：肝左叶短轴。

3.肝右叶的短轴声像图包括肝静脉。

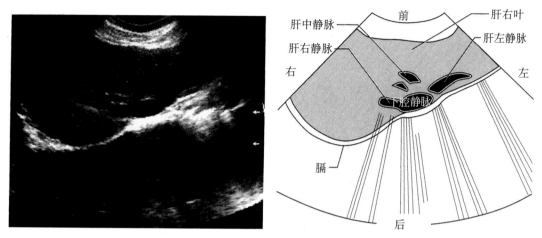

标示：肝右叶短轴切面

4.肝右叶的短轴声像图包括门静脉左右支。

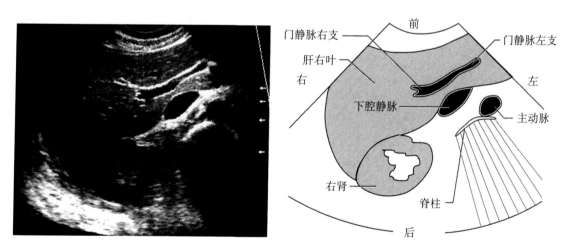

标示：肝右叶短轴切面

5.肝右叶下段的短轴声像图。

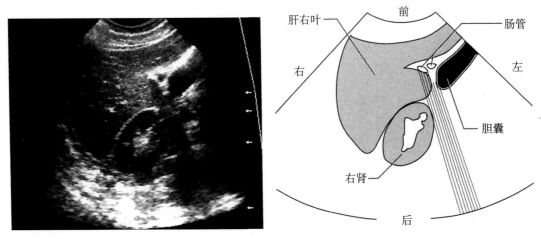

标示：肝右叶短轴切面

6.肝右叶的短轴声像图包括膈顶部及邻近的胸膜腔。

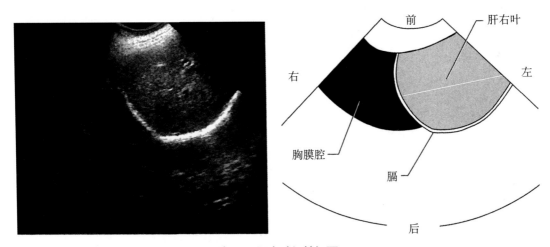

标示：肝右叶短轴切面

提示：除非病情需要，一般不需要进行肝测量。

三、肝脏为其他检查的一部分时需要的声像图

无论肝是主要扫查对象还是其他相关检查的一部分，需要的肝图像都是相同的。

复 习 题

1. 正常的肝实质回声应该描述为（   ）。

   a）低于正常的肾皮质

   b）不均匀低回声

   c）均匀的中等回声

   d）高于胰腺

2. 肝内散在的血管分支是（   ）。

   a）肺静脉及肝静脉

   b）门静脉

c）肝静脉

d）门静脉及肝静脉

3. 门静脉由（　　）汇合而成。

a）脾静脉、肠系膜上静脉及肠系膜下静脉

b）肠系膜上静脉及肠系膜下静脉

c）脾静脉、胰管及胆总管

d）脾静脉及肠系膜上静脉

4. 肝门部三联结构见于（　　）水平，由（　　）构成。

a）肝门部，肝动脉、胆管、门静脉

b）门静脉汇合处，胃十二指肠动脉、胆管及门静脉

c）肝门部，肝动脉、胃十二指肠动脉及下腔静脉

d）肝门部，胆囊管、胆管及门静脉

5. 肝脏除了胆囊窝、肝门区、镰状韧带、下腔静脉区域及（　　）以外均覆盖有腹膜。

a）上面

b）前面

c）裸区

d）Glisson鞘

6. 肝脏根据（　　）分叶，根据（　　）分段。

a）功能，解剖

b）功能，胆管引流

c）解剖，功能

d）血供，胆管引流

7. 肝正中裂（　　）。

a）将肝脏右叶分为前叶及后叶

b）走行于门静脉右支与胆囊颈之间

c）形成肝左内段的左侧边界

d）走行于门静脉左支与胆囊颈之间

8. 尾状叶位于肝的（　　）。

a）下面

b）后面

c）前面

d）上面

9. 肝右静脉、肝左静脉及肝中静脉（　　）。

a）在肝门处汇合

b）引流来源于肝右叶的血液

c）汇入下腔静脉

d）汇入门静脉主干

10. 门静脉左右支的长轴切面可见于（　　）。

a）纵向切面扫查

b）肝右叶的长轴声像图

c）横切面扫查

d）肝左叶的短轴声像图

答案：1.c；2.d；3.a；4.a；5.c；6.c；7.b；8.b；9.c；10.c

（赵　博　译）

第7章 胆囊及胆管超声扫查操作规程

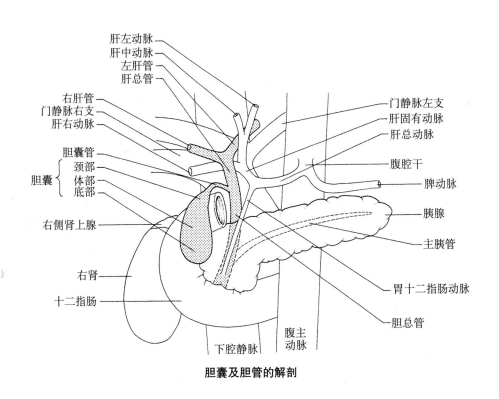

肝左动脉
肝中动脉
左肝管
肝总管

右肝管
门静脉右支
肝右动脉

胆囊管
颈部
胆囊 { 体部
底部

右侧肾上腺

右肾

十二指肠

门静脉左支
肝固有动脉
肝总动脉

腹腔干

脾动脉

胰腺

主胰管

胃十二指肠动脉

胆总管

下腔静脉

腹主
动脉

胆囊及胆管的解剖

【位置】

1.胆管走行于肝与十二指肠之间。

2.胆囊及胆管为腹膜内结构。

3.胆囊位于肝右叶后下部的凹陷中。

4.胆囊窝邻近肝正中裂。

5.胆囊颈部的位置固定于肝正中裂处。胆囊底部及体部附着在较长的系膜上，位置变异很大。

【解剖】

1.左右肝管在肝门处出肝汇合成肝总管（CHD）。肝总管向下内方走行然后与胆囊管汇合形成肝外胆管的远段部分即胆总管（CBD）。胆总管向下内方走行至十二指肠。

2.胆总管向下内方走行，经过十二指肠球部的后方走行至胰腺头部。在胰头水平胆总管穿过胰腺头部走行或沿着胰头后表面的沟状凹陷走行与主胰管相遇。两者可汇合为一体或各自略向右走行至十二指肠降部并开口于Vater壶腹，排出胆汁或胰液参与消化过程。

3.正常情况下肝外胆管的管径因人而异，它与内含胆汁量和病人的年龄相关。随着年龄的增长，肝外胆管的管径相应增宽。肝总管管径的正常上限可达4mm；肝总管可达7mm。胆囊失功能后（胆囊切除术后或胆囊疾病所致），肝外胆管可起到储存胆汁的功能，管径的正常上限可达10mm。

4.胆囊为一个壁内含有肌性成分、内衬黏膜的囊袋样结构，可呈梨形、圆锥形或类似半充盈状态的水囊。其狭窄的末端被称为颈部，呈管状结构与胆囊管相连接。其圆形的底端被称为底部。颈部与底部之间被称为体部。

5.胆囊为胆汁的储存部位。它对于人体来说并不是必需的。无胆囊的情况下，胆管将胆汁由肝运至十二指肠。

6.由于胆囊内存储胆汁量的多少不同，胆囊的大小各异。其宽径上限可达3cm，长径上限为7～10cm。

【生理】

1.胆囊和胆管为消化系统的附属结构，它们储存肝产生的胆汁并将其输送至十二指肠以辅助脂肪的消化。

2.肝胆管将胆汁直接运输至十二指肠降部或运至胆囊内进行储存及浓缩。

【超声声像图表现】

1.正如下图所示，正常胆汁充盈的胆囊长轴上表现为长椭圆形的无回声伴有强回声的薄壁。横切面上表现为圆形或椭圆形的无回声伴有强回声的薄壁。

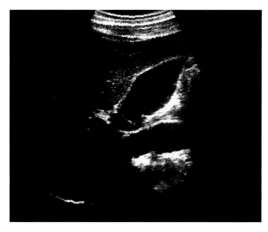
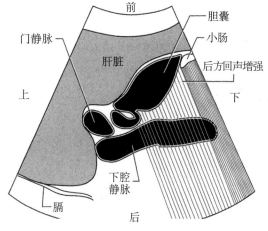

A.胆囊长轴切面

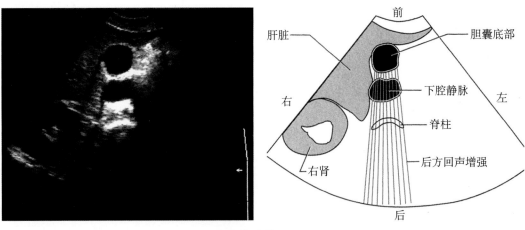

B. 胆囊横切面

2.胆囊颈部与胆囊管相连接的区域呈纡曲状，因此称为螺旋瓣。这仅仅是根据其表现命名的，而其并无瓣膜功能。

3.下图可见胆汁充盈的肝外胆管长轴上表现为无回声的管状结构伴有强回声的薄壁。其横切面表现为较小的圆形无回声伴有强回声的薄壁。

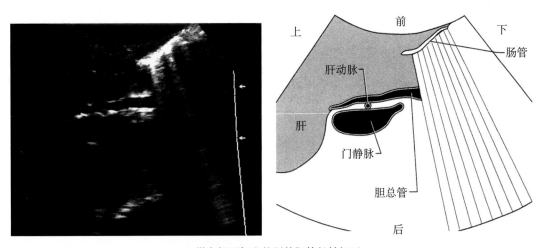

A.纵向切面扫查的肝外胆管长轴切面

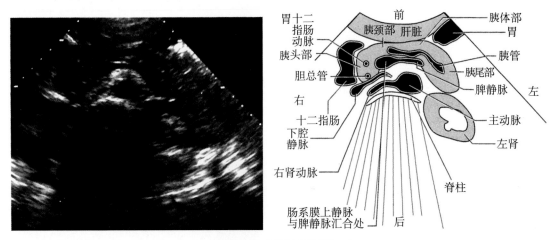

B.横切面扫查的胆总管横切面

【正常变异】

1.胆囊

（1）形状变异

①节段性收缩：在病人改变体位或空腹时，有些"节段"可收缩因而无法显示。

②弗利吉亚帽（Phrygian Cap）：胆囊底部的折叠呈"帽子"样表现。

（2）位置变异

①由于附着在较长的系膜上，胆囊的位置多种多样。

②尚可出现胆囊窝很深的肝内胆囊，但非常罕见。

（3）分隔：可能将胆囊部分或全部分隔开来。

2.胆管

（1）双胆管：尽管非常罕见，肝外胆管可能部分或完全为双管结构。

（2）汇合水平变异：胆囊管与肝总管的汇合水平多种多样。

（3）分隔：部分或完全将胆囊管分隔开来，造成不同程度的双胆囊。

【病人准备】

1.超声检查前病人应该空腹8～12h。这可以确保胆囊及胆管的正常充盈及减少肠气。

2.如果病人已在4～6h进食，亦可进行检查。

提示：胆囊存在疾病时或病人餐后均可出现胆囊显示不清。因此，确定病人最后进餐的时间非常重要。

【探头】

1. 3.0 MHz 或 3.5 MHz。

2.对体形较瘦的病人可应用5.0 MHz探头。

【呼吸技巧】

深吸气，屏气。

提示：当采用建议的呼吸技巧不能得到想要的结果时，需要综合采用不同的呼吸技巧。

【病人体位】

1.病人可在两个不同体位上进行胆囊及胆管的扫查。

2.仰卧位及左侧卧位。

3.需要时可采用左后斜位、半坐位至坐位或俯卧位。

提示：检查胆囊时为了鉴别一些特定的疾病需要病人采用不同的体位。例如，随病人的体位改变，胆囊结石及胆泥可移动而改变位置，胆囊息肉样病变及胆囊癌则不会移动。

提示：当采用建议的体位不能得到想要的结果时，需要综合应用不同的病人体位。

一、胆囊及胆管扫查

提示：必须在病人两种体位下进行胆囊及胆管的扫查。

第一体位

（一）胆囊·纵向扫查·纵向切面·前部经腹扫查

提示：一般来讲，胆囊位于肋骨右内侧角与右肾上极之间。

病人第一体位：仰卧位

1.首先将探头垂直置于肋骨右内侧角的肋缘下方。让病人深吸气后屏气。多数情况下可见门静脉及胆

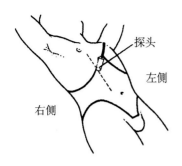

囊颈。如果这样无法显示胆囊，定位强回声的肝正中裂，它由门静脉右支延伸至胆囊颈部。

提示：如果胆囊仍然无法显示，试着将探头稍向下方右外侧移动。在肋下倾斜探头可能亦有助于寻找胆囊。有时可能需要肋间扫查以显示胆囊。

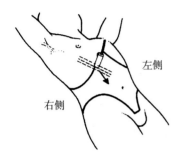

2.一旦识别了胆囊，寻找它的长轴。可以通过首先稍稍旋转探头然后倾斜扫查切面来完成此过程。有时不需要倾斜探头。

提示：如果在纵向切面上无法显示胆囊长轴，将探头旋转90°至横切面。记住胆囊位置多变，必须相应地调整扫查切面。

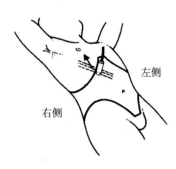

3.如果在纵向切面上显示了胆囊长轴，将探头由右向左轻微侧动，扫查全胆囊的双侧边缘，同时缓慢向下移动探头直至全面扫查胆囊底部。

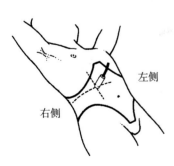

4.继续侧动及移动探头至胆囊底部，探头缓慢侧动并向上移动探头，全面扫查胆囊体部及胆囊颈部。

（二）胆囊·横向扫查·横切面·前部经腹扫查

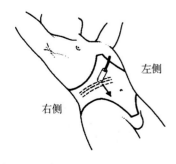

1.在纵向切面上显示胆囊长轴，向下移动探头显示胆囊底部，然后将探头缓慢转动90°至横切面，圆形或椭圆形的胆囊底部横切面将得以显示。

2.将探头由上至下稍稍侧动，并同时向下缓慢移动探头，全面扫查胆囊底部。

3.继续侧动探头，并将探头向胆囊底部上方移动，继续全面扫查胆囊体部及颈部。

（三）胆管·长轴扫查·纵向切面·前部经腹扫查

1.将探头置于胆囊颈部长轴及肝正中裂处开始扫查。观察门静脉。寻找门静脉前方的肝外胆管的细小长轴切面。可能需要非常轻微地旋转探头，然后倾斜扫查切面以保证与肝外胆管位置一致来显示其长轴。

提示：肝外胆管通常与肋缘呈直角。

提示：在斜纵向切面上，在肝门部水平可见门静脉圆形或椭圆形的横切面。在这一水平的下方，可见门静脉的长轴，它走行于肝外胆管的后方并与之相平行。

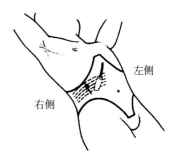

2.由右向左侧动探头，完全扫查肝外胆管的双侧缘，同时非常缓慢地向上方右外侧移动探头，全面扫查肝外胆管近段。移动的距离非常短。

提示：肝外胆管与门脉长轴之间可见肝动脉较小的横切面。

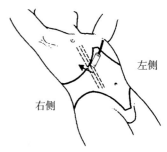

3.将探头向下移回至肝外胆管，然后回到胆囊颈部及肝正中裂水平。

4.继续由右向左侧动探头，同时非常缓慢地将探头稍向下内侧移动，全面扫查胆总管的远段直至胰头水平。移动的距离非常短。

胆总管的横向扫查亦是从这一水平开始。

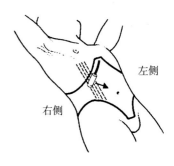

提示：胆总管走行于十二指肠后方的远段部分非常短，并且有肠气干扰，可能难于显示。此时，继续扫查十二指肠可能在其另一侧或胰头处看到胆总管。为了显示十二指肠后方的胆总管，有些医院让病人饮水以充盈十二指肠。水可以赶走肠气并作为声窗以显示胆总管。

（四）胆管·横向扫查·横切面·前部经腹扫查

提示：由于胆总管管径较细难于进行全面的横向扫查。因此，在胆囊颈部水平评估肝外胆管近段（肝总管）及在胰头水平评估肝外胆管远段（胆总管）的横切面时测量值在正常上限内即可。

1.在纵向切面找到胰头水平的胆总管长轴，非常缓慢地将探头旋转90°至横切面。寻找位于胰腺头部后外侧的胆总管的小圆形无回声横切面。大多数情况下，在胰腺头部前外侧、胆总管的前方可见胃十二指肠动脉的小的横切面。

2.返回至纵向切面并找到胆囊颈部的长轴切面。将探头稍稍向胆囊颈部上方移动可显示位于门静脉前方的肝总管长轴切面。扫查肝总管的长轴，然后非常缓慢地将探头旋转90°至横切面。寻找门静脉前方的肝总管的小圆形无回声横切面。

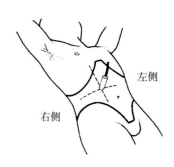

第二体位

（五）胆囊·纵向扫查·纵向切面·前部经腹扫查

病人第二体位：左侧卧位。
与病人第一体位时的扫查方法及步骤相同。

二、常规胆囊及胆管声像图

第一体位：仰卧位

（一）胆囊·长轴·纵向切面·前部经腹扫查·病人第一体位

提示：必须在病人两种体位下显示胆囊。
1.胆囊的长轴声像图。

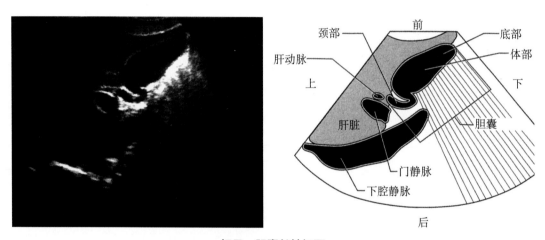

标示：胆囊长轴切面

提示：多数情况下，获取完整的胆囊长轴声像图并不容易。因此，需要进一步留取胆囊底部、体部、颈部的长轴声像图。
2.胆囊底体部的长轴声像图。

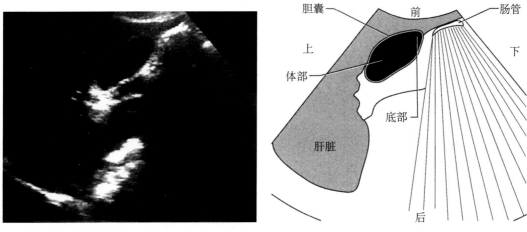

标示：**胆囊底部/体部长轴切面**

3.胆囊颈部的长轴声像图。

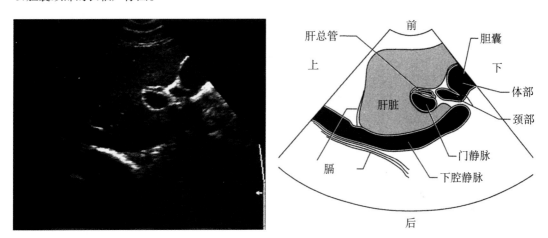

标示：**胆囊颈部长轴切面**

（二）胆囊·短轴·横切面·前部经腹扫查·病人第一体位

1.胆囊底部的短轴声像图。

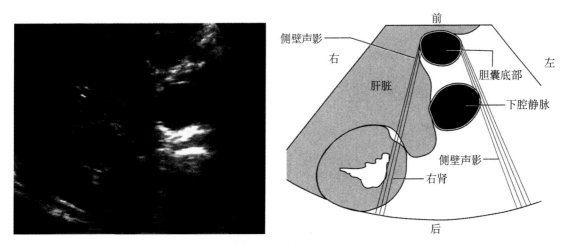

标示：**胆囊底部短轴切面**

2.胆囊体部的短轴声像图。

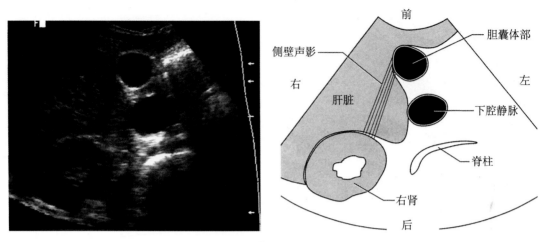

标示：胆囊体部短轴切面

3.胆囊颈部的短轴声像图。

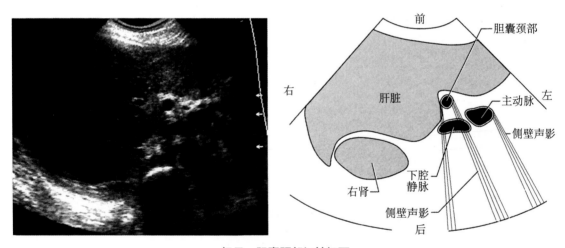

标示：胆囊颈部短轴切面

（三）胆管·长轴·纵向切面·前部经腹扫查·病人第一体位

提示：在扫查时如果病人在第二体位可以更好地显示胆总管，就在此体位上获取图像。胆总管的图像可以放大以便于医师进行明确诊断。

提示：通常情况下，仅在胆总管测量值出现异常时需要进行肝总管的测量。

1.肝总管的长轴声像图。

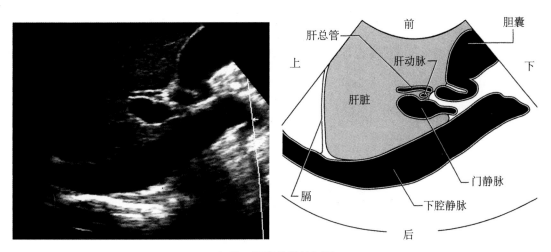

标示：**肝总管长轴切面**

提示：当在胆囊颈部或胆囊的长轴声像图上显示出清晰的肝总管时，肝总管的长轴声像图可以省略。

2.胆总管的长轴声像图（可见前后径测量值）。

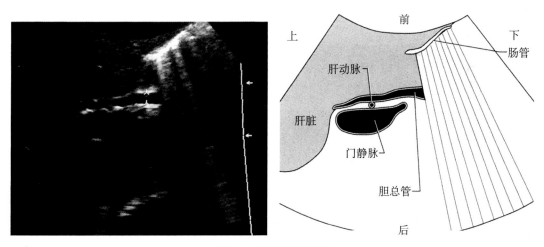

标示：**胆总管长轴切面**

提示：应该在管腔最宽处测量管径。

3.与2相同图像未带测量值。

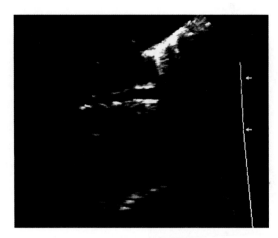

标示：胆总管长轴切面

提示：如果在长轴上胆总管的管径测量值未超过正常上限，则不需在短轴上进行测量。

第二体位：左侧卧位

（四）胆囊·长轴·纵向切面·前部经腹扫查·病人第二体位

胆囊的长轴声像图。

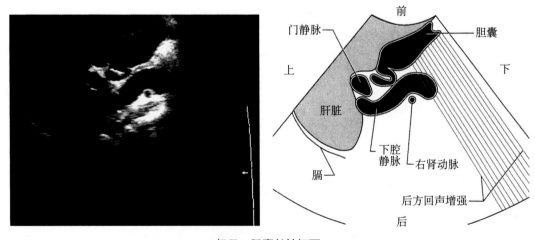

标示：胆囊长轴切面

（五）胆囊·短轴·横切面·前部经腹扫查·病人第二体位

胆囊底部的短轴声像图。

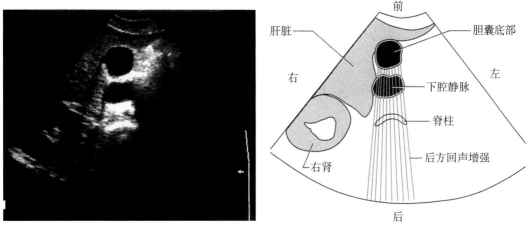

标示：胆囊底部短轴切面

三、胆囊及胆管为其他检查的一部分时需要的声像图

单一体位

（一）胆囊·长轴声像图·纵向切面·前部经腹扫查

胆囊的长轴声像图。

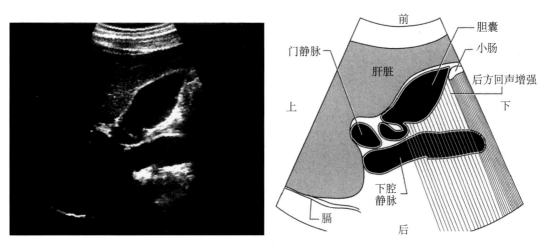

标示：胆囊长轴切面

（二）胆囊·短轴声像图·横切面·前部经腹扫查

胆囊底部的短轴声像图。

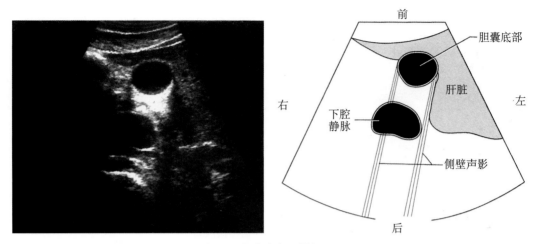

标示：胆囊底部短轴切面

（三）胆管·长轴声像图·纵向切面·前部经腹扫查

提示：肝外胆管的图像可以放大以便于医师进行明确诊断。

1.肝总管的长轴声像图。

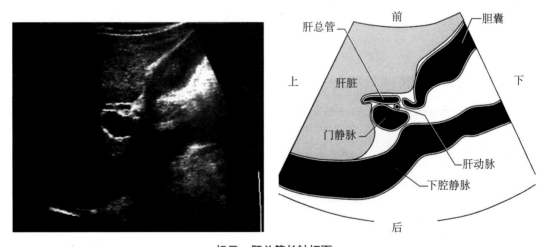

标示：肝总管长轴切面

提示：当在胆囊颈部或胆囊的长轴声像图上显示出清晰的肝总管时，肝总管的长轴声像图可以省略。

2.胆总管的长轴声像图（可见前后径测量值）。

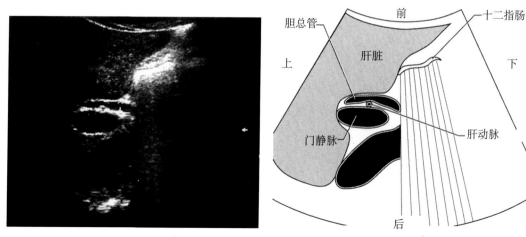

标示：胆总管长轴切面

提示：应该在管腔最宽处测量管径。

3.与2相同图像，未带测量值。

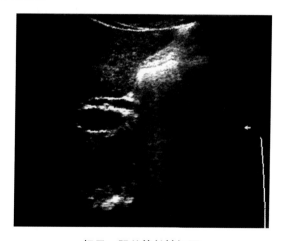

标示：胆总管长轴切面

提示：如果在长轴上胆总管的管径测量值未超过正常上限，则不需在短轴上进行测量。

复 习 题

1. 胆囊的长轴在（ ）上可以显示。
   a）横切面扫查
   b）横切面或纵向切面扫查，由其位置决定
   c）纵向切面扫查
   d）纵切面

2. （ ）有助于评估十二指肠后方的胆总管。
   a）应用水来赶走肠管内的气体
   b）胰高血糖素
   c）肋间，左侧卧位扫查
   d）在身体正中线右侧，探头以锐角进行扫查

3. 纵向切面扫查时在肝门水平门静脉（ ）。
   a）可见长轴
   b）可见横切面
   c）位于肝外胆管的前方

d）位于肝动脉的前方

4. 评估胆囊需要病人采取不同的体位是因为
（   ）。

    a）鉴别一些特定的疾病

    b）单一体位评估不能明确诊断

    c）胆囊位置多变

    d）避免胆囊的折叠

5. 胆囊底部的折叠描述为（   ）。

    a）节段性收缩

    b）Santorini 折叠

    c）胆道弯曲（Biliary bend）

    d）弗利吉亚帽（Phrygian cap）

6. 肝外胆管的长轴见于（   ）。

    a）斜纵向切面扫查

    b）斜横切面扫查

    c）肝动脉长轴的后方

    d）门静脉横切面的后方

7. 胆囊位于（   ）。

    a）腹膜后

    b）上腹部正中

    c）肋骨右内侧角与右肾上极之间

    d）肋缘下方水平

8. 胆总管位于肝动脉的（   ）。

    a）左侧

    b）右侧

c）下内方

d）后方

9. 胆囊管连接着（   ）。

    a）肝总管及胆总管

    b）胆总管及胰管

    c）肝外胆管及胆囊颈部

    d）胆囊颈部及体部

10. 螺旋瓣（   ）。

    a）当胆囊充满胆汁时关闭

    b）调节胆囊内胆汁的流向

    c）为胆囊与胆囊管之间纤曲的连接部分

    d）为胆囊与肝外胆管之间纤曲的连接部分

11. 肝外胆管的近段（   ）。

    a）称为胆总管

    b）纵向切面扫查时在肝门水平可见其横切面

    c）称为肝总管

    d）纵向切面扫查时在胰头水平可见其横切面

12. 肝外胆管的远段（   ）。

    a）称为胆总管

    b）纵向切面扫查时在肝门水平可见其横切面

    c）称为肝总管

    d）纵向切面扫查时在胰头水平可见其横切面

  答案：1.b；2.a；3.b；4.a；5.d；6.a；7.c；8.b；9.c；
10.c；11.c；12.a

（赵　博　译）

第8章 胰的超声扫查操作规程

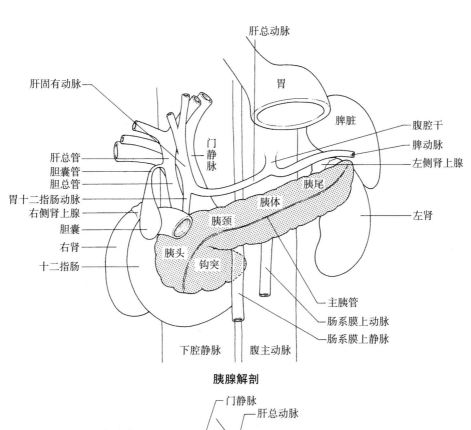

肝总动脉

肝固有动脉

胃

脾脏

腹腔干

脾动脉

左侧肾上腺

肝总管
胆囊管
胆总管
胃十二指肠动脉
右侧肾上腺
胆囊
右肾
十二指肠

门静脉

胰尾

胰体

胰颈

左肾

胰头

钩突

主胰管
肠系膜上动脉
肠系膜上静脉

下腔静脉

腹主动脉

胰腺解剖

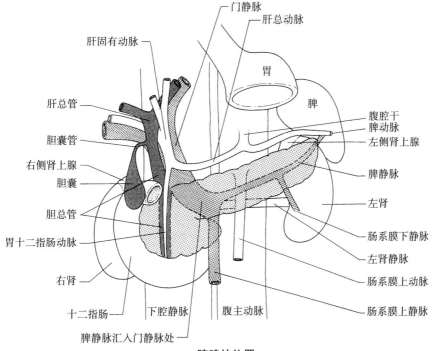

门静脉

肝总动脉

肝固有动脉

胃

脾

腹腔干
脾动脉
左侧肾上腺

肝总管

胆囊管

脾静脉

右侧肾上腺
胆囊

左肾

胆总管

胃十二指肠动脉

肠系膜下静脉
左肾静脉
肠系膜上动脉
肠系膜上静脉

右肾

十二指肠

下腔静脉

腹主动脉

脾静脉汇入门静脉处

胰腺的位置

【位置】

1.胰为腹膜后器官，从十二指肠降部内侧向左延伸，跨过腹中线，达脾门。

2.胰的分部。

（1）胰头：为下腔静脉（IVC）正前方的部分，位于十二指肠降部内侧和肠系膜上静脉之间。其前外侧缘有胃十二指肠动脉穿行，后缘有胆总管下行。

（2）钩突：为胰头向内侧延伸的部分，位于肠系膜上静脉（SMV）的后方，向左可延伸至腹主动脉。

（3）胰颈：为肠系膜上静脉正前方的部分。

（4）胰体：为胰颈的左侧部分，位于胃窦后壁与肠系膜上动脉（SMA）之间，与胰颈无明显界线。

（5）胰尾：通常为胃后方的部分，位于脊柱左侧缘与脾门之间。

【解剖】

1.胰为无包膜、多分叶的腺体。其血供主要来源于肠系膜上动脉、脾动脉和胃十二指肠动脉。胰的静脉主要回流至脾静脉和肠系膜上静脉的分支。

2.主胰管：沿胰长轴走行，从胰尾经胰体走向胰头，逐渐增宽，至胰头处其直径可达3mm。在胰头处与胆总管汇合或分别开口于十二指肠大乳头。

3.副胰管：为胰头前部常见的变异情况，开口于十二指肠大乳头上方的小乳头。

4.胰的大小、形状和位置有一定的个体差异。胰的大小随着年龄增长有下降趋势，形状有哑铃形、腊肠形和逗点形（胰头部较大）。

5.正常成人胰长15～20cm。

（1）胰头部前后径2.0～3.0cm。

（2）胰颈部前后径1.5～2.5cm。

（3）胰体部前后径1.5～2.5cm。

（4）胰尾部前后径1.0～2.0mm。

6.脾静脉从脾门处向右走行于胰后上方，在胰颈部与肠系膜上静脉汇合成肝门静脉。

【生理】

胰具有内分泌功能和外分泌功能。

1.内分泌功能　产生胰岛素，避免发生糖尿病。

2.外分泌功能　产生胰酶，通过胰管进入肠道帮助消化。

【超声声像图表现】

1.下图为横切面扫查，显示正常成人胰的长轴，为均质、等回声结构，通常其回声高于正常肝实质回声（很多时候也可表现为与肝实质等回声）。

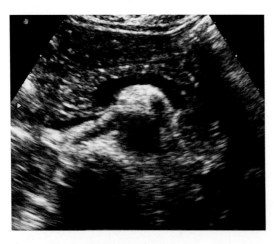
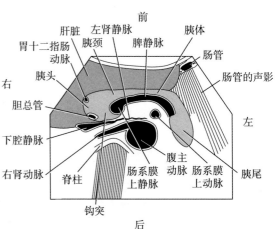

提示：胰的轮廓整齐光滑，与周围结构分界清晰（胰表面无包膜覆盖，所以可因腹膜后脂肪浸润导致轮廓不整齐，有时候难以显示清晰）。胰体后方走行的无回声管状结构为脾静脉，为寻找胰的简单血管标志。肠系膜上静脉分界胰颈和钩突。胰头可较容易分辨出来，位于下腔静脉正前方，其前外侧缘圆形的无回声结构为胃十二指肠动脉，后外侧缘为胆总管。胰尾部因位于胃后方经常较难清晰显示，但是在这个图中还是比较清楚的。胰尾位于脊柱和腹主动脉左侧，并较胰头更靠后方。

2.纵向切面扫查可观察到胰的横切面。下幅图片上图为胰头部横切面，其前方的无回声结构为胃十二指肠动脉长轴切面，后方为胆总管长轴切面，在两者的勾勒下，胰头边界显示清晰。下图的解剖结构与上图相同，只是成像角度不同。横切面图像显示胰的长轴切面；通过胃十二指肠动脉（前面）及胆总管横切面（后面）可清晰辨别出胰头。

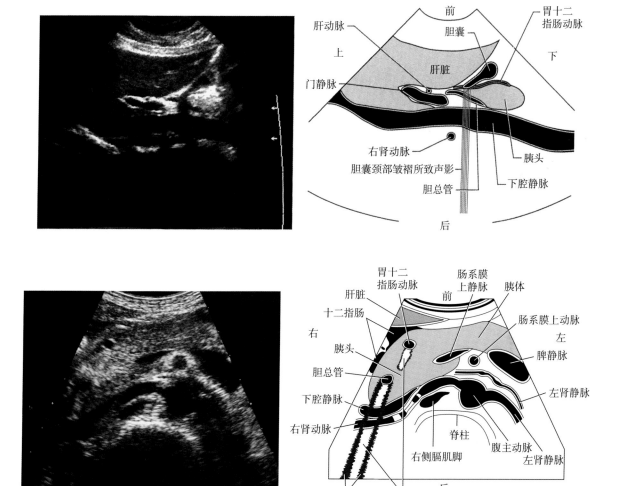

3.下幅图片显示的是胰颈和钩突的短轴及长轴切面，可以看到肠系膜上静脉将两者分开。下幅图片上图为纵向切面扫查，显示肠系膜上静脉长轴切面将胰分为前方的胰颈和后方的钩突。下图的解剖结构与上图相同，只是成像角度不同。可以看到胰颈（前部）和钩突（后部）的长轴切面，两者由肠系膜上静脉短轴分隔开。

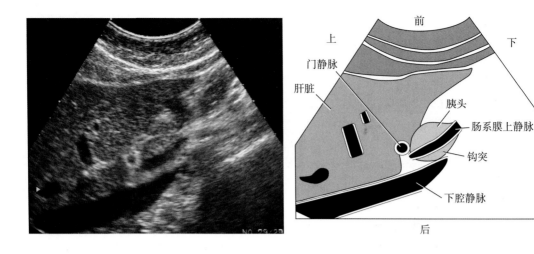

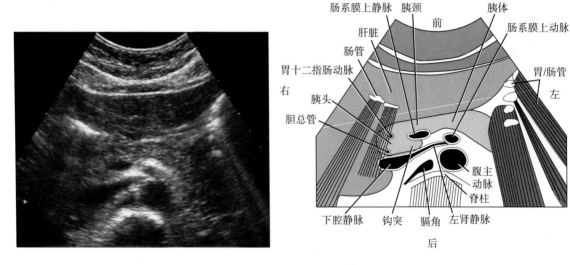

4.脾静脉和肠系膜上动脉可作为识别胰体的血管标志。下幅图片上图为纵向切面扫查，显示胰体横切面，位于脾静脉正前方，脾静脉正后方为肠系膜上动脉从腹主动脉发出的起始部长轴切面。脾动脉为胰体的上界。此图中脾动脉显示清晰，为两个无回声的横切面。下图的解剖结构与上图相同，只是成像角度不同。可以看到脾静脉长轴切面的正前方为胰体的长轴切面，其正后方为肠系膜上动脉横切面。

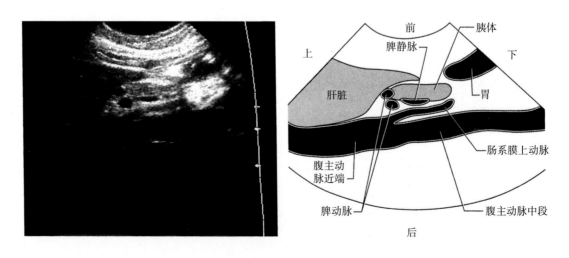

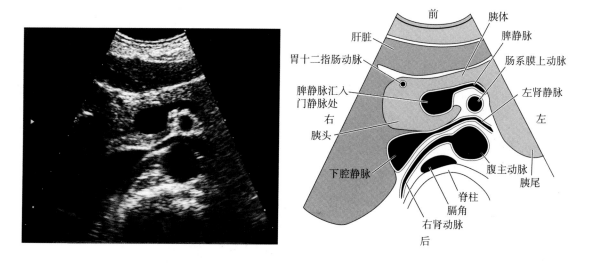

5.脾静脉同时也是识别胰尾的血管标志。有时也可用左肾来定位胰尾。下幅图片上图为纵向切面扫查，显示胰尾横切面，位于脾静脉和左肾前方。下图为横切面扫查，显示解剖结构与上图相同，只是成像角度不同。可以清晰看到胰尾位于脾静脉前方、脊柱的左外侧、胃的后方。注意：左肾位于脾静脉的后方。

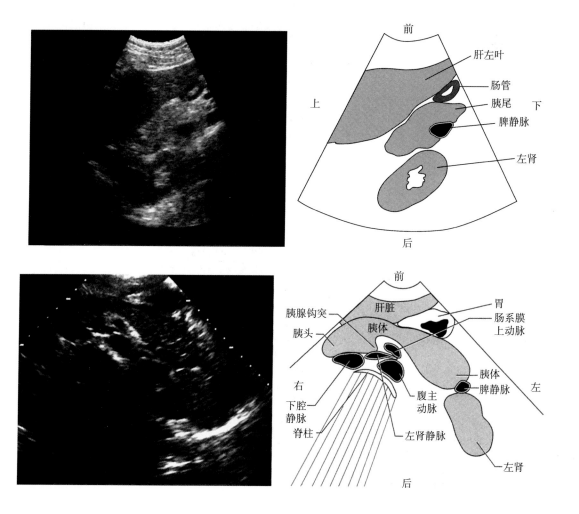

6.主胰管（胰管）常可见，特别是在胰体部。声像图表现为一纤细线状强回声或为细条状无回声，管壁较薄（如下图所示）。

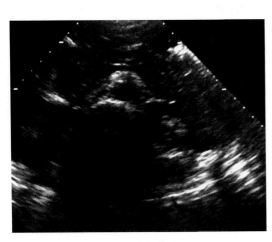
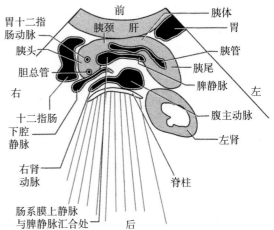

【正常变异】

1.胰的大小、形状和位置有个体差异。

2.副胰管也是一个正常的变异情况。

【病人准备】

1.检查前应禁食8～12h。禁食可以减少胰前方胃和肠道内的气体，同时可以保证胆囊和胆道的正常扩张，这点非常重要，因为胰和胆道系统是相互依赖的。

2.如果患者已进食但由于某些原因需要进行检查，此时可以用胃内容物将气体排开作为"声窗"。同样的道理，可以让患者喝2～4杯水或非碳酸饮料达到提供声窗和排开胃内影响胰观察的气体的目的。大部分情况下，在坐位时使用饮水的方法效果最好。

提示：饮水检查时，胃蠕动会导致液体很快通过胃和十二指肠而没有足够的时间评价感兴趣区。因此可以让患者服用抑制胃蠕动的药物。

【探头】

1.3.0 MHz 或 3.5 MHz。

2.很瘦的患者可用5.0 MHz探头。

【呼吸技巧】

深吸气后屏气。

提示：如果推荐的呼吸技巧无法达到预期效果时应采用其他的呼吸方式。

【病人体位】

1.仰卧位。

2.半坐位、左后斜位、左侧卧位，必要时采取俯卧位。

提示：如果推荐的体位无法达到预期效果时应采用其他的体位进行检查。

一、胰 的 扫 查

（一）胰·长轴·横切面·前部经腹扫查

1.开始扫查时，先将探头置于正中腹剑突下，与腹壁垂直。嘱患者深吸气后屏住气。从上到下稍微摆动探头，同时缓慢向下移动探头。在腹腔干腹主动脉开口水平稍下方寻找胰体。要能识别出胰体后方走行的脾静脉长轴切面。在脾静脉长轴切面后方要能看到无回声的肠系膜上动脉和腹主动脉横切面。

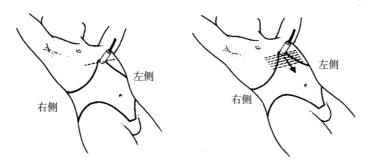

　　2.识别出胰体后，稍微转动探头显示胰长轴。之后评价其余部分胰体，先缓慢向上方移动探头，扫查至胰的图像消失，再缓慢向下移动探头显示胰，再扫查至胰消失。在胰体中央寻找走行于其中的胰管。

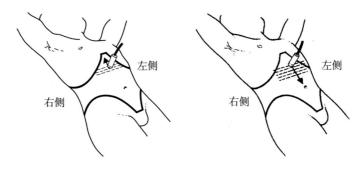

　　3.评价胰尾时需要将探头重新放在显示胰体长轴的位置，然后稍微向左侧移动探头在胃（前）和左肾（后）之间看到胰尾。与胰体相同，在胰尾的后方可以看到脾静脉长轴切面或部分脾静脉。识别出胰尾后，需要轻微转动探头显示胰尾长轴。之后评价其余部分胰尾，先缓慢向上方移动探头，扫查至胰消失，再缓慢向下移动探头显示胰，再扫查至胰消失。在胰尾中央寻找走行于其中的胰管。

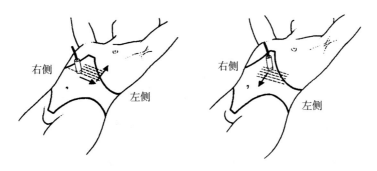

　　提示：如果胃内气体干扰使胰尾图像显示不清，而患者饮水受限制，可以采取调整探头角度或者从背部扫查的方法进行检查。调整探头角度时先将探头重新放在胰体的位置，然后从不同角度向患者左侧调整探头直至显示胰尾，在该角度上完成胰尾的评价（若是通过倾斜角度获得胰尾图像，应在图像中标示）。采用后部扫查时，患者需要取坐位或俯卧位。通常最好先定位左肾（就在脊柱外侧）上极，然后在左肾上极前方的区域内寻找胰尾。

　　4.评价胰颈时先将探头重新放在显示胰体长轴的位置，稍微向右侧移动探头。在无回声的肠系膜上静脉横切面的正上方或脾静脉汇入门静脉处的下方寻找胰颈。轻微旋转探头显示胰颈长轴切面。之后评价其余部分胰颈，先缓慢向上方移动探头，扫查至胰图像消失，再缓慢向下移动探头显示胰，再扫查至胰图像消失。在胰颈中央可能见到部分胰管。

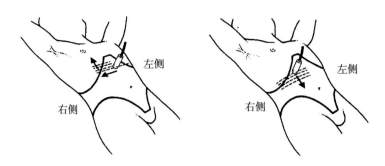

　　提示：如果气体干扰使胰颈图像显示不清，而患者饮水受限制，可调整探头角度评价胰颈。调整探头角度时先将探头重新放在胰体的位置，然后从不同角度向患者右侧调整探头直至显示胰颈，在该角度上完成胰尾的评价（若是通过倾斜角度获得胰颈图像，应在图像中标示）。

　　5.评价胰头和钩突时，先将探头重新放在显示胰颈长轴的位置，稍微向右外下方移动探头。在椭圆形无回声的下腔静脉横切面正下方寻找胰头和钩突。钩突位于肠系膜上静脉的后方。稍微转动探头有助于显示胰头和钩突的长轴切面。之后评价其余部分胰头和钩突，先缓慢向上方移动探头，扫查至胰消失，再缓慢向下移动探头显示胰，扫查至胰头和钩突消失。在胰头后外侧缘寻找小圆形、无回声的胆总管横轴切面，及其前外侧缘的胃十二指肠动脉。在胰头中部寻找胰管结构。

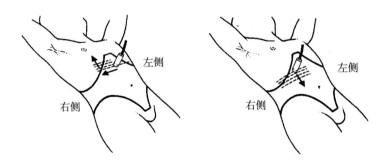

　　提示：如果气体干扰使胰头和钩突图像显示不清，而患者饮水受限制，可采取调整探头角度的方法进行检查。调整探头角度时先将探头重新放在胰体的位置，将探头移动至胰体下方，然后从不同角度向患者右侧调整探头直至显示胰头而后钩突，在该角度上完成胰头和钩突的评价（若是通过倾斜角度获得图像，应在图像中标示）。

　　6.要找到胰长轴需要使胰头、颈、体和尾连接起来。先定位胰体长轴，根据胰的实际走行位置缓慢转动探头（先转动一侧探头，再转动另一侧）在斜切面上显示胰长轴。同时可能将探头上移或下移来显示胰长轴。

（二）胰·短轴·纵向切面·前部经腹扫查

　　1.从患者右侧移动到左侧，开始扫查胰头短轴。开始扫查时，先将探头置于正中腹剑突下，与腹壁垂直。显示下腔静脉（IVC）远端长轴。沿IVC缓慢向下方移动探头，在IVC前方寻找无回声的肝门静脉长轴切面。要能在肝门静脉下缘处识别出胰头。

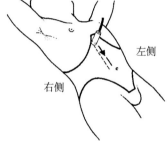

2.识别出胰头后，缓慢向患者右侧移动探头，扫描胰直至胰边缘，再向左侧移动探头，显示胰头。评价胰头时门静脉前方应显示无回声的胆总管长轴切面沿胰头后缘下行。有时可在胆总管前方看到无回声的胃十二指肠动脉长轴切面，走行于胰头前缘。

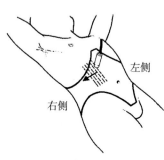

3.继续缓慢向左侧移动探头评价钩突和胰颈。在胰颈（前）和钩突（后）之间寻找无回声的肠系膜上静脉长轴切面。钩突通常位于IVC正前方，但可向左延伸到腹主动脉前方。

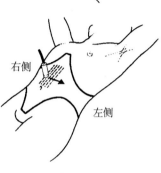

4.继续向左侧扫查，扫查完胰颈和钩突后，接着扫查胰体。显示腹主动脉和肠系膜上动脉长轴有助于寻找其前方的胰体。其他可用于识别胰体的血管标志包括：位于胰体上缘的脾动脉横切面和后缘的脾静脉长轴切面。

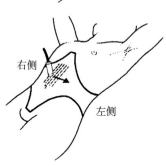

5.继续缓慢向左侧扫查完胰体，接着扫查胰尾。大部分情况下，胰尾位于腹主动脉左侧。与胰体相似，胰尾上界为脾动脉，后界为脾静脉。在胃（前）和左肾（后）长轴切面之间寻找胰尾。继续向左侧扫查至胰尾消失。

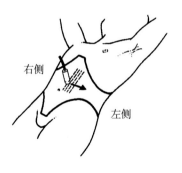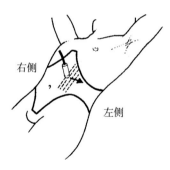

提示：如果胃内的气体干扰使胰尾图像显示不清，而患者饮水受限制，可自后部扫查胰尾。从后部扫查时，患者可坐位或俯卧位。先定位左肾（就在脊柱左侧）上极，在上极正前方的区域寻找胰尾。

二、常规胰检查声像图

提示一：对正常胰的测量不是必需的。

提示二：如果胰由于胃肠内气体影响无法显示，患者不能饮水，并且已经尽了一切努力仍无法显示胰，应该留取指定位置的图像，并在图像上标注所示的部位。

（一）胰·长轴·横切面·前部经腹扫查

1.胰长轴切面，尽可能包含胰头、钩突、胰体、胰尾和胰管。

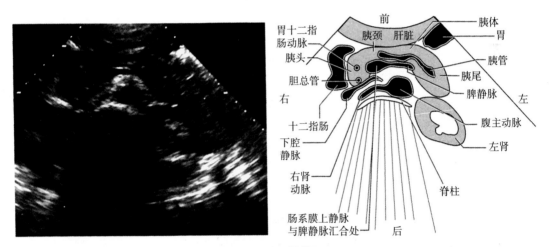

标示：**胰长轴横切面**

2.胰体和胰颈长轴切面，要包含脾静脉。

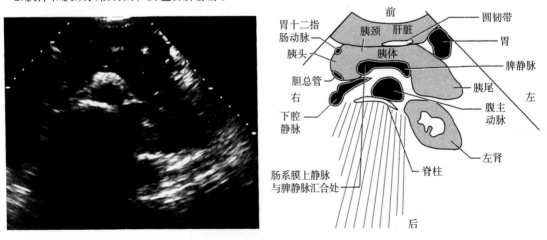

标示：**胰头/颈横切面**

3.胰尾长轴切面。

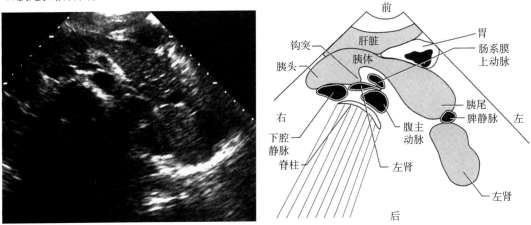

标示：**胰尾横切面**

4.胰头长轴切面，要包含钩突和胆总管（如果胆汁充盈的话）。

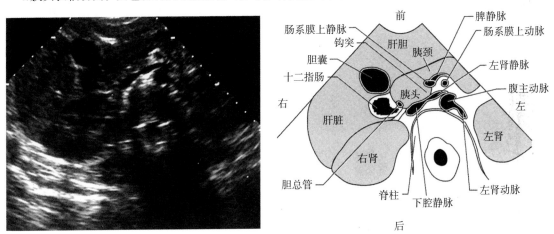

标示：**胰头横切面**

（二）胰·短轴·纵向切面·前部经腹扫查

1.胰头短轴切面，包含胆总管（如果胆汁充盈的话）。

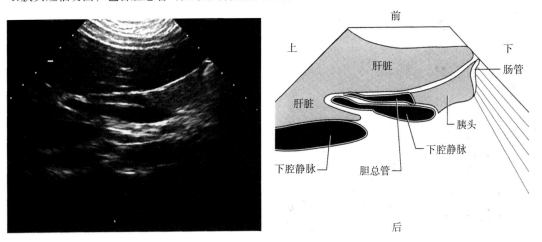

标示：**胰头纵切面**

2.胰颈和钩突短轴切面,包含肠系膜上静脉。

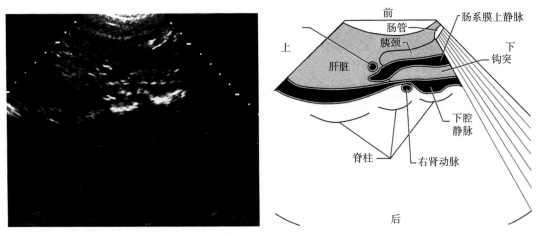

标示:胰颈/钩突部纵切面

3.胰体短轴切面,包含脾静脉。

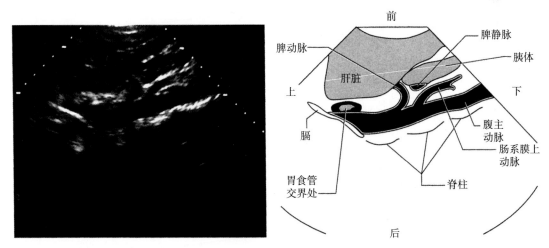

标示:胰体纵切面

4.胰尾短轴切面。

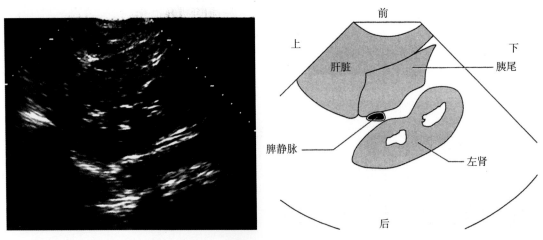

标示:胰尾纵切面

三、胰是其他检查的一部分时需要的图像

（一）胰·长轴·横切面·前部经腹扫查

1.胰长轴切面，尽可能包含胰头、钩突、胰体、胰尾及胰管。

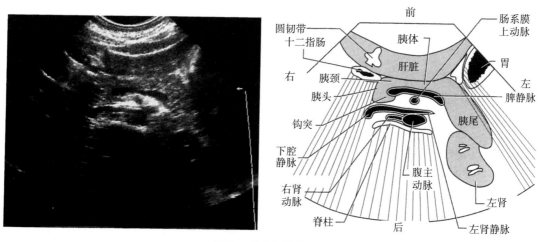

标示：胰腺长轴横切面

2.胰头长轴切面，包含钩突和胆总管（如果胆汁充盈的话）。

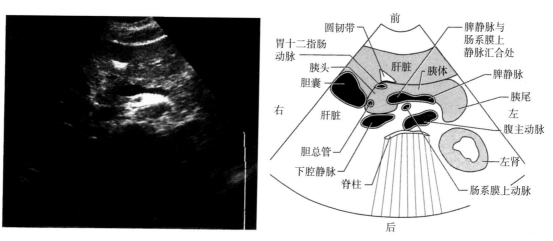

标示：胰头横切面

（二）胰·短轴·纵向切面·前部经腹扫查

胰头短轴切面，包含胆总管（如果胆汁充盈的话）。

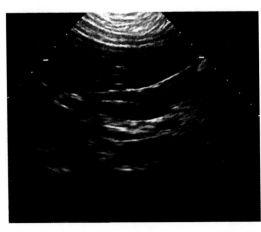
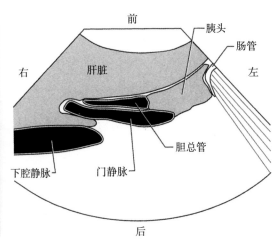

前
右   肝脏
后

胰头
肠管
左
胆总管
门静脉
下腔静脉

标示：胰头纵切面

复 习 题

1. 胰的超声表现可描述为（   ）。
   a）回声不均匀，高于肝脏实质回声
   b）回声不均匀，与肾实质等回声
   c）回声均匀，低于肝实质回声
   d）回声均匀，高于肝实质回声

2. 正常胰的轮廓（   ）。
   a）光滑、整齐
   b）脂肪浸润时可能难以评价
   c）不整齐
   d）与周围结构之间无脂肪界面，可能难以评价

3. 主胰管长轴切面（   ）。
   a）在横切面可见
   b）在斜纵向切面可见
   c）太小，在超声图像上无法分辨
   d）仅在胰头可见

4. 胰长轴（   ）。
   a）在横切面可见
   b）在斜矢状切面可见
   c）由于不同部分所处的位置不同，难以在超声上鉴别
   d）为横切面

5. 胰头（   ）。
   a）位于肝和胃后方，十二指肠内侧，IVC前方

   b）位于肝后方，十二指肠内侧，SMV前方
   c）位于肝后方，十二指肠内侧，IVC前方
   d）位于胰体右侧，肝后方，IVC上方

6. 胰颈（   ）。
   a）位于SMV和钩突前方
   b）位于肝和十二指肠后方
   c）位于SMV、脾静脉汇入门静脉处及钩突前方
   d）位于肝、十二指肠及肝动脉后方

7. 胰体（   ）。
   a）位于SMV和SMA前方，脾动脉下方
   b）位于脾静脉和SMA前方，脾动脉下方
   c）位于肝和十二指肠后方，SMA前方
   d）位于肝和十二指肠后方，脾静脉汇入门静脉处前方

8. 胰尾（   ）。
   a）位于SMA、左肾静脉和左肾前方，胃后方
   b）位于脾静脉、左肾静脉和左肾前方，胃后方
   c）位于脾动脉旁，脾静脉和胃后方
   d）位于脾旁，脾静脉前方，胃后方

9. 标准的检查胰尾的替代方法是（   ）。
   a）肋间扫查法
   b）肋下扫查法

c）经前方检查法

d）经后方（背部）检查法

10. 胰的外分泌功能是（　　）。

a）辅助储存胆汁

b）产生胰岛素和皮质醇

c）产生胰岛素

d）与胆道系统联合辅助消化

答案：1.d；2.b；3.a；4.a；5.c；6.c；7.b；8.b；9.d；
10.d

（曲恩泽　薛　恒　译）

第9章 肾的超声扫查操作规程

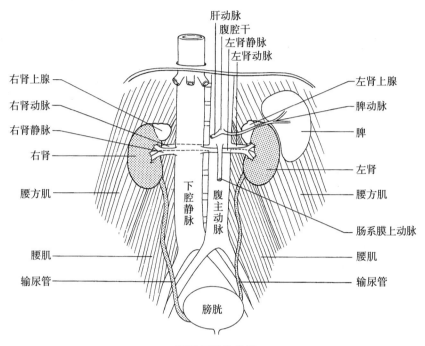

肝动脉
腹腔干
左肾静脉
左肾动脉

右肾上腺
右肾动脉
右肾静脉
右肾
腰方肌
腰肌
输尿管

左肾上腺
脾动脉
脾
左肾
腰方肌
肠系膜上动脉
腰肌
输尿管

下腔静脉
腹主动脉
膀胱

泌尿系统的位置

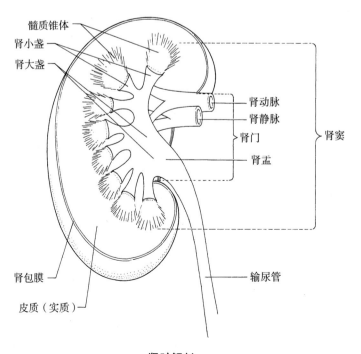

髓质锥体
肾小盏
肾大盏

肾动脉
肾静脉
肾门
肾盂
肾窦

肾包膜
皮质(实质)

输尿管

肾脏解剖

【位置】

1.肾属于腹膜后位器官，位于脊柱两侧，第12胸椎和第4腰椎之间，腰大肌和腰方肌前方。

2.腰大肌位于肾后内侧。

3.腰方肌位于肾后外侧。

4.右肾位置较左肾低。

5.右肾位于肝和胆囊后下方。

6.左肾位于脾内下方。

7.肾上腺位于肾上前内方。

【解剖】

1.肾表面覆盖纤维囊，或称真性肾被膜。

2.脂肪填充肾纤维囊包裹的肾周间隙。

3.肾筋膜为纤维鞘，包裹肾、肾周脂肪和肾上腺。

4.正常成人肾长9～12cm，厚2.5～3.5cm，宽4～5cm。

5.肾由两个不同的部分组成：肾窦和肾实质。

（1）肾窦

①肾窦的开口称为肾门。其内走行肾动脉、肾静脉、神经、淋巴管及输尿管。

②肾窦由脂肪和肾盂组成，肾盂为输尿管上端膨大的部分。

③肾盂为尿液的收集系统，由2～3个漏斗形的肾大盏组成，肾大盏由8～18个肾小盏组成，肾小盏被肾锥体尖端分割成锯齿状，终尿经肾锥体尖端流入肾小盏。

（2）肾实质

①肾髓质：肾髓质由8～18个肾锥体组成，肾锥体将尿液排入肾小盏。肾锥体底部与肾皮质相邻，尖端突入肾窦，并突入肾小盏。肾锥体被突入肾窦区的肾皮质，即肾柱，分隔开。

②肾皮质：肾皮质位于肾髓质和肾包膜之间。肾皮质内含有数百万个肾单位，肾单位为肾形成尿液的基本功能单位。

【生理】

1.作为排泄系统的一部分排出机体代谢产生的废物。

2.通过排尿（过剩的水、盐及毒素）净化血液。

【超声声像图表现】

1.下图为正常成人肾的图片。下幅图片的上图为斜冠状面扫查显示左肾长轴。下图为右肾横切面扫查显示右肾横切面。肾皮质表现为均质、中等回声或中-低回声，较肝实质回声低。肾锥体仅在其内有尿存在时方可见，根据含尿量的多少，可表现为无回声或较皮质回声低。注意肾轮廓清晰光滑，肾被膜表现为强回声。

2.左肾长轴切面图显示肾锥体底部与肾皮质相邻。有时可在皮髓质交界处看到弓状血管，表现为点状强回声。

3.右肾横切面显示Morison隐窝，为右肾与肝之间的弧形线状强回声。

4.如下图所示，肾窦表现为强反射结构，根据其内的脂肪含量其外形多变。肾盏和肾盂皱缩时在超声图像中不可见，其内若充满尿液则表现为无回声。输尿管通常不可见。

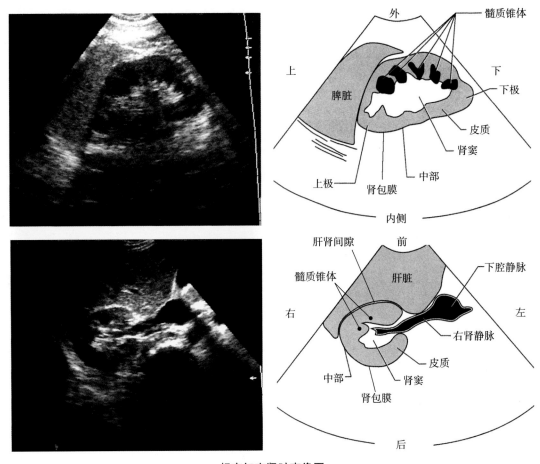

超声扫查肾脏声像图

【正常变异】

1. 驼峰肾　肾外侧缘皮质向外突出的部分，与正常皮质表现一样。

2. 肾柱肥大

（1）肾柱不同程度增大并突入肾窦内。

（2）与正常肾皮质表现一样。

3. 双集合系统

（1）肾窦被过度肥大的肾柱一分为二。

（2）表现为正常肾皮质及两个正常肾窦。

4. 马蹄肾

（1）两肾相连，通常为下极相连。

（2）除了相连之外，两肾其他方面表现正常。

5. 异位肾

（1）在正常肾窝外找到一侧或双侧肾。

（2）其他部位包括：下腹部、盆腔，罕见于胸腔内。除了位置异常外，肾其他方面表现正常。

【病人准备】

不需要特殊准备。

【探头】

1. 3.0 MHz 或 3.5 MHz。

2.很瘦的患者可用5.0 MHz探头。

【呼吸技巧】

深吸气后屏住气。

提示：若推荐的呼吸技巧无法达到满意的效果，需要使用其他呼吸方式。

【病人体位】

1.右肾

（1）仰卧位。

（2）左后斜位、左侧卧位，必要是可取俯卧位。

2.左肾

（1）右侧卧位。

（2）必要时俯卧位。

提示：若采用推荐的体位无法达到满意的效果，需要使用其他体位。

一、肾 的 扫 查

（一）右肾·长轴·纵向切面·前部经腹扫查

1.开始扫查时，先将探头垂直置于右肋缘最外侧的下方。

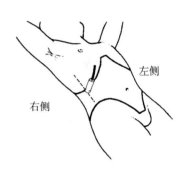

2.若此处未见肾，将探头稍向内下方移动直至显示肾结构。

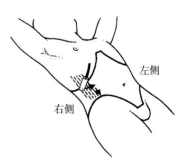

3.找到肾后，缓慢转动探头（根据右肾位置移动为斜切面）显示右肾长轴。

4.显示右肾长轴后，缓慢向内侧移动探头的同时轻轻从上到下摆动探头，扫查至看不到肾。

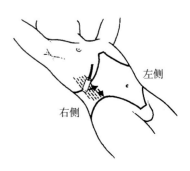

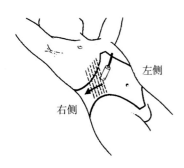

5.移动探头至重新显示肾，缓慢摆动探头并向右侧移动，显示肾，并扫查至看不到肾。

在扫查过程中评价肾周区域。

提示：右肾长轴扫查也可经右侧路径在冠状面进行。该扫查方法可以在仰卧位进行，但是左侧卧位会更方便扫查。

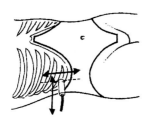

①开始扫查时，先将探头垂直置于髂嵴上方中冠面水平。从上到下移动或转动探头，必要时在肋间扫查寻找右肾。

②找到右肾后，寻找右肾长轴，然后稍微上下摆动探头，同时向前方（朝向患者正面）移动探头扫查至肾边缘。

在扫查过程中评价肾周区域。

③移动探头至重新显示肾，缓慢摆动探头并向后方（朝向患者背面）移动扫查右肾。

在扫查过程中评价肾周区域。

（二）右肾·短轴·横切面·前部经腹扫查

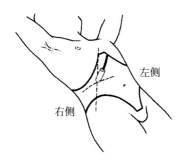

1.保持在纵向切面，重新找到右肾长轴。缓慢旋转探头90°，可以看到圆形或椭圆形右肾横切面。

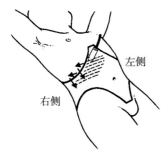

提示：也可从横切面开始扫查。先将探头置于肋下角肋弓缘的下方，缓慢向右外下方移动探头直到显示肾脏。

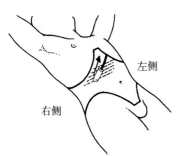

2.显示肾后，缓慢向内上方或外下方移动探头，找到肾的中部，显示肾门。很可能需要缓慢转动探头至斜切面以更好显示肾门。在肾门处寻找走行于肾动脉长轴切面前方的肾静脉长轴。

3.从肾门处开始缓慢摆动探头，同时向内上方移动探头扫查至肾上极。

在扫查过程中评价肾周区域。

4.继续摆动探头，并将探头移动回肾上极处。缓慢向右外下方滑动探头，扫查右肾中部及右肾下极。

在扫查过程中评价肾周区域。

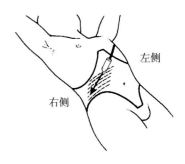

提示：右肾短轴扫查可经右侧路径在横切面进行。该扫查方法可以在仰卧位进行，但是左侧卧位会更方便扫查。

①开始扫查时，先将探头垂直置于髂嵴上方中线水平。从上到下移动或转动探头，必要时在肋间扫查寻找右肾。

②显示肾后，寻找肾门，向上方移动探头的同时稍微摆动探头扫查至肾边缘。

在扫查过程中评价肾周区域。

③将探头挪回显示肾的位置，缓慢摆动探头，同时向下方滑动探头，扫查右肾。

在扫查过程中评价肾周区域。

（三）左肾·长轴·冠状面·经左侧扫查

提示：该扫查方法可以在仰卧位进行，但是右侧卧位会更方便扫查。在患者身体右侧下方放置一海绵或一卷毛巾打开肋间隙可能有助于提高图像质量。

1.开始扫查时，先将探头垂直置于髂嵴上方中冠状面水平。

提示：若在中冠状面未见左肾，尝试在中线左右两侧寻找肾。

2.从上到下移动或转动探头寻找左肾。显示左肾后，稍微旋转探头（根据左肾位置旋转至斜切面）显示左肾长轴。

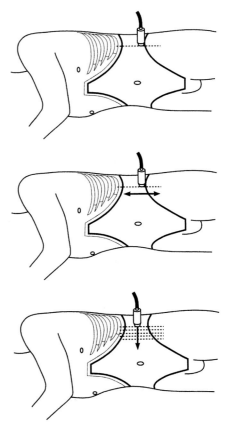

3.确定左肾长轴后，稍微上下摆动探头，同时向前方（朝向患者正面）移动探头扫查至肾边缘外。

在扫查过程中评价肾周区域。

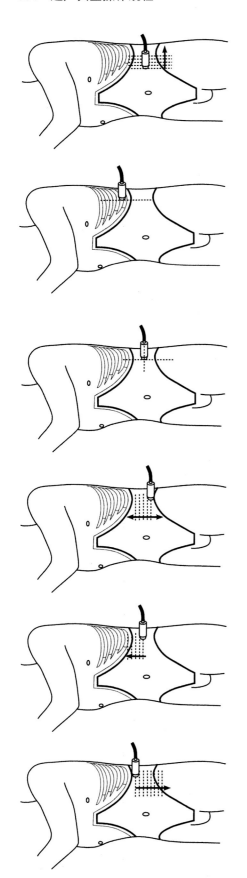

4.移动探头至重新显示左肾，缓慢摆动探头并向后方（朝向患者背面）移动扫查左肾。

在扫查过程中评价肾周区域。

提示：根据患者体形及左肾位置，左肾长轴扫查可能需要在肋间隙进行。开始扫查时将探头垂直放在中冠状面最下方的肋间隙上。向上移动探头至相邻的肋间隙评价整个左肾。改变呼吸及调整探头在肋间隙的角度有助于优化评价过程。有时候仅肾上极需要在肋间隙进行评价。

（四）左肾·短轴·横切面·经左侧扫查

1.保持探头在冠状面，重新显示左肾长轴。缓慢旋转探头90°，可以看到圆形或椭圆形左肾横切面。

提示：也可先从横切面开始进行左肾短轴扫查。开始扫查时先将探头垂直放在髂嵴上方中线上。从上到下移动探头寻找左肾。

2.确定左肾后，缓慢向下方移动探头，找到左肾的中部，显示肾门。很可能需要缓慢转动探头至斜切面以更好显示肾门。在肾门处寻找走行于肾动脉长轴切面前方的肾静脉长轴。

3.从肾门处开始缓慢摆动探头，同时向上方移动探头扫查至肾上极。

在扫查过程中评价肾周区域。

4.继续摆动探头，并将探头移动回肾上极处。缓慢向右外下方滑动探头，扫查右肾中部及右肾下极。

在扫查过程中评价肾周区域。

提示：根据患者体形及左肾位置，左肾短轴扫查可能需要在肋间隙进行。开始扫查时先将探头垂直放在中线上的最后一个肋间隙上。向上移动探头至相邻的肋间隙评价整个左肾。改变呼吸及调整探头在肋间隙的角度有助于评价过程。有时候仅肾上极需要在肋间隙进行评价。

二、常规肾检查需要的声像图

（一）右肾

1.右肾·长轴·纵向切面·前部经腹扫查

（1）右肾长轴图像，测量右肾上下径。

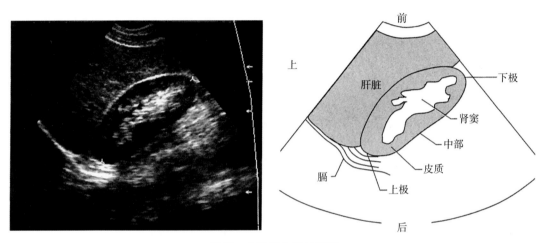

标示：右肾纵向长轴切面

（2）与（1）图像相同，无测量值。

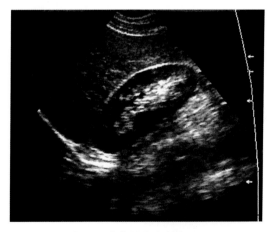

标示：右肾纵向长轴切面

（3）右肾长轴图像，测量右肾上下径。

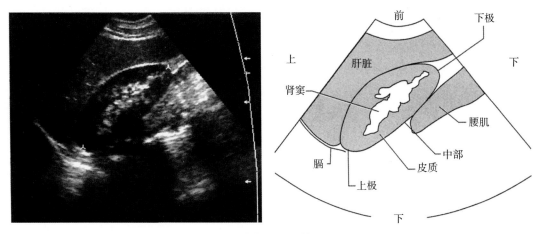

标示：右肾纵向长轴切面

（4）与（3）图像相同，无测量值。

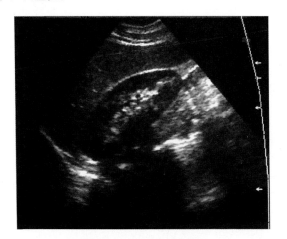

标示：右肾纵向长轴切面

提示：很多时候为了获得长轴切面，上极和（或）下极的图像可能不清晰，此时需要留下图像并做好标示。

（5）右肾上极长轴切面图。

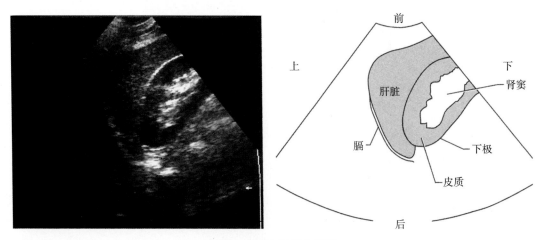

标示：右肾上极纵向切面

（6）右肾下极长轴切面图。

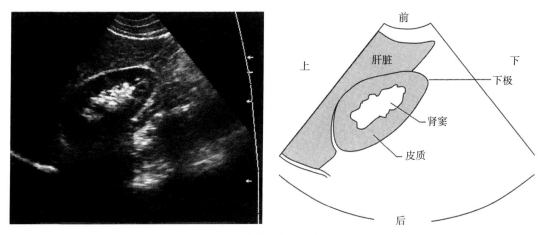

标示：右肾下极纵向切面

（7）右肾长轴切面内侧纵切面图。

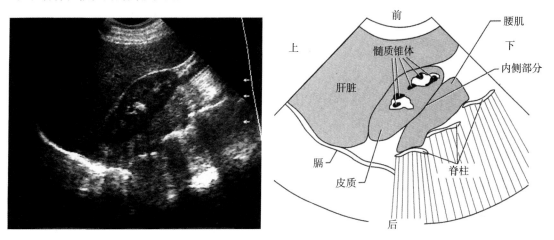

标示：右肾中部纵向切面

（8）右肾长轴切面外侧纵切面图，包含部分肝图像用来比较两者实质回声。

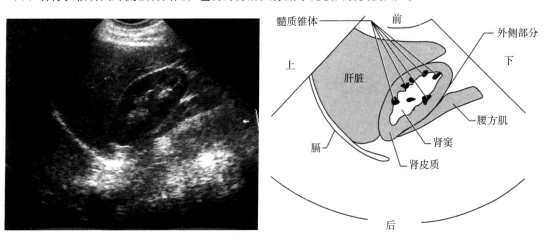

标示：右肾外侧部纵向切面

2.右肾·短轴·横切面·前部经腹扫查

（1）右肾上极短轴图像。

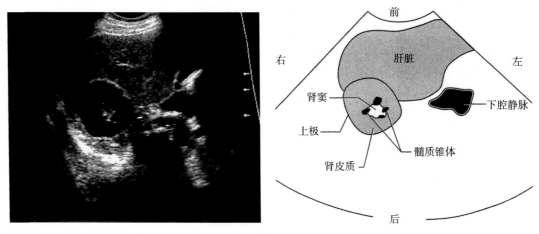

标示：**右肾上极横切面**

（2）右肾中部经肾门处短轴图像，测量右肾前后径。

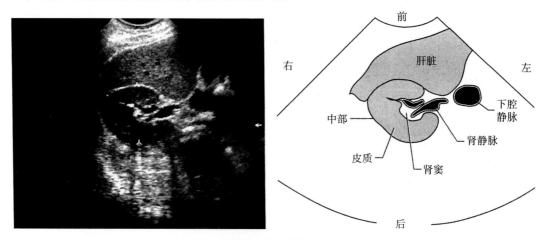

标示：**右肾内侧横切面**

（3）与（2）图像相同，无测量值。

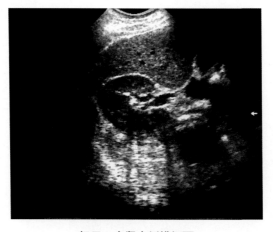

标示：**右肾内侧横切面**

（4）右肾下极短轴图像。

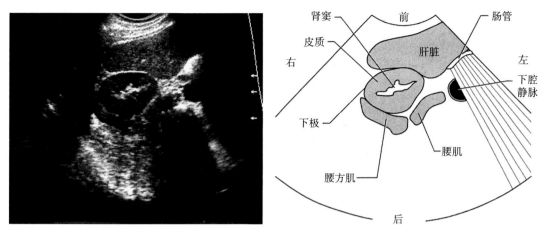

标示：**右肾下极横切面**

（二）左肾

1.左肾·长轴·冠状面·经右侧扫查

（1）左肾长轴图像，测量左肾上下径。

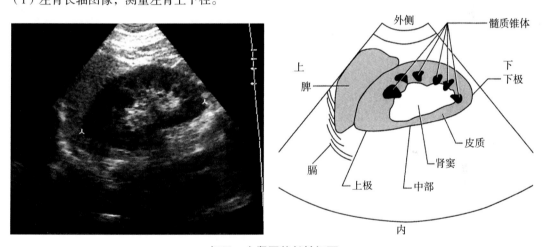

标示：**左肾冠状长轴切面**

（2）与（1）图像相同，无测量值。

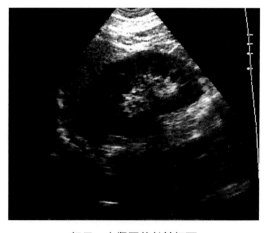

标示：**左肾冠状长轴切面**

（3）左肾长轴图像，测量左肾上下径。

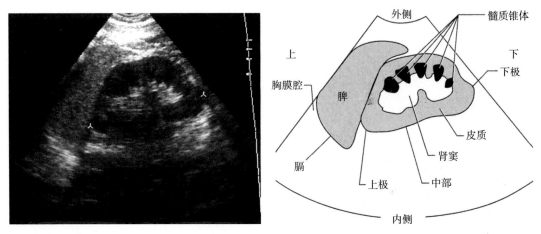

标示：左肾冠状长轴切面

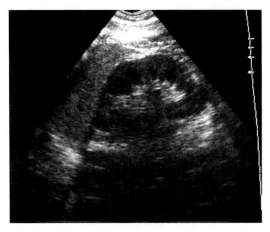

（4）与（3）图像相同，无测量值。

标示：左肾冠状长轴切面

提示：很多时候为了获得长轴切面，上极和（或）下极的图像可能不清晰，此时需要留下图像并做好标示。

提示：可能的话，其中一幅左肾长轴图像，上极图像要包含部分脾图像来比较两者的实质回声。

（5）左肾上极长轴图像。

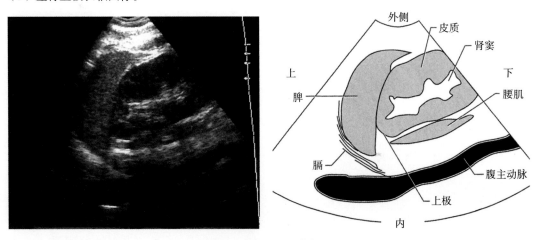

标示：左肾上极冠状切面

（6）左肾下极长轴图像。

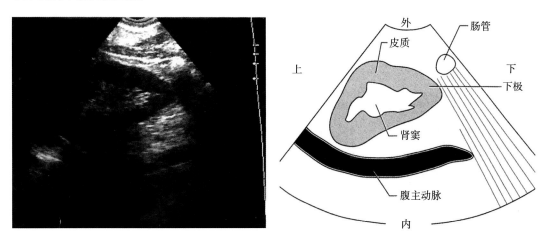

标示：左肾下极冠状切面

（7）左肾长轴前方图像。

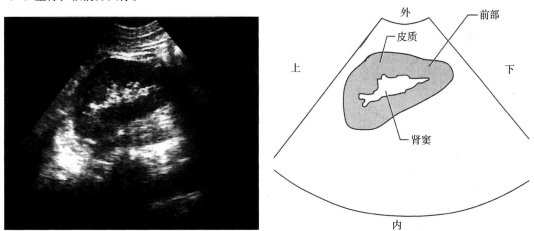

标示：左肾前部冠状切面

（8）左肾长轴后方图像。

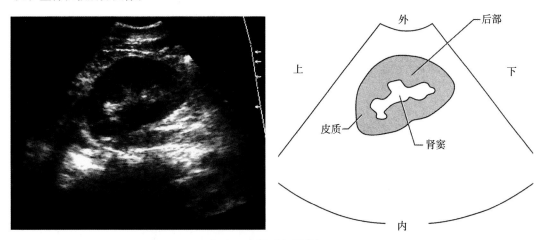

标示：左肾后部冠状切面

2.左肾·短轴图像·横切面·经右侧路径

（1）左肾上极短轴图像。

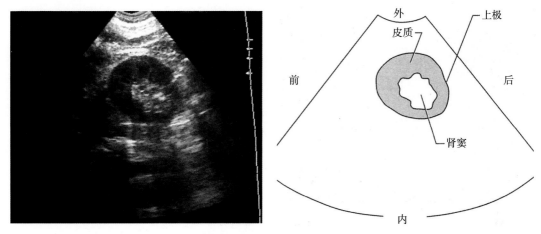

标示：**左肾上极外侧横切面**

（2）左肾中部经肾门处短轴图像，测量左肾前后径。

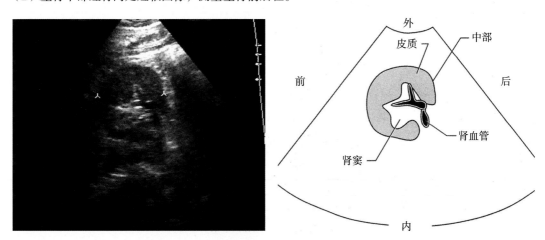

标示：**左肾中部横切面**

（3）与（2）图像相同，无测量值。

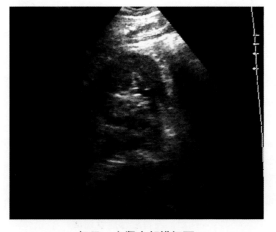

标示：**左肾中部横切面**

（4）左肾下极短轴图像。

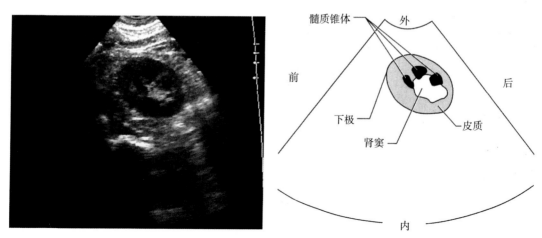

标示：**左肾下极横切面**

三、肾为其他检查的一部分时需要的图像

（一）右肾

1.*右肾·长轴·纵向切面·前部经腹扫查*
右肾长轴图像如下。

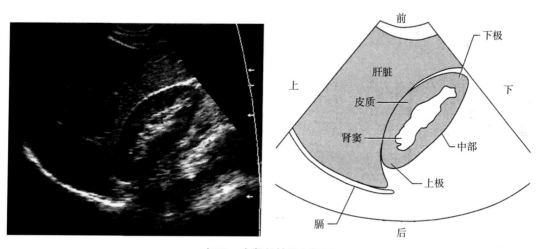

标示：**右肾长轴纵向切面**

提示：若长轴图像上极和（或）下极显示不清，要留取另外的上极和（或）下极的图像，并做标示。

2.*右肾·短轴·横切面·前部经腹扫查*
右肾中部包含肾门的短轴图像。

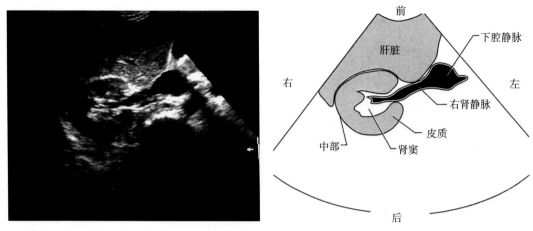

标示：右肾中部横切面

（二）左肾

1.左肾・长轴・冠状面・经右侧扫查
左肾长轴图像如下。

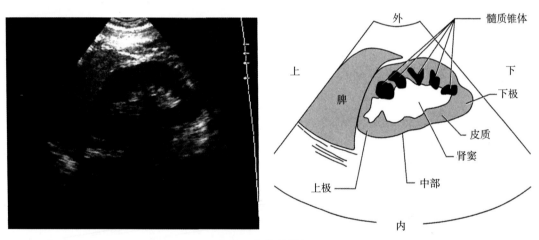

标示：左肾长轴切面

　　提示：若长轴图像上极和（或）下极显示不清，要留取另外的上极和（或）下极的图像，并做标示。
　　2.左肾・短轴・横切面・经右侧扫查
左肾中部包含肾门的短轴图像。

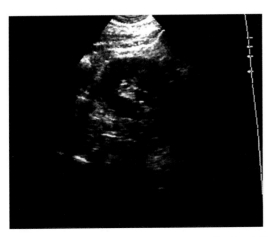
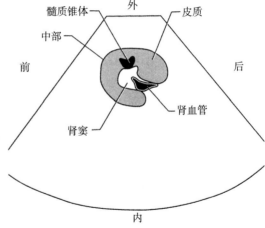

标示：左肾中部横切面

复 习 题

1. 大多数情况下，左肾长轴在（　　）最容易显示？
   a）横冠状切面
   b）经腹斜纵向切面
   c）冠状切面
   d）斜冠状切面

2. 肾的整体超声表现可以描述为（　　）。
   a）回声较肝实质高
   b）不均质
   c）回声较肝实质低
   d）强反射

3. 正常肾皮质的超声表现（　　）。
   a）回声较肝实质高
   b）不均质
   c）回声较肝实质低
   d）强反射

4. 正常肾窦的超声表现（　　）。
   a）回声较肝实质高
   b）不均质
   c）回声较肝实质低
   d）强反射

5. 肾髓质锥体（　　）。
   a）在超声图像中无法分辨
   b）若在超声图像中看到则为异常
   c）根据其内含有尿液的多少与皮质比较可表现为低回声或无回声
   d）为肾大盏和肾小盏

6. 肾的超声表现（　　）。
   a）回声较肝实质高
   b）不均质
   c）回声较肝实质低
   d）强反射

7. 肾盂（　　）。
   a）为输尿管上端膨大形成，进一步分为肾髓质锥体，皱缩时在超声上不可见
   b）是肾门的另一个术语
   c）为输尿管上端膨大形成，进一步分为肾盏漏斗部，皱缩时在超声上不可见
   d）尿液充盈时在超声上可在皮髓质交界处看到

8. 正常肾轮廓（　　）。
   a）可突入肾窦内
   b）在超声上表现为光滑整齐
   c）为弓状血管形成
   d）回声较肾皮质低

9. 肾盏漏斗部（　　）。
   a）在超声图像上表现为皮髓质交界处的点状强回声
   b）在超声图像上表现为皮质内三角形或圆形的充满尿液的无回声区

c）被肾窦包绕

d）为肾小盏和肾大盏连接部

10. 腰大肌和腰方肌（　　）。

　　a）在超声上表现为肾后低回声结构

　　b）形成右肾和肝之间的强回声界面

c）为肾的支持结构，在超声上显示不清

d）为肾正下方的低回声结构

答案：1.d；2.b；3.c；4.d；5.c；6.b；7.c；8.b；9.c；

10.a

（曲恩泽　薛　恒　译）

第10章 脾的超声扫查操作规范

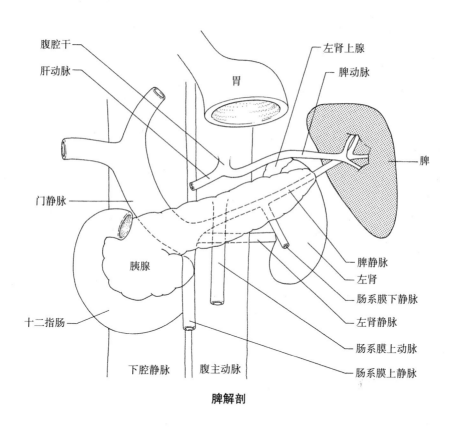

腹腔干

肝动脉

胃

左肾上腺

脾动脉

脾

门静脉

胰腺

十二指肠

脾静脉

左肾

肠系膜下静脉

左肾静脉

肠系膜上动脉

肠系膜上静脉

下腔静脉

腹主动脉

脾解剖

【位置】

1.脾为腹膜内位器官（脾门除外），位于左上腹的后外侧（或左季肋区），长轴与第10肋一致。

2.脾门位于脾的前内侧面。

3.横膈位于脾的上方和后方。

4.脾位于胃的外侧，有时候可能位于其后方。

5.脾的内侧有胰尾、左肾、左肾上腺及结肠脾曲。

【解剖】

1.脾的大小变化较大，但是若脾的大小与左肾差不多则为正常。通常情况下，其长度应<12～13cm，厚度（前后径）应<7～8cm。

2.脾的形状变化也较大，但通常为卵圆形或半月形。

3.脾门内的结构包括脾静脉、脾动脉、淋巴管和神经。

4.脾静脉出脾门后穿过中线走行于胰尾和胰体的后方，并在胰颈后方的某个位置与肠系膜上静脉汇合成肝门静脉，该点称为门静脉汇合点。

5.脾的血供来源于脾动脉，脾动脉从腹腔干分出后向左外侧走行于胰体和胰尾上方，进入脾门。多数脾动脉在进入脾门前发出2～3个小分支入脾。

【生理】

1.脾是人体最大的淋巴器官，为网状内皮系统的一部分。

2.尽管脾并非生命必不可少的器官，但它能够过滤血液中的异物并形成抗体。

3.脾同时分解血红蛋白，储存血液，在胎儿和重度贫血患者中还是重要的造血器官。

【超声声像图表现】

1.下图为正常成人脾的超声图像。下面图片的上图为冠状面扫查图像，显示脾的长轴，下图为横切面扫查，显示脾的短轴。可以看到脾实质回声均匀，为中等水平、均一回声，与正常肝实质回声相比为等回声或稍低回声。脾的轮廓光滑，其后方为强回声的膈肌。有时可看到脾内散在分布的小血管分支，表现为圆形或管状的无回声结构。与静脉壁相比，动脉壁通常回声更高。在脾门处静脉内径通常更大，可与小的动脉分支清楚区分开。

2.冠状面扫查显示脾与左肾大小相似。可以看到脾回声较左肾皮质高，还可看到脾上方的胸膜腔。

3.横切面扫查显示脾的短轴，可以看到脾门的位置和结构。

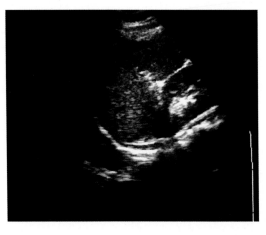

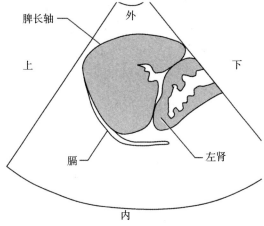

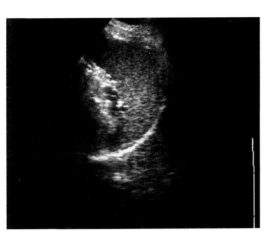
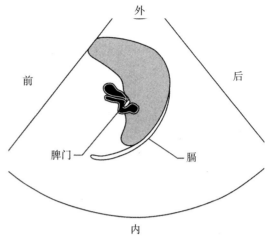

【正常变异】

1.副脾

（1）脾外独立的脾组织，最常见于脾门。

（2）超声表现与正常脾组织相同。

2.无脾 罕见，常合并有先天性心脏病。

【病人准备】

不需要特殊准备。

【探头】

1.肋间或肋下外侧扫查时用5.0 MHz。

2.前侧或后侧扫查时用3.0MHz或3.5MHz。

【呼吸技巧】

深吸气后屏气。

提示：如果推荐的呼吸技巧无法达到预期效果，则应采用其他的呼吸方式。

【病人体位】

1.右侧卧位。

2.必要时可取仰卧位、半坐位至坐位或俯卧位。

提示：如果推荐的体位无法达到预期效果时应采用其他体位进行检查。

一、脾 的 扫 查

（一）脾·长轴·冠状面·经左侧扫查

提示：该扫查方法可以在仰卧位进行，但是右侧卧位会更方便扫查。在患者身体右侧下方放置一海绵或一卷毛巾打开肋间隙可能有助于提高图像质量。

1.开始扫查时，先将探头垂直置于最后一个肋间隙的中冠状面水平。患者屏住呼吸后通常可以在该肋间隙看到脾的上下极。但是可以看到的正常脾的范围取决于脾的形状和患者的体形。若在最后一个肋间隙看不到脾的下部则将探头移到相邻的上一个肋间隙。

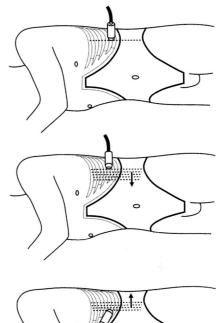

2.找到脾后，根据脾的位置缓慢转动探头至斜切面显示长轴。注意脾上方的胸膜腔和下方的左肾和肾周间隙。内侧可看到脾门。缓慢转动探头有助于显示脾门的结构。

3.观察脾长轴的同时，缓慢移动或调整探头在肋间隙内的角度，使探头朝向患者的前面扫查脾的前部。

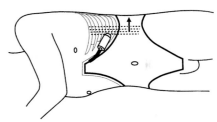

4.将探头重新放在脾的位置，缓慢移动或调整探头在肋间隙内的角度，使探头朝向患者的后面扫查脾的后部。

提示：肋间隙扫查会有肋骨声影，可能导致部分脾显示不清。大多数情况下，调整探头在肋间隙内的角度使探头朝向未显示的部分，或移动探头到相邻的肋间隙有助于显示清晰。

（二）脾·短轴·横切面·经左侧扫查

1.保持在冠状面，重新找到脾的长轴。缓慢旋转探头90°至横切面。
注意观察脾的前后缘及内侧的脾门。

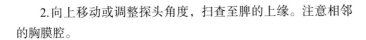

2.向上移动或调整探头角度，扫查至脾的上缘。注意相邻的胸膜腔。

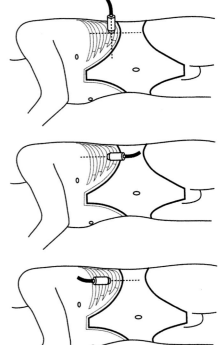

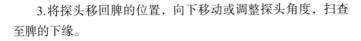

3.将探头移回脾的位置，向下移动或调整探头角度，扫查至脾的下缘。

二、常规脾扫查需要的图像

（一）脾·长轴·冠状面·经左侧扫查

1.脾的长轴图像。

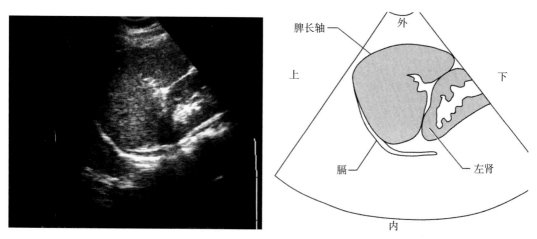

标示：脾的冠状长轴

2.脾上部长轴图像，包含相邻的胸膜腔。

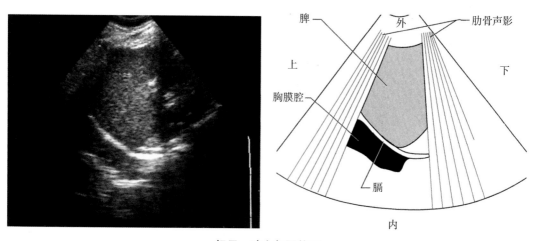

标示：脾上部冠状面

3.脾下部长轴图像，包含部分左肾以比较两者实质回声。

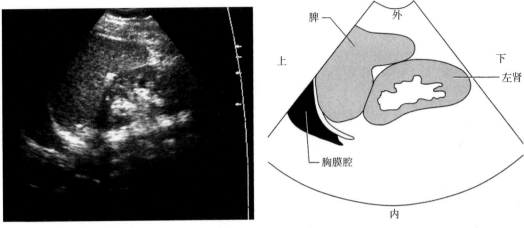

标示：**脾下部冠状面**

（二）脾·短轴·横切面·经左侧扫查

1.脾短轴图像，包含脾的前后缘。

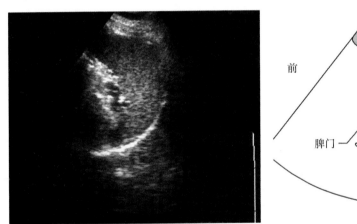
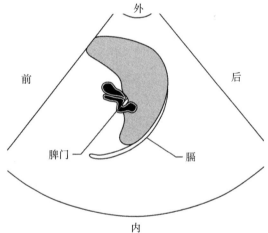

标示：**脾横切面**

2.脾短轴图像，包含脾的前缘和脾门。

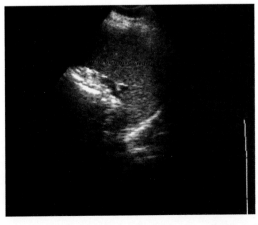
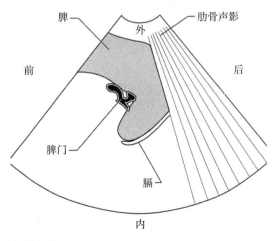

标示：**脾前部横切面**

3.脾短轴图像，包含脾的后缘。

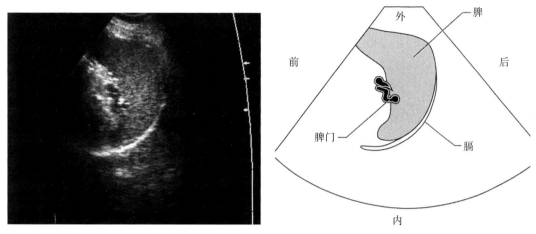

标示：脾后部横切面

三、脾为其他扫查的一部分时需要的图像

除了上述图像外还需要：

1.脾纵切面图像，包含相邻的胸膜腔，如果可能的话包含部分左肾。这个图像的标记为：脾冠状切面。

有时这些结果也可在长轴图像上看到，这个图像的标记为：脾冠状长轴切面。

2.仅需要一幅包含脾前后缘的短轴图像，这个图像的标记为：脾横切面图像。

复　习　题

1.　正常脾的超声表现（　　）。

  a）不均质、中等回声，内多个无回声的血管
    分支分隔

  b）均质、中等回声，回声与肝实质相同或
    稍低

  c）均质、中等回声，回声与肝实质相同或
    稍高

  d）均质、中等回声，呈分叶状

2.　脾（　　）。

  a）位于胰尾前方、胃和脾动静脉的外侧

  b）位于左季肋部腹膜后

  c）位于左季肋部腹膜内

  d）位于胰尾外侧，胃后方，左肾前方

3.　脾长轴（　　）。

  a）仅能从后侧路径扫查到

  b）在左斜冠状面可见

  c）在横切面可见

  d）无法在肋间隙扫查到

4.　在多数情况下观察脾最好的体位是（　　）。

  a）右后斜位

  b）左侧卧位

  c）右侧卧位

  d）左后斜位

5.　副脾（　　）。

  a）超声无法分辨

  b）脾外脾组织

  c）若在超声上看到则为异常

  d）罕见的重复脾

6.　脾为网状内皮系统的一部分并且是（　　）。

  a）大的淋巴组织

  b）维持生命所必需

  c）机体最大的胰岛细胞制造体

d）负责产生激素

7. 脾动脉（　　）。

    a）直接走行于脾静脉前方

    b）在斜纵向面上为长轴

    c）在左冠状面上为长轴

    d）走行于脾静脉前上方

8. 以下有助于显示脾门的扫查技巧有（　　）。

    a）肋间隙扫查时不要用力压

    b）患者进行Valsalva 动作时向前方调整探头角度

    c）稍微转动探头，先朝一个方向，再朝另一个方向

    d）患者进行Valsalva 动作时向上方调整探头角度

9. 脾（　　）。

    a）为卵圆形，上凸下凹

    b）为卵圆形，表面光滑整齐

    c）为卵圆形，膈面呈凹形

    d）为卵圆形，脏面呈凸形

10. 脾的主要功能有（　　）。

    a）清除红细胞和血小板、防御、造血及储血

    b）防御、造血、生成红细胞及储血

    c）防御、产生胰岛素及储血

    d）清除红细胞和血小板、防御、产生激素及储血

答案：1.b；2.c；3.b；4.c；5.b；6.a；7.d；8.c；9.a、b；10.a。

（曲恩泽　薛　恒　译）

第11章 腹部全面和局部扫查方案

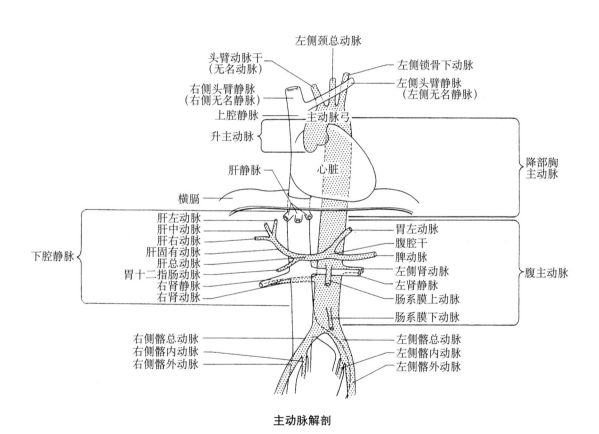

左侧颈总动脉

头臂动脉干
(无名动脉)

左侧锁骨下动脉

右侧头臂静脉
(右侧无名静脉)

左侧头臂静脉
(左侧无名静脉)

上腔静脉

主动脉弓

升主动脉

降部胸
主动脉

肝静脉

心脏

横膈

肝左动脉
肝中动脉
肝右动脉
肝固有动脉
肝总动脉
胃十二指肠动脉
右肾静脉
右肾动脉

下腔静脉

胃左动脉
腹腔干
脾动脉
左侧肾动脉
左肾静脉
肠系膜上动脉
肠系膜下动脉

腹主动脉

右侧髂总动脉
右侧髂内动脉
右侧髂外动脉

左侧髂总动脉
左侧髂内动脉
左侧髂外动脉

主动脉解剖

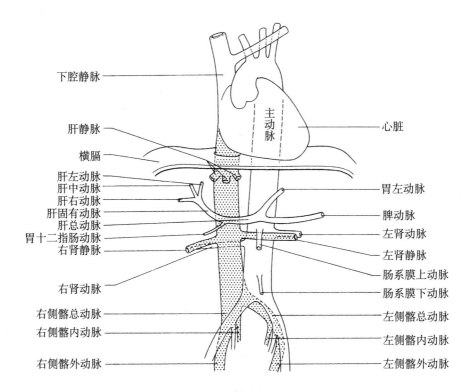

下腔静脉解剖

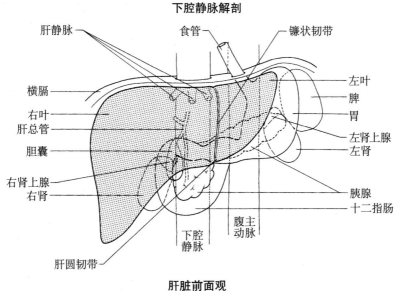

肝脏前面观

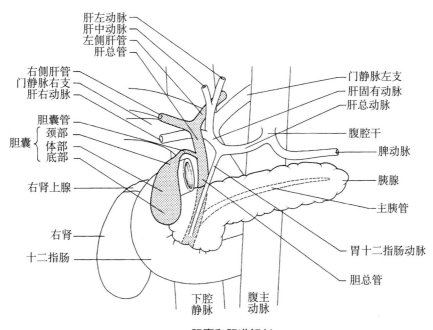

胆囊和胆道解剖

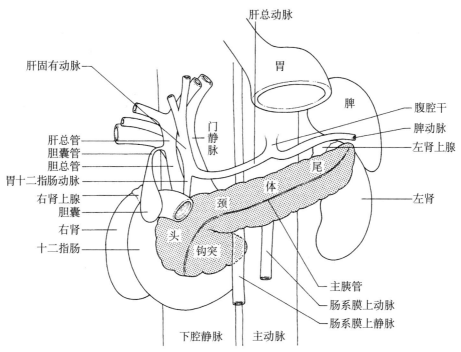

胰腺解剖

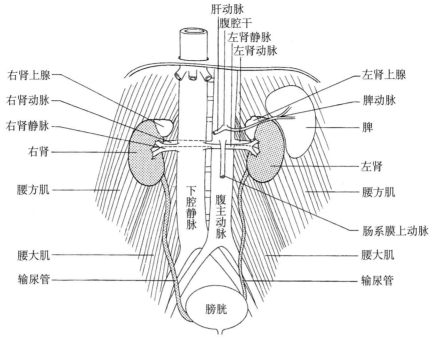

泌尿系统

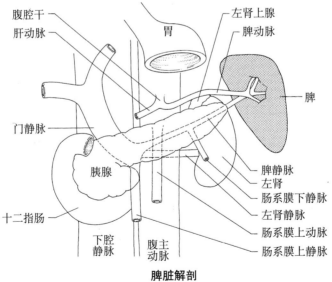

脾脏解剖

一、概　　述

1.文章内容涵盖了第4～10章的图像。结合图像来阐述腹部全面和局限性扫查内容。

2.除了肝图像，其他器官所需图像应根据感兴趣区不同而有所变化。

3.一个完整的检查必须包括图像采集过程。参考第4～10章来复习某一个器官或结构的扫查步骤。

4.全腹部扫查通常按照声像图研究中所提到的相同程序来进行。扫查过程从肝开始。如果腹主动脉和下腔静脉显示清晰则可以和肝同时进行扫查；假如显示不佳，则在扫查完肝后分别扫查腹主动脉和下腔静脉。接下来是胆囊和胆管，胰腺和右肾，之后是左肾和脾。

5.参照第4～10章特定的内容，例如患者准备、探头选择、患者体位和呼吸配合等。

6.任何标示有测量或文字标识的图像都应该去除测量和文字标识后重新采集一次。测量和文字标识有可能会掩盖报告医师感兴趣的细节信息。

7.图像是外科手术期间所需影像学检查结果的一小部分；这些图像应该为临床医师提供最精确的影像信息。

二、全腹部扫查的图像采集方案

（一）肝和全腹扫查

（二）主动脉和全腹扫查

（三）下腔静脉和全腹扫查

（四）胆囊和胆道及全腹扫查

（五）胰腺和全腹扫查

（六）肾和全腹扫查

（七）脾和全腹扫查

（一）肝和全腹扫查

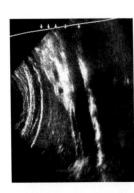

1. 标示：肝纵向切面扫查 左叶

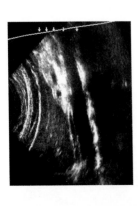

2. 标示：肝纵向切面扫查 左叶

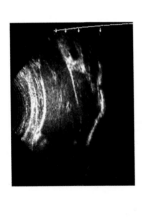

3. 标示：肝纵向切面扫查 右叶

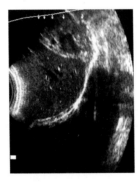

4. 标示：肝纵向切面扫查 右叶

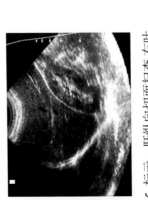

5. 标示：肝纵向切面扫查 右叶

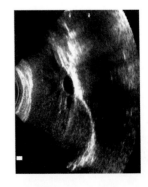

6. 标示：肝纵向切面扫查 右叶

7. 标示：肝横切面扫查 左叶

8. 标示：肝横切面扫查 左叶

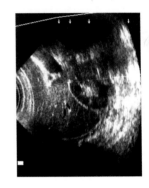

9. 标示：肝横切面扫查 右叶

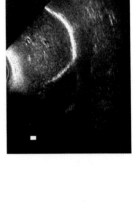

10. 标示：肝横切面扫查 右叶

11. 标示：肝横切面扫查 右叶

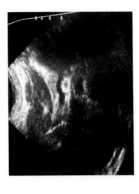

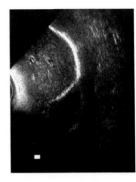

12. 标示：肝横切面扫查 右叶

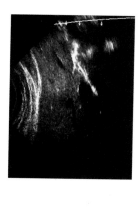

16.标示：下腔静脉远段横切面扫查

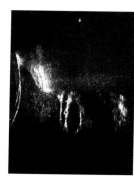
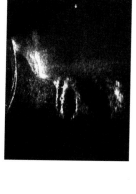

20.标示：纵向切面扫查 胆总管

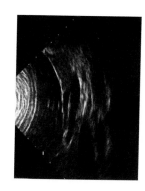

24.标示：胰腺纵向切面扫查 头部

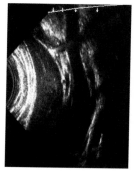

15.标示：下腔静脉远段纵向切面扫查

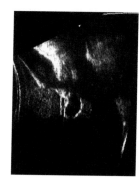

19.标示：纵向切面扫查 肝总管

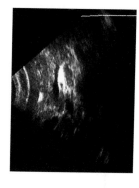

23.标示：胰腺横切面扫查 头部

14.标示：主动脉中段横切面扫查

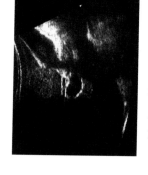

18.标示：胆囊横切面扫查 底部

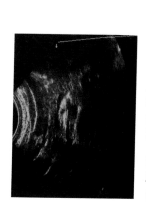

22.标示：胰腺横切面扫查 长轴

13.标示：主动脉中段纵向切面扫查

17.标示：胆囊纵向切面扫查 长轴

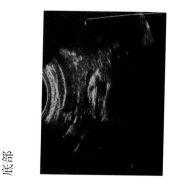
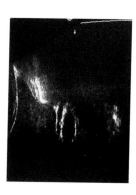
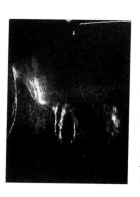

21.标示：纵向切面扫查 胆总管

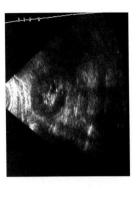

28.标示：左肾左侧横切面扫查 中部

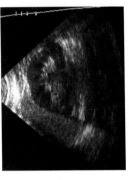

27.标示：左肾冠状切面扫查 长轴

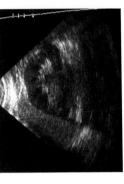

26.标示：右肾横切面扫查 中部

30.标示：脾左侧横切面扫查

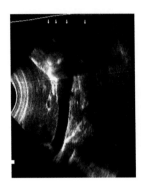

25.标示：右肾 长轴

29.标示：脾冠状面长轴扫查或冠状面扫查

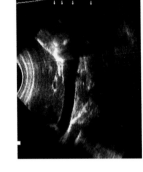

4.标示：肝纵向切面扫查 右叶

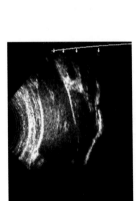

3.标示：肝纵向切面扫查 右叶

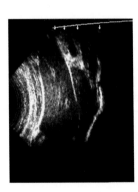

2.标示：肝纵向切面扫查 左叶

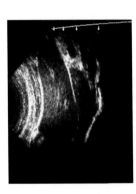

（二）主动脉和全腹扫查

1.标示：肝纵向切面扫查 左叶

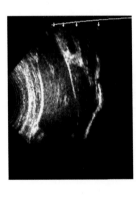
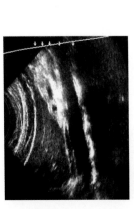
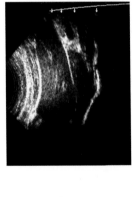

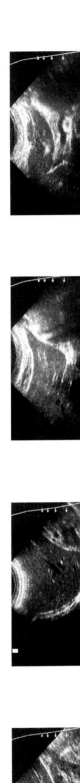

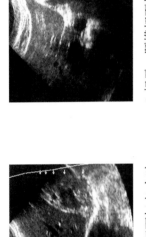

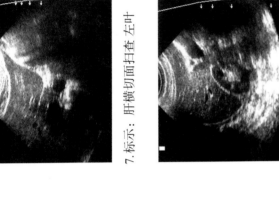

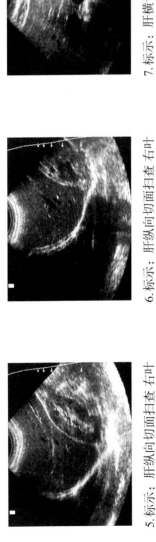

8.标示：肝横切面扫查 左叶

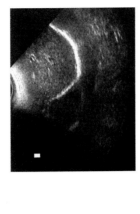

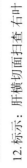

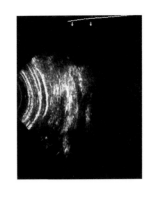

12.标示：肝横切面扫查 右叶

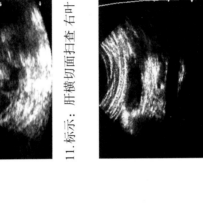

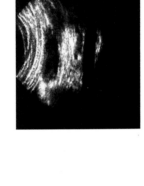

16.标示：主动脉右侧纵向切面扫查 分叉处左侧倾斜或主动脉左侧冠状面扫查 分叉处

7.标示：肝横切面扫查 左叶

11.标示：肝横切面扫查 右叶

15.标示：主动脉纵向切面扫查 远段

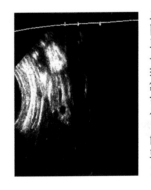

6.标示：肝纵向切面扫查 右叶

10.标示：肝横切面扫查 右叶

14.标示：主动脉纵向切面扫查 中部

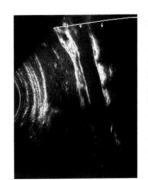

5.标示：肝纵向切面扫查 右叶

9.标示：肝横切面扫查 右叶

13.标示：主动脉纵向切面扫查 中部

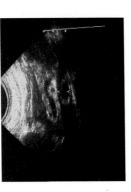

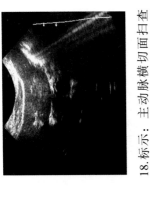

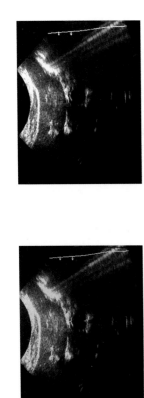

17. 标示：主动脉横切面扫查 近段

18. 标示：主动脉横切面扫查 近段

19. 标示：主动脉横切面扫查 中部

20. 标示：主动脉横切面扫查 中部

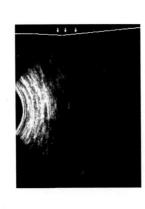
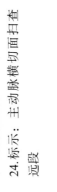

21. 标示：右肾动脉横切面 扫查

22. 标示：左肾动脉横切面 扫查

23. 标示：主动脉横切面扫查 远段

24. 标示：主动脉横切面扫查 远段

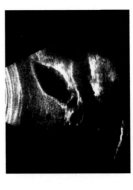
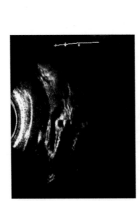
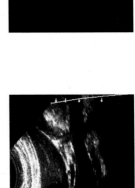
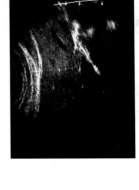
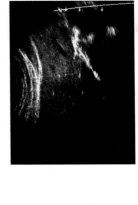

25. 标示：主动脉横切面扫查 分叉处

26. 标示：下腔静脉纵向切面 扫查 远段

27. 标示：下腔静脉横切面扫查 远段

28. 标示：胆囊纵向切面长轴 扫查

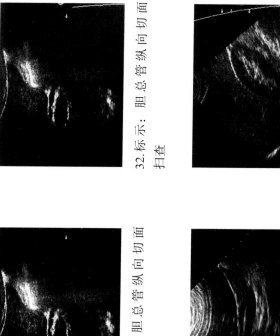

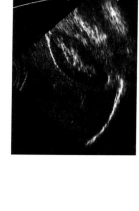

32.标示：胆总管纵向切面扫查

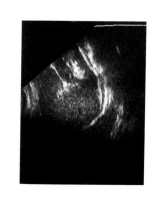

36.标示：右肾纵向切面长轴扫查

40.标示：脾冠状面长轴扫查

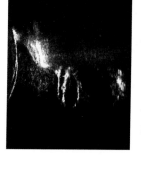

31.标示：胆总管纵向切面扫查

35.标示：胰腺纵向切面扫查头部

39.标示：左肾左侧横切面扫查中部

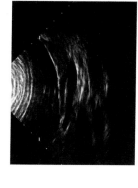

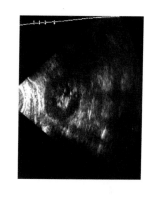

30.标示：肝总管纵向切面扫查

34.标示：胰腺切面扫查头部

38.标示：左肾冠状面长轴扫查

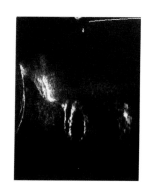

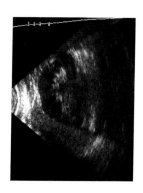

29.标示：胆囊横切面扫查底部

33.标示：胰腺切面长轴扫查

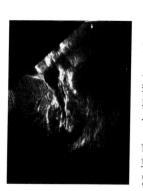

37.标示：右肾横切面扫查中部

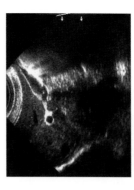

4. 标示：肝纵向切面扫查 右叶

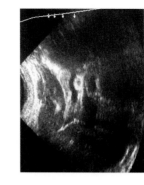

8. 标示：肝横切面扫查 左叶

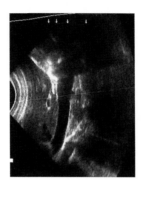

3. 标示：肝纵向切面扫查 右叶

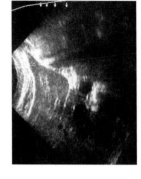

7. 标示：肝横切面扫查 左叶

2. 标示：肝纵向切面扫查 左叶

6. 标示：肝纵向切面扫查 右叶

41. 标示：脾左侧横切面扫查

（三）下腔静脉和全腹扫查

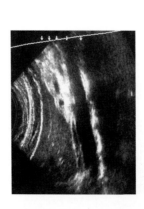

1. 标示：肝纵向切面扫查 左叶

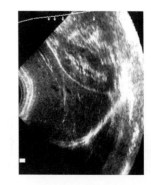

5. 标示：肝纵向切面扫查 右叶

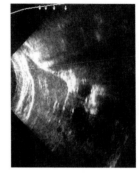

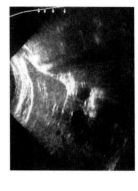

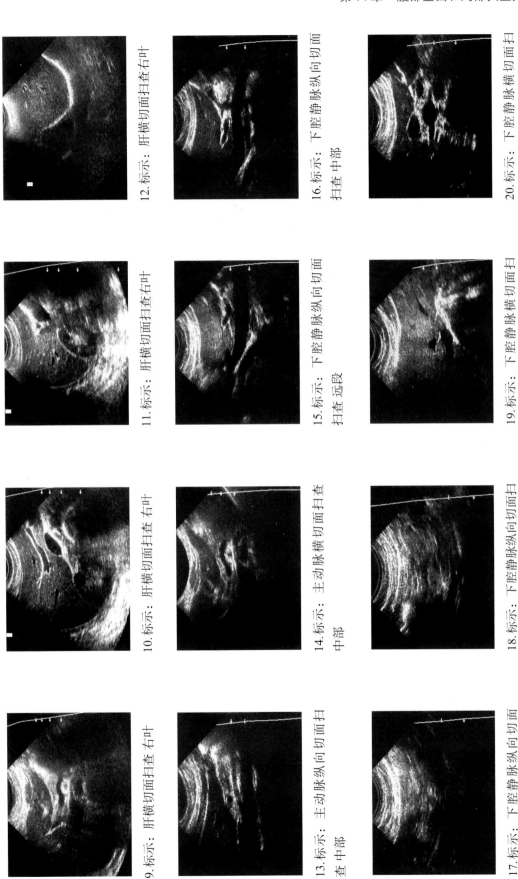

9.标示: 肝横切面扫查 右叶

10.标示: 肝横切面扫查 右叶

11.标示: 肝横切面扫查 右叶

12.标示: 肝横切面扫查 右叶

13.标示: 主动脉纵向切面扫查 中部

14.标示: 主动脉横切面扫查 中部

15.标示: 下腔静脉纵向切面扫查 远段

16.标示: 下腔静脉纵向切面扫查 中部

17.标示: 下腔静脉纵向切面扫查 远段

18.标示: 下腔静脉纵向切面扫查 分叉处或下腔静脉冠状面扫查 静脉汇合处

19.标示: 下腔静脉横切面扫查 远段

20.标示: 下腔静脉横切面扫查 中部

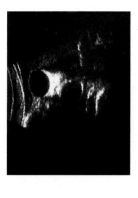

24. 标示：胆囊横切面扫查底部

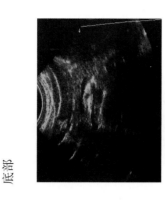

28. 标示：胰腺横切面长轴扫查

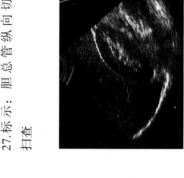

32. 标示：右肾横切面长轴扫查中部

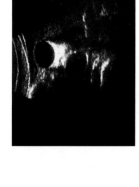

23. 标示：胆囊纵向切面长轴扫查

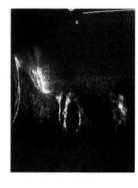

27. 标示：胆总管纵向切面扫查

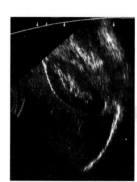

31. 标示：右肾纵向切面长轴扫查

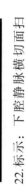

22. 标示：下腔静脉横切面扫查汇合处

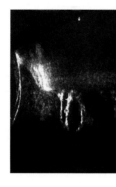

26. 标示：胆总管纵向切面扫查

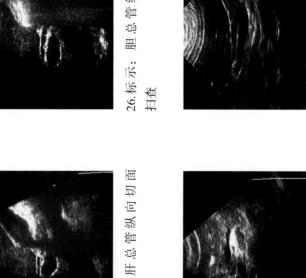

30. 标示：胰腺纵向切面扫查头部

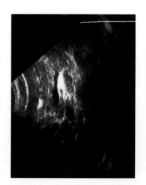

21. 标示：下腔静脉横切面扫查近段

25. 标示：肝总管纵向切面扫查

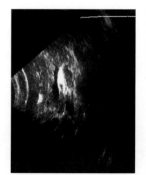

29. 标示：胰腺横切面扫查头部

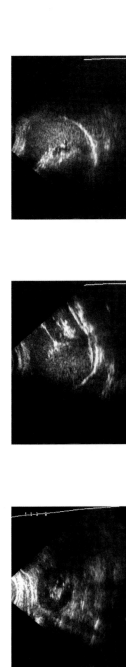

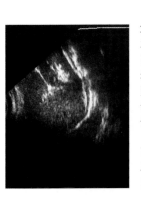

33. 标示：左肾冠状面长轴扫查

34. 标示：左肾左侧横切面扫查中部

35. 标示：脾脏冠状面长轴扫查

36. 标示：脾脏左侧横切面扫查

（四）胆囊和胆道及全腹扫查

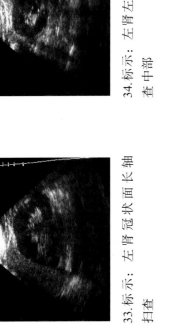

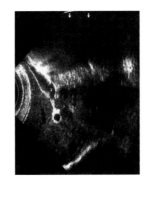
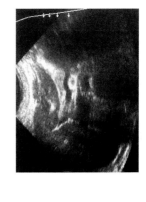
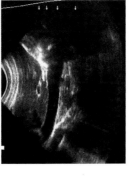
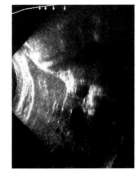
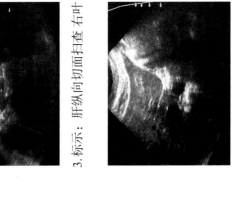
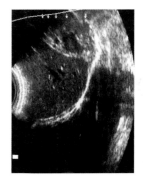
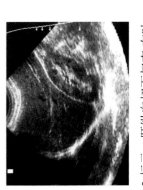
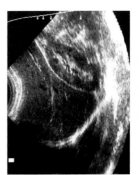

1. 标示：肝纵向切面扫查 左叶

2. 标示：肝纵向切面扫查 左叶

3. 标示：肝纵向切面扫查 右叶

4. 标示：肝纵向切面扫查 右叶

5. 标示：肝纵向切面扫查 右叶

6. 标示：肝纵向切面扫查 右叶

7. 标示：肝横切面扫查 左叶

8. 标示：肝横切面扫查 左叶

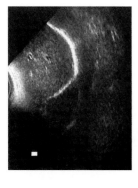

12. 标示：肝横切面扫查 右叶

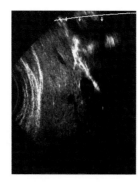

16. 标示：下腔静脉横切面扫查 远段

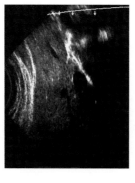

20. 标示：胆囊横切面扫查 底部

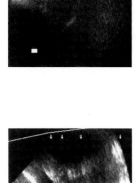

11. 标示：肝横切面扫查 右叶

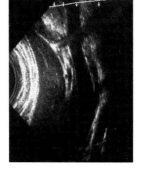

15. 标示：下腔静脉纵向切面扫查 远段

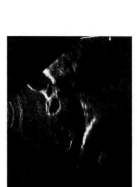

19. 标示：胆囊纵向切面扫查 颈部

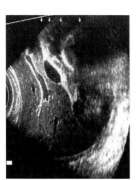

10. 标示：肝横切面扫查 右叶

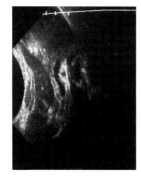

14. 标示：主动脉横切面扫查 中部

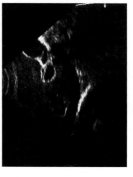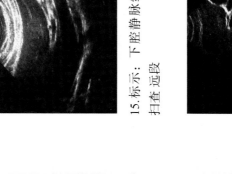

18. 标示：胆囊纵向切面扫查 底部/体部

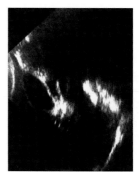

9. 标示：肝横切面扫查 右叶

13. 标示：主动脉纵向切面扫查 中部

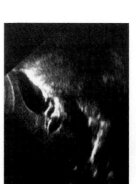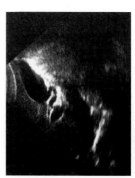

17. 标示：胆囊纵向切面长轴扫查 第一体位

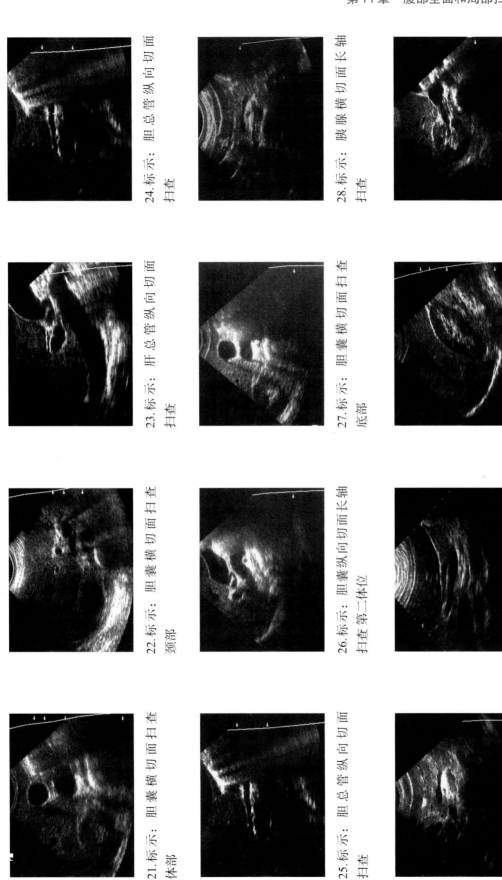

24.标示：胆总管纵向切面扫查

28.标示：胰腺横切面长轴扫查

32.标示：右肾横切面扫查中部

23.标示：肝总管纵向切面扫查

27.标示：胆囊横切面扫查底部

31.标示：右肾纵向切面长轴扫查

22.标示：胆囊横切面扫查颈部

26.标示：胆囊纵向切面长轴扫查第二体位

30.标示：胰腺纵向切面扫查头部

21.标示：胆囊横切面扫查体部

25.标示：胆总管纵向切面扫查

29.标示：胰腺横切面扫查头部

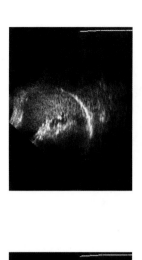

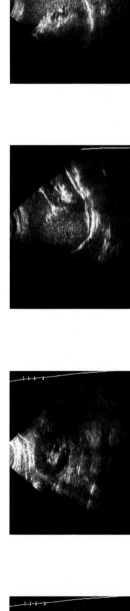

33. 标示：左肾冠状面长轴扫查

34. 标示：左肾左侧横切面扫查中部

35. 标示：脾冠状面长轴扫查

36. 标示：脾左侧横切面扫查

（五）胰腺和全腹扫查

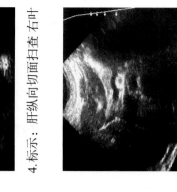

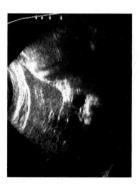

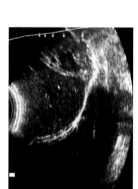

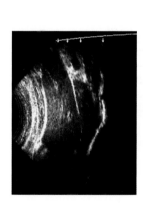

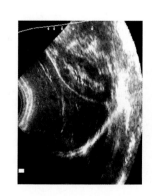

1. 标示：肝纵向切面扫查 左叶

2. 标示：肝纵向切面扫查 左叶

3. 标示：肝纵向切面扫查 右叶

4. 标示：肝纵向切面扫查 右叶

5. 标示：肝纵向切面扫查 右叶

6. 标示：肝纵向切面扫查 左叶

7. 标示：肝横切切面扫查 左叶

8. 标示：肝横切切面扫查 左叶

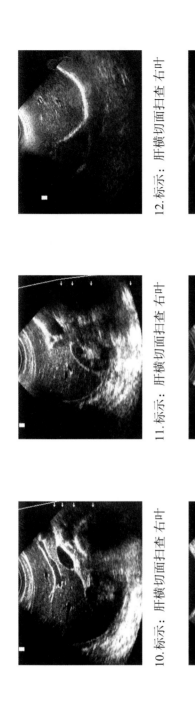

9. 标示：肝横切面扫查 右叶

10. 标示：肝横切面扫查 右叶

11. 标示：肝横切面扫查 右叶

12. 标示：肝横切面扫查 右叶

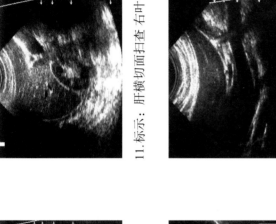

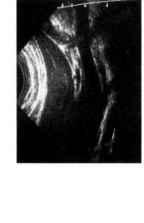

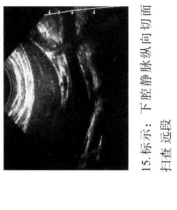

13. 标示：主动脉纵向切面扫查 中部

14. 标示：主动脉横切面扫查 中部

15. 标示：下腔静脉纵向切面扫查 远段

16. 标示：下腔静脉横切面扫查 远段

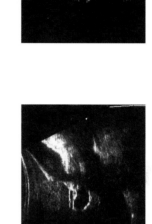

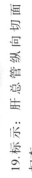

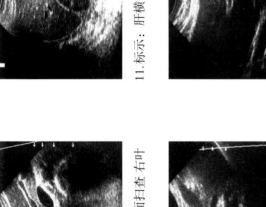

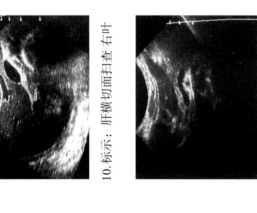

17. 标示：胆囊纵向切面长轴扫查

18. 标示：胆囊纵向切面扫查 底部

19. 标示：肝总管纵向切面扫查

20. 标示：胆总管纵向切面扫查

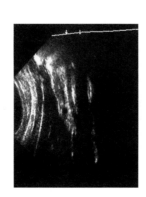

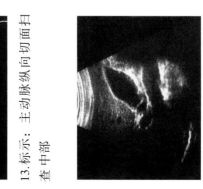

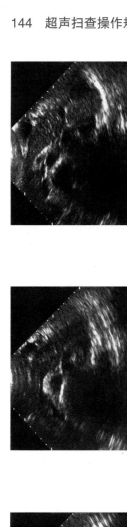

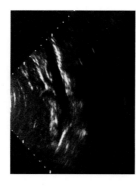

24.标示：胰腺切面扫查
尾部

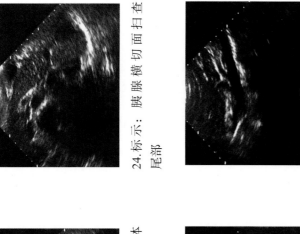

28.标示：胰腺纵向切面扫查
体部

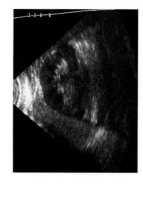

32.标示：左肾冠状面长轴
扫查

23.标示：胰腺横切面扫查 体
部/颈部

27.标示：胰腺纵向切面扫查
颈部/钩突

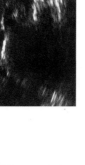

31.标示：右肾横切面扫查
中部

22.标示：胰腺切面长轴
扫查

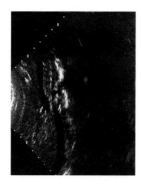

26.标示：胰腺纵向切面扫查
头部

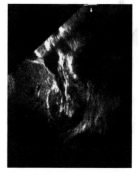

30.标示：右肾纵向切面长轴
扫查

21.标示：胆总管纵向切面
扫查

25.标示：胰腺横切面扫查
头部

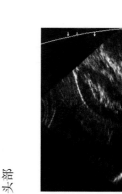

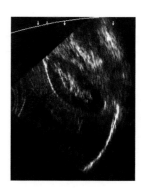

29.标示：胰腺纵向切面扫查
尾部

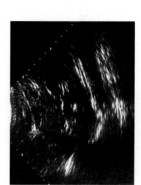

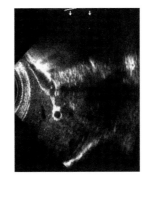

4. 标示：肝纵向切面扫查 右叶

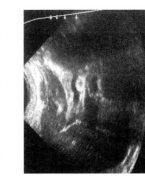

8. 标示：肝横切切面扫查 左叶

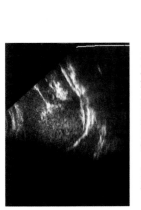

35. 标示：脾左侧横切面扫查

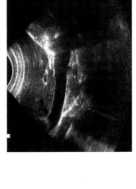

3. 标示：肝纵向切面扫查 右叶

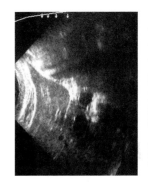

7. 标示：肝横切切面扫查 左叶

34. 标示：脾冠状面长轴扫查

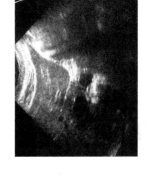

2. 标示：肝纵向切面扫查 左叶

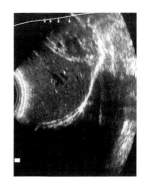

6. 标示：肝纵向切面扫查 左叶

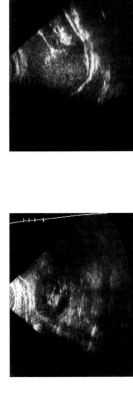

33. 标示：左肾左侧横切面扫查 中部

（六）肾和全腹扫查

1. 标示：肝纵向切面扫查 左叶

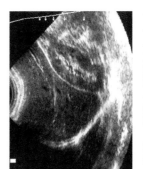

5. 标示：肝纵向切面扫查 右叶

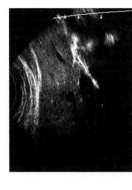

12. 标示：肝横切面扫查 右叶

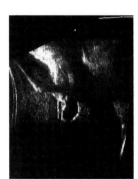

16. 标示：下腔静脉横切面扫查 远段

20. 标示：胆总管纵向切面扫查

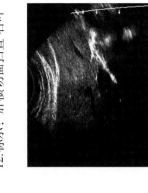

11. 标示：肝横切面扫查 右叶

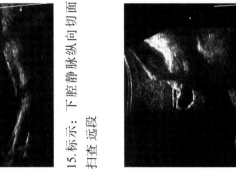

15. 标示：下腔静脉纵向切面扫查 远段

19. 标示：肝总管纵向切面扫查

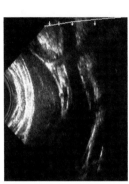

10. 标示：肝横切面扫查 右叶

14. 标示：主动脉横切面扫查 中部

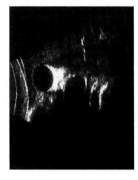

18. 标示：胆囊纵向切面扫查 底部

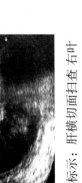

9. 标示：肝横切面扫查 右叶

13. 标示：主动脉纵向切面扫查 中部

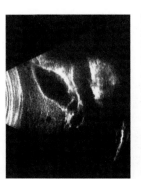

17. 标示：胆囊纵向切面长轴扫查

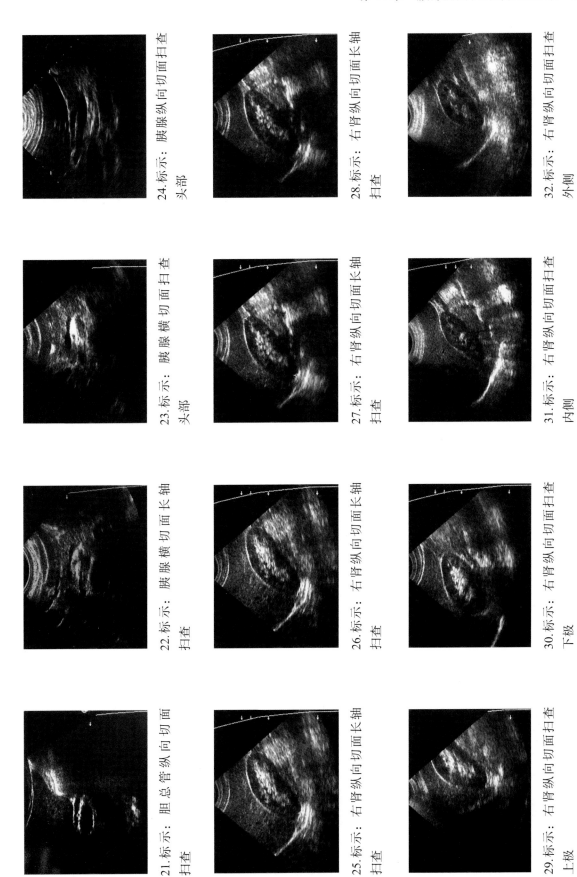

24. 标示：胰腺纵向切面扫查
头部

28. 标示：右肾纵向切面长轴
扫查

32. 标示：右肾纵向切面扫查
外侧

23. 标示：胰腺横切面扫查
头部

27. 标示：右肾纵向切面长轴
扫查

31. 标示：右肾纵向切面扫查
内侧

22. 标示：胰腺横切面长轴
扫查

26. 标示：右肾纵向切面长轴
扫查

30. 标示：右肾纵向切面扫查
下极

21. 标示：胆总管纵向切面
扫查

25. 标示：右肾纵向切面长轴
扫查

29. 标示：右肾纵向切面扫查
上极

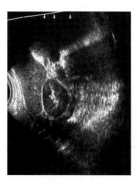

35.标示：右肾横切面扫查中部

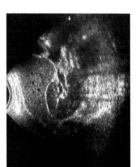

34.标示：右肾横切面扫查中部

33.标示：右肾横切面扫查上极

36.标示：右肾横切面扫查下极

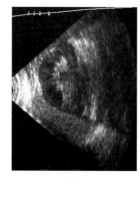

40.标示：左肾冠状面长轴扫查

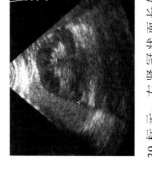

39.标示：左肾冠状面长轴扫查

38.标示：左肾冠状面长轴扫查

37.标示：左肾冠状面长轴扫查

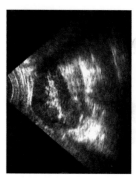

44.标示：左肾冠状面长轴扫查后部

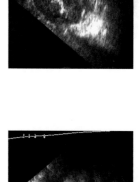

43.标示：左肾冠状面扫查前侧

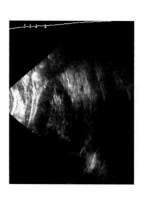

42.标示：左肾冠状面扫查下极

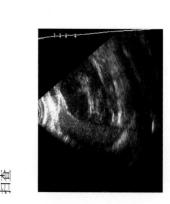

41.标示：左肾冠状面扫查上极

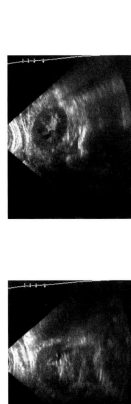

48. 标示：左肾左侧横切面扫查 下极

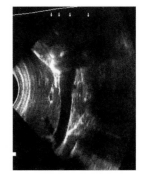

4. 标示：肝纵向切面扫查 右叶

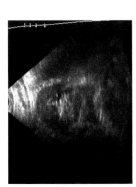

47. 标示：左肾左侧横切面扫查 中部

3. 标示：肝纵向切面扫查 右叶

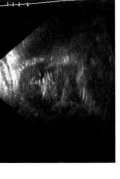

46. 标示：左肾左侧横切面扫查 中部

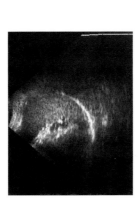

50. 标示：脾左侧横切面扫查

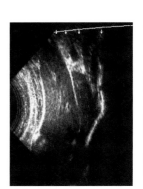

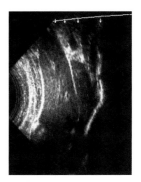

2. 标示：肝纵向切面扫查 左叶

45. 标示：左肾横切面扫查 上极

49. 标示：脾冠状面长轴扫查

（七）脾和全腹扫查

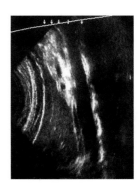

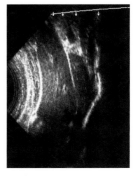

1. 标示：肝纵向切面扫查 左叶

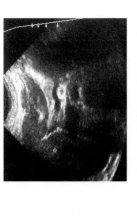

8. 标示：肝横切面扫查 左叶

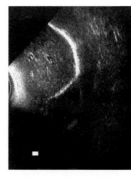

12. 标示：肝横切面扫查 右叶

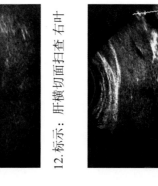

16. 标示：下腔静脉横切面扫查 远段

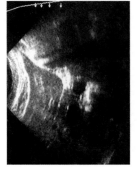

7. 标示：肝横切面扫查 左叶

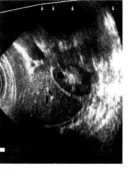

11. 标示：肝横切面扫查 右叶

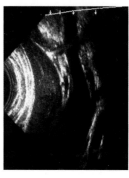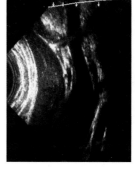

15. 标示：下腔静脉纵向切面扫查 远段

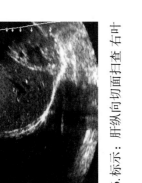

6. 标示：肝纵向切面扫查 右叶

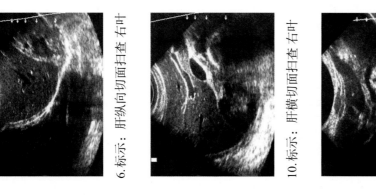

10. 标示：肝纵向切面扫查 右叶

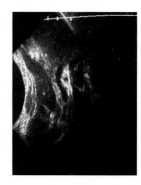

14. 标示：主动脉横切面扫查 中部

5. 标示：肝纵向切面扫查 右叶

9. 标示：肝横切面扫查 右叶

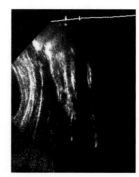

13. 标示：主动脉纵向切面扫查 中部

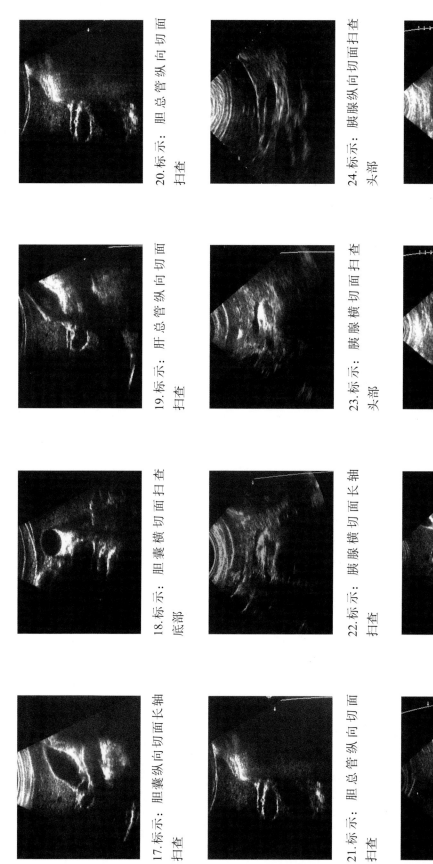

17. 标示: 胆囊纵向切面长轴扫查

18. 标示: 胆囊横切面扫查底部

19. 标示: 肝总管纵向切面扫查

20. 标示: 胆总管纵向切面扫查

21. 标示: 胆总管纵向切面扫查

22. 标示: 胰腺横切面长轴扫查

23. 标示: 胰腺横切面扫查头部

24. 标示: 胰腺纵向切面扫查头部

25. 标示: 右肾纵向切面长轴扫查

26. 标示: 右肾横切面扫查中部

27. 标示: 左肾冠状面长轴扫查

28. 标示: 左肾左侧横切面扫查中部

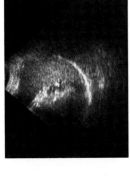

32. 标示：脾左侧横切面扫查

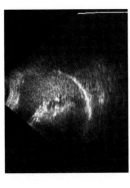

31. 标示：脾冠状面扫查 下部

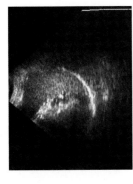

30. 标示：脾冠状面扫查 上部

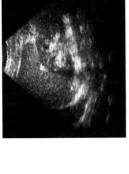

34. 标示：脾左侧横切面扫查
后部

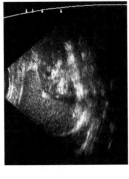

29. 标示：脾冠状面长轴扫查

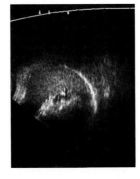

33. 标示：脾左侧横切面扫查
前部

三、局部腹部扫查的图像采集方案

（一）主动脉局部扫查
（二）下腔静脉局部扫查
（三）右上腹局部扫查
（四）胆囊和胆道局部扫查
（五）胰腺局部扫查
（六）肾局部扫查
（七）脾局部扫查

（一）主动脉局部扫查

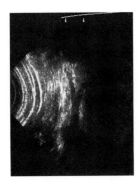

1.标示：主动脉纵向切面扫查
远段

2.标示：主动脉纵向切面扫查
中部

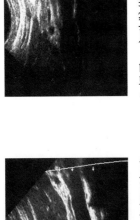

3.标示：主动脉纵向切面扫查
远段

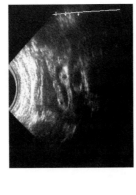

4.标示：主动脉左侧冠状面扫
查分叉处

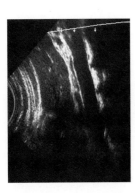

5.标示：主动脉横切面扫查
远段

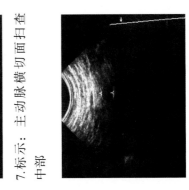

6.标示：主动脉横切面扫查
远段

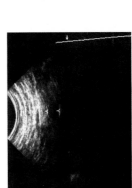

7.标示：主动脉横切面扫查
中部

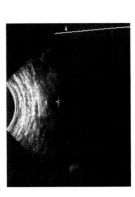

8.标示：主动脉横切面扫查
中部

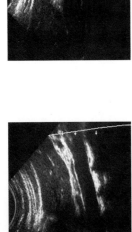

9.标示：右肾动脉横切面扫查

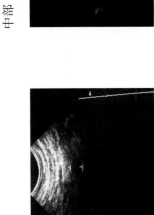

10.标示：左肾动脉横切面
扫查

11.标示：主动脉横切面扫查
远段

12.标示：主动脉横切面扫查
远段

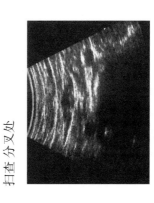

4.标示：下腔静脉右侧冠状面扫查 分叉处

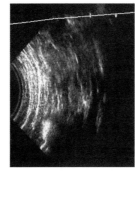

8.标示：下腔静脉横切面扫查 分叉处

3.标示：下腔静脉纵向切面扫查 近段

7.标示：下腔静脉横切面扫查 近段

2.标示：下腔静脉纵向切面扫查 中部

6.标示：下腔静脉横切面扫查 中部

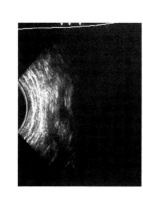

13.标示：主动脉横切面扫查 分叉处

（二）下腔静脉局部扫查

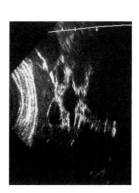

1.标示：下腔静脉纵向切面扫查 远段

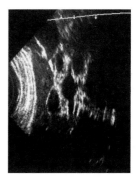

5.标示：下腔静脉横切面扫查 远段

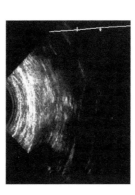

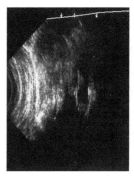

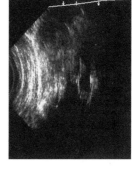

（三）右上腹局部扫查

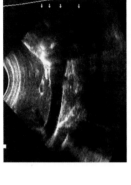

4. 标示：肝纵向切面扫查 右叶

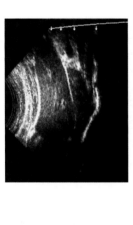

3. 标示：肝纵向切面扫查 右叶

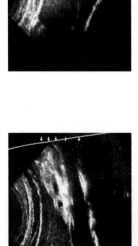

2. 标示：肝纵向切面扫查 左叶

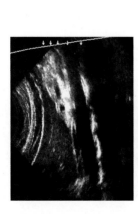

1. 标示：肝纵向切面扫查 左叶

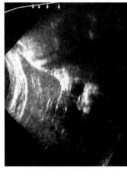

8. 标示：肝横向切面扫查 左叶

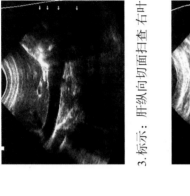

7. 标示：肝横向切面扫查 左叶

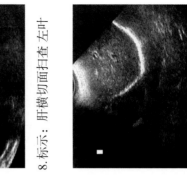

6. 标示：肝纵向切面扫查 右叶

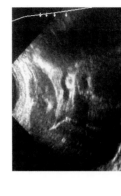

5. 标示：肝纵向切面扫查 右叶

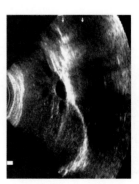

12. 标示：肝横向切面扫查 右叶

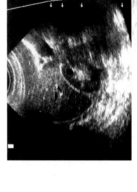

11. 标示：肝横向切面扫查 右叶

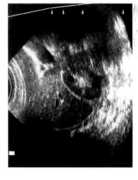

10. 标示：肝横向切面扫查 右叶

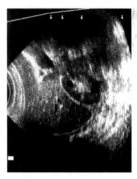

9. 标示：肝横向切面扫查 右叶

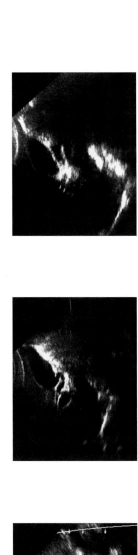

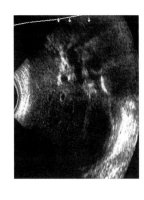

16.标示：胆囊纵向切面扫查底部/体部

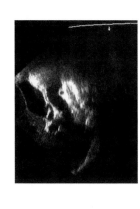

24.标示：胆囊纵向切面长轴扫查 第二体位（second position）

15.标示：胆囊纵向切面长轴扫查 第一体位（first position）

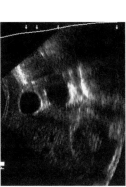

19.标示：胆囊横向切面扫查体部

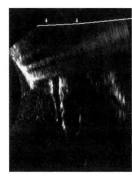

23.标示：胆总管纵向切面扫查

14.标示：下腔静脉横切面扫查 远段

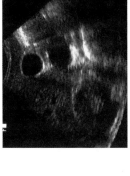

18.标示：胆囊横切面扫查底部

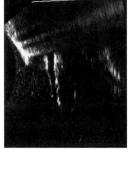

22.标示：胆总管纵向切面扫查

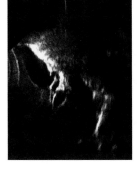

13.标示：下腔静脉纵向切面扫查 远段

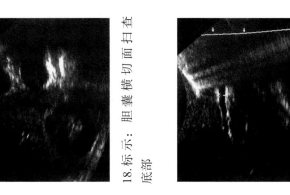

17.标示：胆囊纵向切面扫查颈部

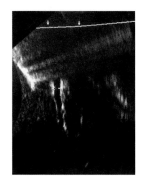

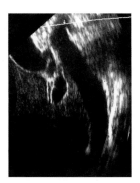

21.标示：肝总管纵向切面扫查

20.标示：胆囊纵向切面扫查颈部

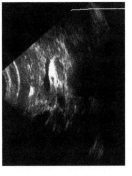

28. 标示：胰腺纵向切面扫查
头部

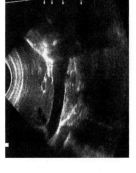

4. 标示：肝纵向切面扫查 右叶

27. 标示：胰腺横切面扫查
头部

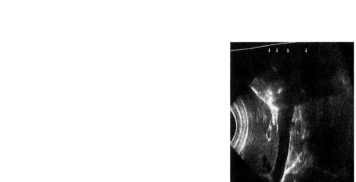

3. 标示：肝纵向切面扫查 右叶

26. 标示：胰腺横切面长轴
扫查

30. 标示：右肾横切面扫查
中部

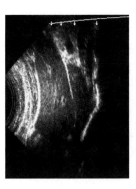

2. 标示：肝纵向切面扫查 左叶

25. 标示：胆囊横切面扫查
底部

29. 标示：右肾纵向切面长轴
扫查

（四）胆囊和胆道局部扫查

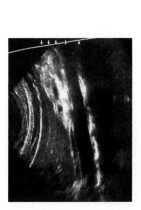

1. 标示：肝纵向切面扫查 左叶

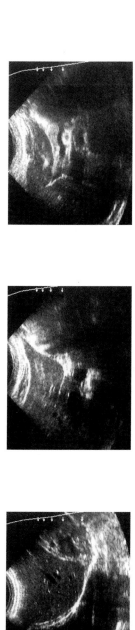

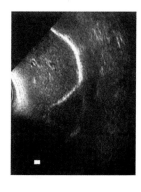

8. 标示：肝横切面扫查 左叶

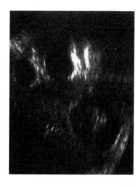

12. 标示：肝横切面扫查 右叶

16. 标示：胆囊横切面扫查
底部

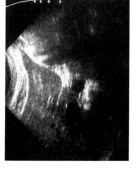

7. 标示：肝横切面扫查 左叶

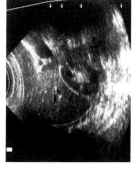

11. 标示：肝横切面扫查 右叶

15. 标示：胆囊纵向切面扫查
颈部

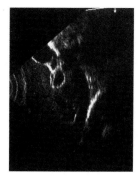

6. 标示：肝纵向切面扫查 右叶

10. 标示：肝横切面扫查 右叶

14. 标示：胆囊纵向切面扫查
底部/体部

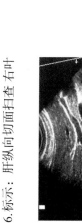

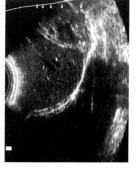

5. 标示：肝纵向切面扫查 右叶

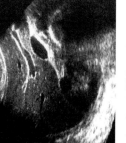

9. 标示：肝横切面扫查 右叶

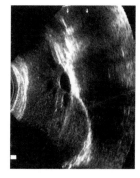

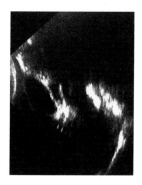

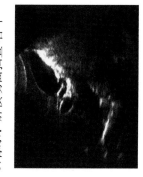

13. 标示：胆囊纵向切面长轴
扫查 第一体位

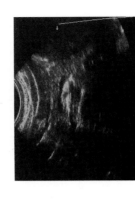

20.标示：胆总管纵向切面扫查

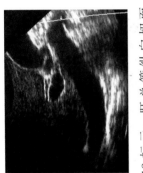

19.标示：肝总管纵向切面扫查

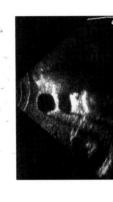

23.标示：胆囊横切面扫查底部

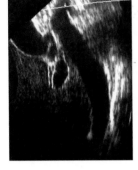

24.标示：胰腺横切面扫查长轴

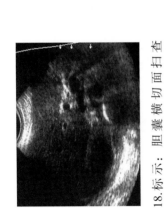

18.标示：胆囊横切面扫查颈部

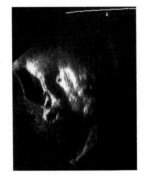

22.标示：胆囊纵向切面长轴扫查第二体位

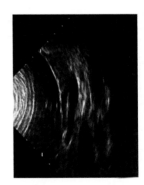

26.标示：胰腺纵向切面扫查头部

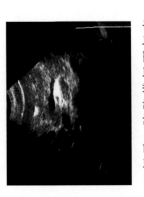

25.标示：胰腺横切面扫查头部

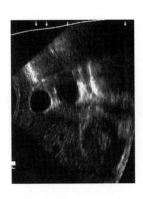

17.标示：胆囊横切面扫查体部

21.标示：胆总管纵向切面扫查

（五）胰腺局部扫查

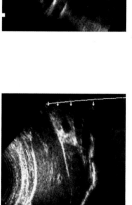

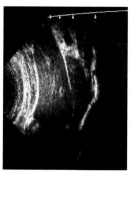

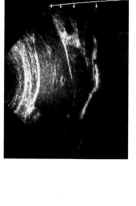

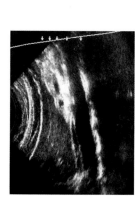

1. 标示：肝纵向切面扫查 左叶

2. 标示：肝纵向切面扫查 左叶

3. 标示：肝纵向切面扫查 右叶

4. 标示：肝纵向切面扫查 右叶

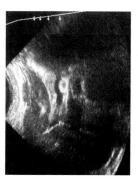

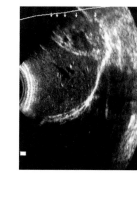

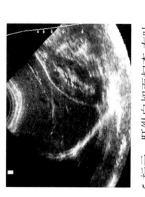

5. 标示：肝纵向切面扫查 右叶

6. 标示：肝纵向切面扫查 左叶

7. 标示：肝横切面扫查 左叶

8. 标示：肝横切面扫查 左叶

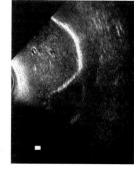

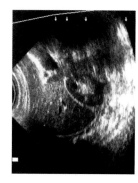

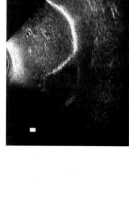

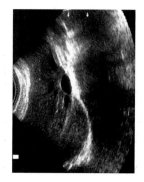

9. 标示：肝横切面扫查 右叶

10. 标示：肝横切面扫查 右叶

11. 标示：肝横切面扫查 右叶

12. 标示：肝横切面扫查 右叶

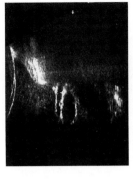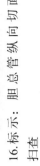

16.标示：胆总管纵向切面扫查

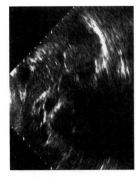

20.标示：胰腺横切面扫查尾部

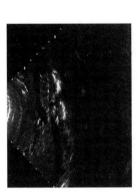

24.标示：胰腺纵向切面扫查体部

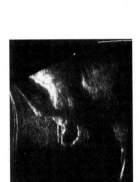

15.标示：肝总管纵向切面扫查

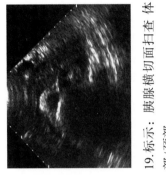

19.标示：胰腺横切面扫查体部/颈部

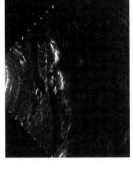

23.标示：胰腺纵向切面扫查颈部/钩突部

13.标示：胆囊纵向切面长轴扫查

14.标示：胆囊横切面扫查底部

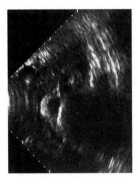

18.标示：胰腺横切面长轴扫查

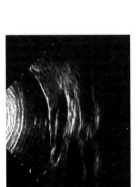

22.标示：胰腺纵向切面扫查头部

17.标示：胆总管纵向切面扫查

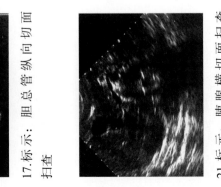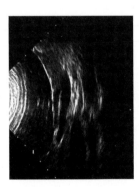

21.标示：胰腺横切面扫查头部

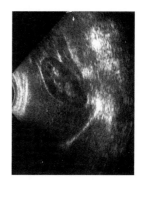

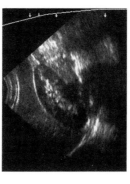

4. 标示：右肾纵向切面长轴
扫查

8. 标示：右肾外侧纵向切面
扫查

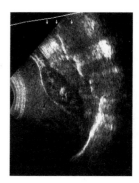

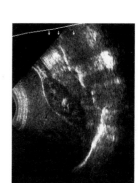

3. 标示：右肾纵向切面长轴
扫查

7. 标示：右肾纵向切面扫查
中部

2. 标示：右肾纵向切面长轴
扫查

6. 标示：右肾纵向切面扫查
下极

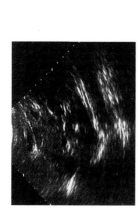

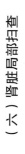

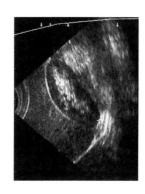

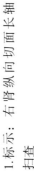

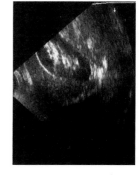

25. 标示：胰腺纵向切面扫查尾部

（六）肾脏局部扫查

1. 标示：右肾纵向切面长轴
扫查

5. 标示：右肾纵向切面扫查
上极

9.标示：右肾横切面扫查 上极

10.标示：右肾横切面扫查 中部

11.标示：右肾横切面扫查 中部

12.标示：右肾横切面扫查 下极

13.标示：左肾冠状面长轴 扫查

14.标示：左肾冠状面长轴 扫查

15.标示：左肾冠状面长轴 扫查

16.标示：左肾冠状面长轴 扫查

17.标示：左肾冠状面扫查 上极

18.标示：左肾冠状面扫查 下极

19.标示：左肾前部冠状面 扫查

20.标示：左肾后部冠状面 扫查

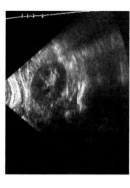

24. 标示：左肾左侧横切面扫查下极

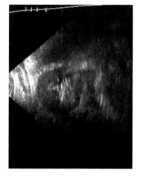

23. 标示：左肾左侧横切面扫查中部

22. 标示：左肾左侧横切面扫查中部

21. 标示：左肾左侧横切面扫查上极

（七）脾局部扫查

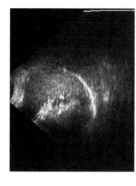

4. 标示：脾左侧横切面扫查

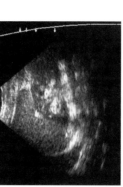

3. 标示：脾冠状面扫查下部

2. 标示：脾冠状面扫查上部

1. 标示：脾冠状面长轴扫查

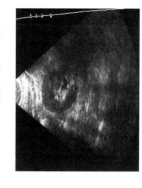

（江 凌 译）

8. 标示：左肾左侧横切面扫查中部

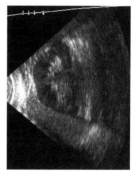

7. 标示：左肾冠状面长轴扫查

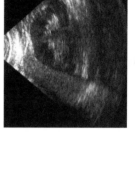

6. 标示：脾左侧横切面扫查后部

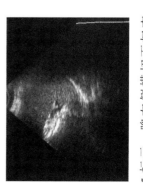

5. 标示：脾左侧横切面扫查前部

第四篇

....

盆腔扫查
操作规程

第12章　女性盆腔扫查方案

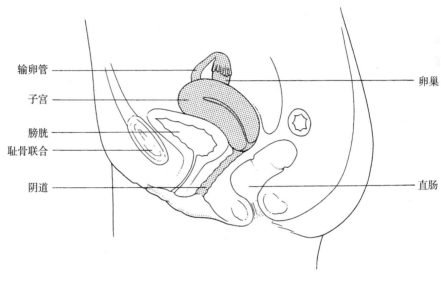

输卵管

子宫

膀胱

耻骨联合

阴道

卵巢

直肠

女性盆腔

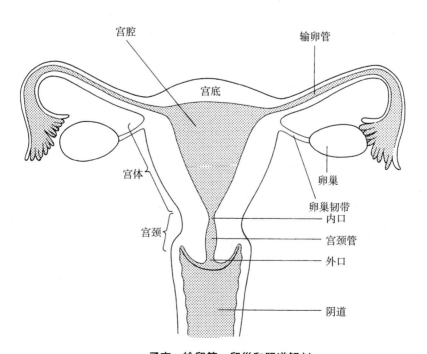

宫腔

输卵管

宫底

宫体

卵巢

卵巢韧带

内口

宫颈管

宫颈

外口

阴道

子宫、输卵管、卵巢和阴道解剖

【解剖】

①盆腔是腹腔的一个部分，向上到髂嵴，向下到盆膈。

②女性盆腔包括生殖道（阴道、子宫和输卵管）、卵巢、膀胱、输尿管和肠道的一部分，以及盆部肌肉、韧带和腹腔间隙。

1.真骨盆和假骨盆

盆腔可描述为真骨盆和假骨盆。

真骨盆和假骨盆的分界面是由骨盆线在盆腔内分隔出的倾斜平面，骨盆线是一假想线，即从耻骨联合周围到骶骨岬画出的线。真骨盆（小骨盆）是骨盆线深部区域。假骨盆（大骨盆）是骨盆线上方和髂嵴下方之间的区域。

2.盆腔分区　右侧盆腔、下腹部和左侧盆腔。

盆腔分区是对腹部下部进一步的细分区。

①右侧盆腔包括结肠的盲肠部分、阑尾、右侧输尿管远端和右侧卵巢。

②下腹部包括回肠远端、膀胱和子宫。

③左侧盆腔包括乙状结肠、左侧输尿管远端和左侧卵巢。

3.阴道　阴道是一个生殖器官，是生殖道的一部分。阴道和子宫形成一个线性的连续的腔道，胎儿从这一腔道娩出。

（1）阴道位于真骨盆中部的膀胱（前部）和直肠（后部）之间，是外阴和宫颈之间的部分。

（2）阴道是肌性管道器官。壁由三层结构组成：

①内部的黏膜上皮层；

②中部为薄层平滑肌；

③外部为外膜层。

（3）内部上皮层形成阴道腔，约9cm长。

4.子宫　分为子宫底、体、狭部、宫颈（内口和外口），子宫壁由内膜、肌层和浆膜组成。

子宫是一生殖器官，是生殖道的一部分；是一肌性、中空性器官。在这里可以进行受精卵着床、胚胎发育和供给胎儿营养。

（1）子宫位于真骨盆的中部，膀胱（前部）和直肠（后部）之间。子宫腔一侧开口于输卵管，一侧开口于下面的阴道。

（2）子宫壁由三层结构组成：

①内膜：内部黏膜层包围整个宫腔（也称作内膜腔或内膜管），与下部的阴道内膜延续。分为两层：

a.浅层（"功能层"或"功能带"）：在月经周期中增厚，在月经期部分脱落。

b.深层（"基底层"）：由致密的基质和黏膜腺体组成。这部分不受月经周期明显影响。

②肌层：中部平滑肌层形成子宫大部分结构。

③浆膜：外腹膜层是一薄层结构，完全覆盖肌层。

（3）子宫是一梨形结构，可描述为四部分：

①底：最宽和最上面的部分，与子宫体相延续。

②体：子宫最大的一部分，与子宫颈相延续。

③狭部：子宫轻微收缩的部分，在此处子宫体和子宫颈相连接。

④宫颈：是子宫下部圆柱形的部分突入阴道内膜腔。宫颈部分从内口（约与狭部同一水平）到外口（突入阴道）的距离为2～4cm。

（4）子宫的大小是随着病人的体形和年龄而变化：

①青春期前：长约2.5cm，宽约2cm，厚约1cm。宫颈占有的比例大。

②青春期后，无生育：长7～8cm，宽3～5cm，厚3～5cm。

③多产：子宫通常平均直径长约8.5cm，宽约5cm。

④绝经后：子宫大小明显减小，子宫类似青春期前的形状，宫颈在子宫部分占有的比例大。

（5）子宫正常是前倾位，靠近膀胱的圆顶部。由于与腹膜的连接和韧带的作用，使子宫在真骨盆内可以进行较大移位，膀胱和直肠充盈时移位较小，而在妊娠时移位较大。子宫支持结构的灵活性使子宫的位置有相当大的变异性。

①前倾位：膀胱排空；宫颈和阴道成90°，宫底和宫体前倾位（图A）。

②前屈位：膀胱排空；宫颈和阴道成90°，宫底和宫体向前弯曲直到宫底向后接近宫颈（图B）。

③后倾位：膀胱排空；宫体和宫底向后弯曲直到宫颈和阴道呈线性（图C）。

④后屈位：膀胱排空，宫体和宫底向后弯曲直到宫底向后靠近宫颈。宫颈和阴道呈线性（图D）。

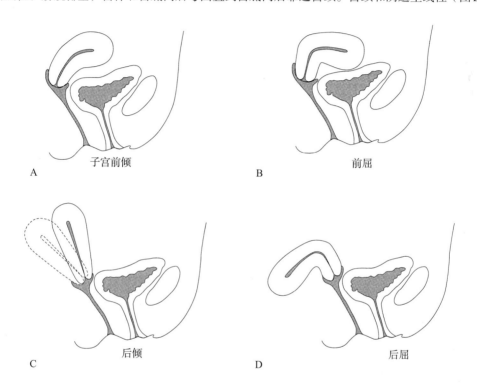

5.输卵管　分为间质部、峡部、壶腹部和漏斗部。

输卵管是生殖器官，是生殖道的一部分。输卵管是螺旋状肌性管道，从子宫上外侧称作宫角的部位发出，沿阔韧带的上游离缘向外侧走行于腹膜内直达卵巢。每侧输卵管通过其平滑肌的轻微蠕动可将成熟的卵子从卵巢输送到子宫。

（1）输卵管长度为7～12cm。最宽径3mm。

（2）输卵管分为四个部分：

①间质部或壁内段：最窄的部分，由子宫包绕。

②峡部：靠近子宫壁，与间质部连接。峡部是输卵管短的、直的、狭窄的部分，向侧方增宽，形成壶腹部和漏斗部。

③壶腹部：呈螺旋状的最长节段，是受精常发生的部位。

④漏斗部：输卵管最宽的部分，末端呈漏斗状，在近卵巢的部位开放于腹膜腔。扩展的漏斗部称为伞端，覆盖于卵巢，将卵泡输送到输卵管。

6.卵巢　卵巢是成对器官，呈杏仁状，是女性生殖器官，在此形成卵子。

（1）卵巢位于真骨盆内附件区（阔韧带后方腹膜腔内）。卵巢的位置多变，但是典型的位置是在子宫侧方靠近盆部侧壁。卵巢不会移位到子宫或阔韧带前方。两侧卵巢都是在子宫和髂内动脉的前方。

（2）卵巢的大小，取决于病人的年龄、月经周期和月经的状况等因素。

①青春期：卵巢在出生时是相对较大的，5～6岁之前改变较小。随着年龄的增长可见到囊性功能改变。卵巢的体积约3.0ml。

②青春期后：为2.5～5cm长，1.5～3cm宽，0.6～2.2cm厚，卵巢的平均体积约9.8ml。在排卵前体积较大，在黄体期体积较小。

③绝经后：卵巢的平均体积是5.8ml。

7.膀胱　膀胱是对称性、中空、肌性器官；是泌尿系统的一部分；是肾脏产生尿液的储存器。

（1）膀胱底部固定于真骨盆的下方，前方为耻骨联合，后方为子宫和阴道。膀胱充盈后，膀胱圆顶部向上扩展进入假骨盆。

（2）膀胱形状与膀胱扩展程度有关，膀胱可存储16～18oz（1oz=28.35g）的尿液。

（3）在正常扩展状态下膀胱壁≤1cm。

8.输尿管　输尿管是肌性管状结构，是泌尿系统的一部分，将尿液从肾运输到膀胱。

（1）肾的一侧正常情况下有一条输尿管，向后走行于后腹膜，从肾门到膀胱后方的长度为10～12in（1in=2.54cm）。其直径小于1.4in，当走行到膀胱处时直径减小。

（2）在真骨盆内输尿管走行在髂内动脉（后方）和卵巢（前方）之间。

（3）输尿管在女性盆腔中有重要的临床意义，盆腔病理改变可引起输尿管梗阻而最终影响肾改变。

9.乙状结肠和直肠　乙状结肠和直肠是胃肠道的一部分，位于真骨盆内。

（1）乙状结肠是盆腔左下象限降结肠的连续部分，松散地附着在骨盆壁。于第3骶椎水平在盆腔下后方其降端移行为直肠。

（2）直肠位置固定，前方为阴道，大部分在腹膜后。

10.肌肉组织　腰大肌、真假骨盆肌肉。

盆腔肌肉是肌肉骨骼系统的一部分，起到支持和保护的作用。

（1）腰大肌：双侧腰大肌从下位胸椎侧方穿过后方的腹盆壁到达髂嵴。

（2）假骨盆肌肉：髂腰肌、腹直肌、腹横肌。

①每侧腰大肌和髂肌在髂嵴水平形成髂腰肌，前下穿行止于股骨小转子。

②腹直肌大部分从第6肋骨和胸骨剑突向下延伸到耻骨联合。

③腹横肌形成腹盆腔的前侧缘。腹直肌鞘和腹横肌在中线融合形成腹白线。

（3）真骨盆肌肉：闭孔内肌、梨状肌、盆膈［耻骨尾骨肌、髂骨尾骨肌（肛提肌）、坐尾肌］。

①闭孔内肌位于真骨盆的侧壁。

②梨状肌位于真骨盆的后部区域，子宫的后方。

③盆膈是真骨盆底部的一群肌肉，支持盆腔器官。耻骨尾骨肌从耻骨扩展到尾骨，环绕直肠、阴道和尿道。髂骨尾骨肌位于耻骨尾骨肌的侧方。这些肌肉一起形成一吊床穿过盆底，称作肛提肌。每一侧坐尾肌都以坐骨棘扩展至骶尾骨，它们是盆膈最后面的肌肉。

11.韧带　子宫阔韧带、子宫圆韧带、子宫主韧带、宫骶韧带、骨盆漏斗韧带、卵巢韧带、耻骨膀胱韧带、侧韧带。

阔韧带是盆腔韧带中声像图唯一可识别的韧带。盆腔韧带是骨骼肌肉系统中的一部分。盆腔韧带是腹膜连接，可以维持盆腔器官的灵活性和移动性。

阔韧带：每侧阔韧带扩展在子宫角和卵巢之间。每侧的输卵管、圆韧带、卵巢韧带和子宫、卵巢的血管固定在阔韧带的两层结构之间。这些结构被脂肪和结缔组织包绕称为宫旁组织。

12.盆腔间隙　前间隙、后间隙、Retzius间隙。

人体内有一些"穹窿"形成腔隙或间隙。盆腹腔间隙的识别有重要的意义，因为一些潜在的病理异常可以侵犯这些腔隙。

（1）前间隙：或膀胱子宫陷凹，是位于子宫前壁和膀胱之间的浅的腹膜间隙。该间隙在膀胱充盈尿液时消失。

（2）后间隙：或直肠子宫陷凹，或Douglas窝，是后方的一个间隙，腹膜囊的附属部分，位于直肠和子宫之间的间隙。

（3）Retzius间隙：或膀胱前间隙或耻骨后间隙，是膀胱壁和耻骨联合之间的筋膜间隙。

【生理】

女性生殖系统：在青春期和更年期之间，女性生殖系统经历每个月的周期改变称作月经周期。月经周期通常为28d，在这个周期中卵泡成熟，释放到生殖道。垂体和卵巢分泌激素控制卵巢和子宫内膜的改变。卵巢的改变与子宫内膜的改变相对应。

1.月经周期的1～14d，相当于卵巢的卵泡期和子宫内膜的增殖期。

（1）月经来临之前，每侧卵巢包含有成千个未发育的卵泡，每一个都可形成初级卵母细胞。在卵泡期（月经周期的1～14d），垂体释放的卵泡刺激素（FSH）刺激一些初级卵泡发育。随着每个初级卵泡生长，其卵母细胞达到成熟的尺寸。在这个发展阶段，卵母细胞和其周围结构称作次级卵泡。

（2）月经一般发生在月经周期的1～5d，此时没有受精发生，增厚的内膜浅层剥脱。

（3）随着月经周期的进展，内膜进入到增殖期一直持续到月经周期的第14天。在增殖期，卵泡内的细胞释放刺激素，刺激内膜增厚，为受精卵的着床做准备。

2.月经周期第14天，发生排卵。当卵泡破裂，成熟的卵子释放入腹腔，输卵管伞将受精卵拉入漏斗部。

3.月经周期15～28d，相当于卵巢"黄体期"和子宫内膜的"分泌期"。

（1）随着排卵结束，破裂的卵泡内充满血液，称作黄体。这就是月经周期（15～28d）的卵巢黄体期和子宫内膜分泌期的开始。黄体成为一个内分泌腺体，分泌孕酮，增加子宫内膜腺体的分泌，为受精卵的着床做准备。

（2）同时，在整个月经期，由垂体释放的促黄体素（LH）刺激卵巢分泌雌激素和孕激素。雌激素和孕激素的浓度促进内膜增厚。此外，内膜内的内分泌腺产生富含糖原的黏液帮助种植环境的形成。

（3）依赖于LH的黄体继续产生孕激素，但孕激素的水平抑制LH的产生，其结果是黄体退化，形成一纤维结构，称为白体，保持在卵巢内。

（4）如果没有受精的发生，雌激素和孕激素水平降低，新的月经周期从内膜的月经第一天和卵巢的卵泡期重新开始。

【超声声像图表现】

阴道、子宫、输卵管、卵巢、膀胱、输尿管、乙状结肠、直肠、盆腔肌肉、阔韧带和盆腹腔间隙。

1.常规情况下超声难以显示输卵管，但如果腹腔内产生游离液体时可显示其轮廓。

2.膀胱在萎陷状态下难以显示，有尿液充盈时，可表示为无回声，围绕有回声明亮的壁。

3.常规情况下超声难以显示输尿管。

4.直肠和乙状结肠依据其内容物的不同，声像图表现各异，但是其内充满气体和粪便时表现为后伴声影是一典型特征。肠管萎陷时类似卵巢，然而通过观察蠕动的情况可作出鉴别。

5.常规情况下超声难以显示盆腔韧带，但如果腹腔内产生游离液体时可显示其轮廓。当子宫在后屈位时可以显示阔韧带。从横切面转为纵向显示最佳，表现为薄的、线样的中等回声结构。

6.与盆腔器官相比盆腔肌肉表现为低回声，与身体其他部位肌肉回声相似。

7.正常情况下后间隙可以显示少量游离液体。前间隙、Morison间隙、盆腔侧隐窝出现液体或后间隙出现大量液体考虑为异常情况。Retzius间隙在声像图上表现不明显，只有膀胱明显向后移位时才可显示。

8.下图为正常成年女性盆腔的纵向切面声像图，显示子宫和阴道的长轴。

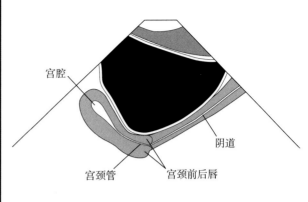

9.子宫能够很好显示，但是内膜的回声会随着月经周期的改变而改变，中间的肌层占据子宫大部分区域，表现为中等回声均质结构。子宫外层的浆膜是唯一明显的结构，显示为光滑的轮廓。内膜的中间增厚为分泌期表现（15～28d），基底层和功能层为等回声。阴道为管状结构，肌壁等回声，与子宫肌层延续。中间明亮的回声条带代表宫颈和阴道腔。在后间隙（直肠和宫颈之间）可以有少量液体。正常膀胱壁表现为薄的、光滑的亮回声线。

10.线状内膜面形成内膜腔，声像图表现为明亮的、薄的条带结构。子宫内膜的厚度随着月经周期而改变，下面所述为其声像图表现。

（1）月经期由于子宫内膜层浅层脱落，声像图表现为薄的强回声。

（2）增生早期（5～9d）子宫内膜表现为明亮线状，正常厚度为4～8mm。

（3）增生晚期（10～14d），正是排卵前期，子宫内膜功能层因为雌激素增多而变厚，声像图呈多层状。明亮的宫腔线被厚的功能层包绕，功能层与基底层相比回声较低，基底层周边是低回声的子宫肌层。这个时期，子宫内膜正常厚度为6～10mm。

（4）分泌期（15～28d），内膜厚度为7～14mm，功能层由于孕酮增高和糖原丰富的黏液分泌增多导致内膜增厚水肿，这就促使功能层回声增强，与基底层和宫腔相比表现为等回声。

11.下图显示横切时子宫底的轴切面。在这个切面中子宫肌层是可区分的。相对低回声的中间层，外层和内层的纤维层与中层相比表现为低回声。最内层表现为环绕子宫内膜的低回声带。

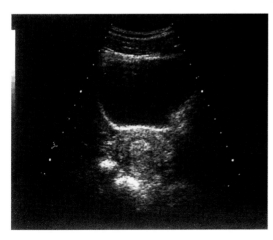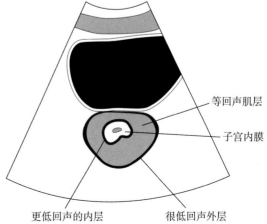

12.横切面图像上的箭头指向阔韧带的筋膜，其从子宫角向卵巢延伸。沿阔韧带走行的输卵管和阔韧

带不会在声像图上显示的，除非异常或是盆腔侧隐窝内游离液体聚集。这幅图显示子宫和右侧卵巢轴向切面表现为均匀低回声。与子宫和卵巢相比肌层侧壁表现为低回声。膀胱随充盈程度不同无回声形状表现多变，横切面上有时呈正方形。

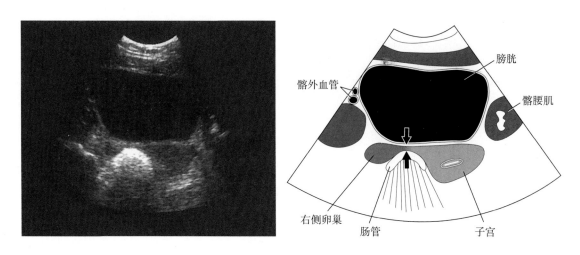

13.这幅横切面图像显示子宫侧方位置的卵巢的轴向图。卵巢表现为均匀中等至低回声，有卵泡分布，生育年龄的共同表现是卵泡出现，卵泡表现为小的圆形无回声区，在这幅图上卵泡的大小和数量是不同的。

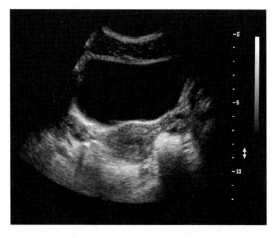

14.这幅经阴道图像显示卵巢边缘相对卵巢其他部分是低回声的。

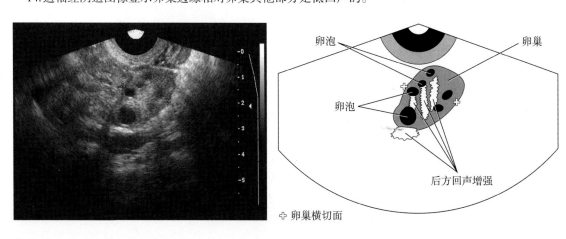

【正常变异】

1.双子宫

（1）发育变异导致双子宫、双宫颈和双阴道。

（2）声像图表现和正常的子宫、宫颈和阴道一样，但是解剖上是两个。

2.双角子宫

（1）发育异常导致两个宫体（分开）或是两个宫角（分隔），具有一个阴道，一个或两个宫颈。

（2）声像图表现和正常的宫体、宫颈和阴道一样，但宫体是重复的。

【病人准备】

1.检查前要采集病史，包括最近一次月经第1天的日期、产次和妊娠次数（可参考的妊娠试验结果）、症状、骨盆检查结果和盆腔手术史。大部分超声部门有专门的表格记录。

2.患者要有足够的膀胱充盈。使肠道移开充当显示盆腔结构的声窗。检查前1h应摄入32～40oz纯净水，检查需要15～20min完成。

3.如果由于其他原因患者不能摄入液体，可以通过尿管用无菌水充盈膀胱。

如果膀胱过度充盈可能使脏器被膀胱推开到视野之外，如果这样可让患者适当排尿后检查。

注释：正常肠道可误认为病理状况。为区分二者，可用水灌肠使肠管显示清晰。

【探头】

1.3.0MHz或3.5MHz。

2.5.0MHz可用于体型瘦的患者。

【呼吸技巧】

1.正常呼吸。

2.病人体位为平卧位。

一、女性盆腔扫查

提示：女性盆腔扫查先扫查阴道、子宫和盆腔的纵切面和横切面，然后检查卵巢的纵切面和横切面。

（一）阴道、子宫和盆腔·长轴·纵向切面·前部经腹扫查

1.同时显示阴道和子宫的纵切面是最容易进行的方法，显示长轴切面是最好的开始检查的方法。扫查开始是在身体中线用探头垂直探查，优于直接接触耻骨联合。大多数情况下，阴道和宫颈的长轴可以被显示，宫底和宫体显示依赖于其位置。在无回声膀胱（在前方）和高回声直肠（在后方）之间可以显示阴道。如果阴道和宫颈不能显示，可以轻微在中线左侧和（或）右侧移动探头，或是小角度向下移动探头，或是联合应用，直到阴道和宫颈显示清楚。如果宫体和宫底不能和宫颈及阴道同时显示，倾斜、缓慢移动探头变换角度直到显示宫底、宫体和宫颈连接。继续调整扫查平面，直至子宫、阴道、内膜和宫颈管全部显示。

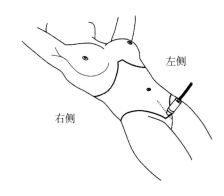

2.确定子宫和阴道长轴之后，缓慢移动探头至患者右侧，扫查子宫侧缘、阴道、附件和盆腔侧壁。如果右侧卵巢可显示要注意其位置。

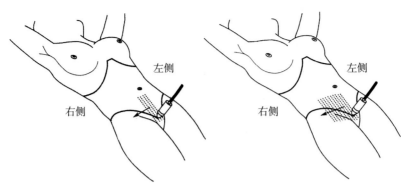

　　3.重新显示子宫和阴道长轴，缓慢移动探头至患者左侧，探查子宫侧缘、阴道和附件盆腔侧壁。如果左侧卵巢可显示要注意其位置。

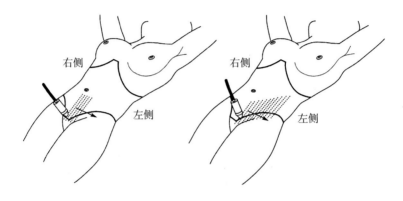

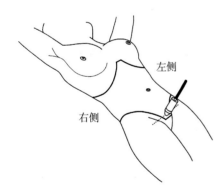

（二）阴道、子宫和盆腔·短轴·横切面·前部经腹扫查

　　1.保持纵向切面，重新定位子宫和阴道长轴。聚焦在阴道，然后旋转探头90°进入横切面，直到在无回声膀胱（在前方）和高回声直肠（在后方）之间可以显示呈小卵圆形的阴道横轴切面。有必要轻微扭动探头显示位于中央的阴道管腔。

　　2.现在非常缓慢地改变探头角度扫查阴道和盆腔的边界。非常缓慢放直探头至垂直位扫查盆腔再返回至阴道。保持探头垂直和缓慢向上滑动，扫查骨盆再返回到阴道。注意盆腔侧壁。

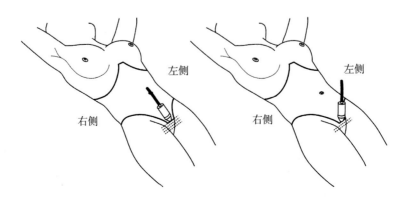

3.保持探头垂直和缓慢向上滑动，阴道和宫颈及侧缘全面扫查。寻找宫颈的轴向切面，略大于阴道的轴向切面，位于膀胱（在前方）和后间隙（在后方）之间。有必要轻微转动探头显示位于中央的宫颈管。注意盆腔侧壁。

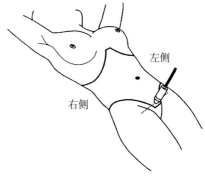

4.保持探头垂直，非常缓慢向上侧滑动扫查，从宫颈到宫体全面扫查，宫体比宫颈明显增大。有必要轻微转动探头显示内膜腔。一个或两个卵巢在宫底的后方或是侧方显示。注意盆腔侧壁。

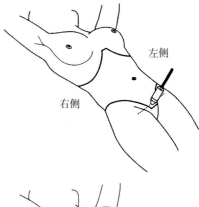

5.继续缓慢向上移动探头从宫体扫查到宫底。显示宫底的轴向切面，比宫体的切面略大。有必要轻微转动探头显示内膜腔。向上扫查宫底和膀胱，这一扫查路径是在脐水平进行的。显示膀胱，就会显示肠管，依据肠管内容物的不同调整扫查方式。在宫底后方或侧方可显示一侧或两侧卵巢。注意盆腔侧壁。

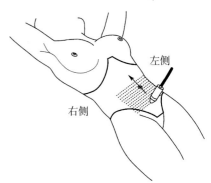

二、卵 巢 检 查

提示：卵巢的位置是非常多变的，其长轴可能出现在任何扫查面。卵巢倾向位于宫体或是宫底侧方，可以靠近子宫一侧。其他位置包括子宫后方或是上方。如果卵巢在以下检查中不能被辨认，必须尽力去寻找卵巢，包括经阴道超声检查（参照第13章）。

（一）右侧卵巢·长轴·纵向切面·前部经腹扫查

为了利于说明，设想卵巢长轴可在纵向切面上显示。

1.开始将探头垂直置于身体中线耻骨联合上方。缓慢移动探头至身体右侧，探查子宫上方和右后方区域。在子宫后方区域髂外静脉和（或）膀胱（在前方）和髂外动脉（在后方）之间寻找卵巢。当向右侧探查时有必要移动探头变换角度使卵巢显示。一旦辨认出卵巢，轻微移动探头，以两种方法去显示卵巢长轴。

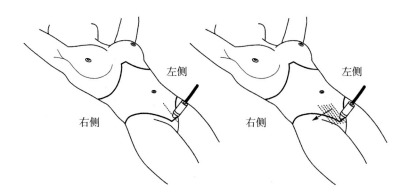

提示：如果卵巢由于肠管无法显示，变换探头角度由盆腔中线指向右侧卵巢或是左侧。

2.缓慢移动或变换探头角度指向患者右侧，全面探查卵巢的上方和右后方。移动探查至卵巢上方后缓慢变换角度指向盆腔中部，扫查卵巢上方和中部区域。

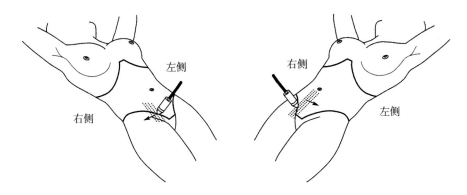

（二）右侧卵巢·短轴·横切面·前部经腹扫查

1.保持纵向切面，重置于右侧卵巢长轴，然后旋转探头90°至横切面，直到卵巢小的、椭圆形的横切面显示。

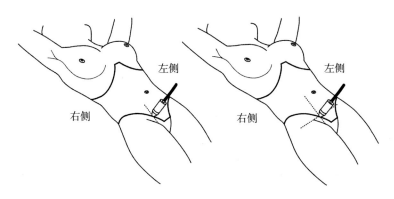

2.缓慢移动或是向上变换探头，全面扫查卵巢上方。重置于卵巢短轴的下方，移动旋转探头以扫查卵巢。

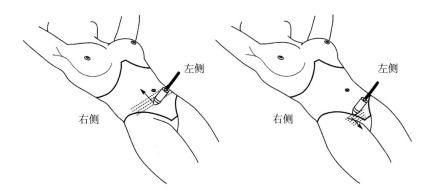

（三）左侧卵巢·长轴和短轴扫查

用检查右侧卵巢同样的检查步骤和方法。

三、女性盆腔需要存留的图像

（一）阴道、子宫和盆腔·长轴·纵向切面·前部经腹扫查

纵切面的典型图像是显示从盆腔开始追踪到子宫长轴。

1.耻骨联合上方盆腔中部的纵切面图。

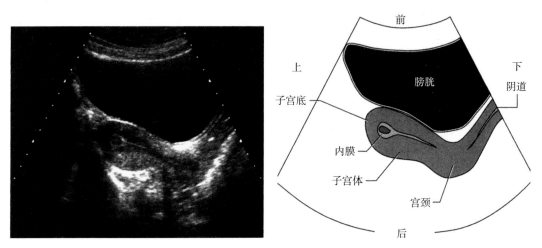

标示：盆腔正中纵向切面

2.包括右侧附件的图像，依据子宫位置不同图像中可包括部分子宫。

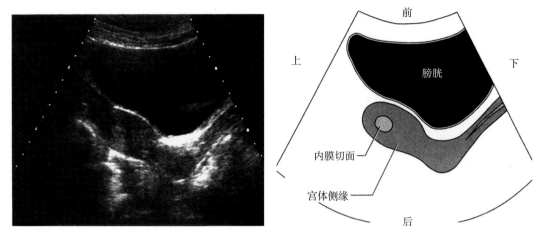

标示：**盆腔 R1 纵向切面**

3.包括膀胱和盆腔右侧壁的纵切面。

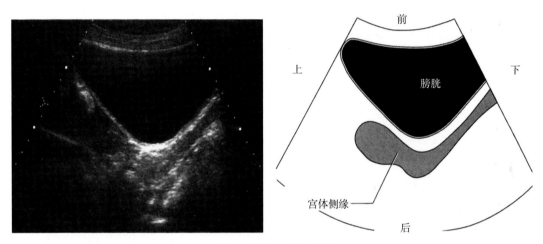

标示：**盆腔 R2 纵向切面**

4.包括左侧附件的图像，依据子宫位置不同图像中可包括部分子宫。

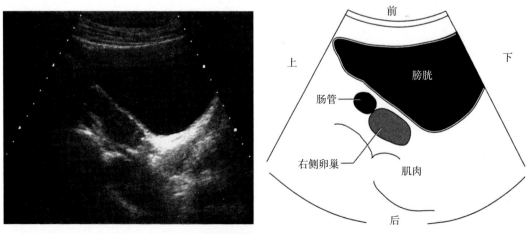

标示：**盆腔 L1 纵向切面**

5.包括膀胱和盆腔左侧壁的纵切面。

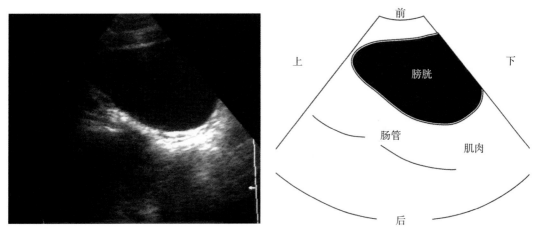

标示：盆腔L2纵向切面

6.子宫长轴图，包括尽可能多的内膜腔以及子宫全长（上到下）和高度（前到后）测量。

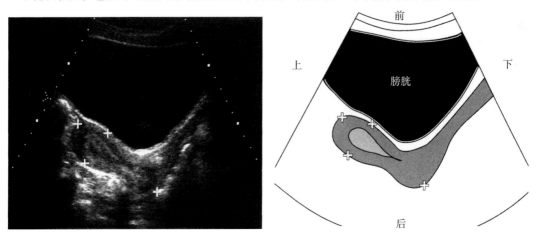

标示：子宫长轴纵向切面

7.与6同样图像但不包括测值。

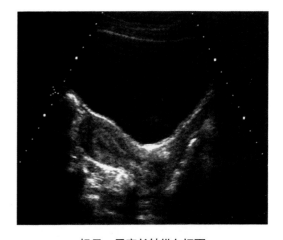

标示：子宫长轴纵向切面

提示：需要还存留额外的图像显示内膜、宫颈管和阴道腔。标记为：子宫纵向切面（UT SAG）。

（二）阴道、子宫和盆腔·短轴·横切面·前部经腹扫查

1. 阴道轴向图。

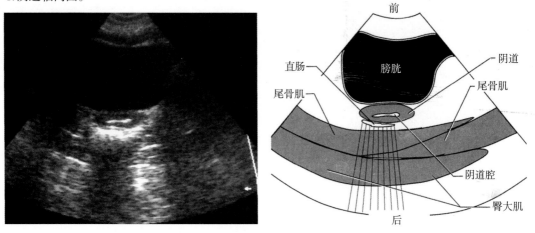

标示：**阴道横切面**

2. 宫颈轴向图。

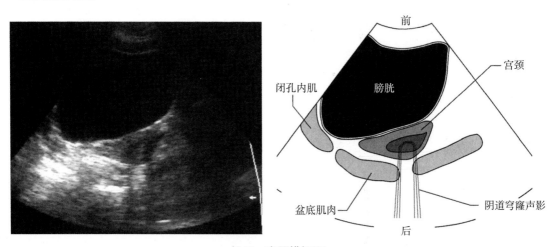

标示：**宫颈横切面**

3. 子宫体轴向图。

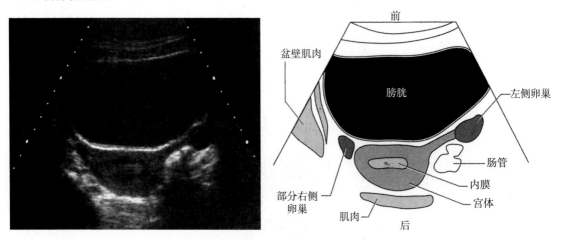

标示：**子宫体横切面**

4.子宫底轴图，测量子宫宽度（右到左）。

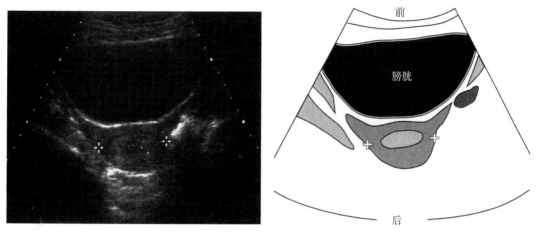

标示：子宫底横切面

5.与4同一图像，但无测量值。

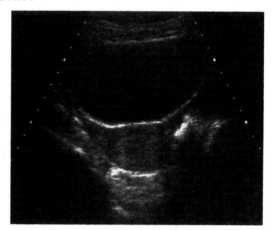

标示：子宫底横切面

（三）右侧卵巢·长轴·纵向切面·前部经腹扫查

1.右侧卵巢长轴图，测量长度（上到下）和高度（前到后）。

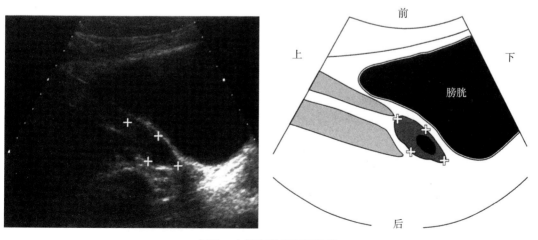

标示：右侧卵巢纵切面长轴

提示：如果卵巢的图像与中线成角度，那么图像必须倾斜并标示为：右侧卵巢斜纵向切面长轴。

2.与1同一图像，但无测量值。

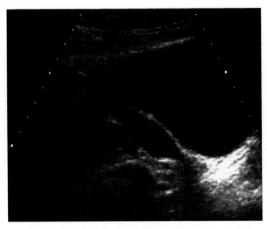

标示：右侧卵巢纵切面长轴

（四）右侧卵巢·短轴·横切面·前部经腹扫查

1.右侧卵巢的轴向图附带宽径测量（左到右）。

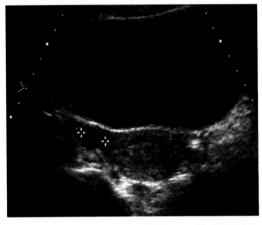

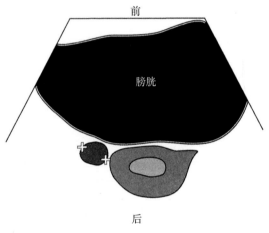

标示：右侧卵巢横切面

提示：如果卵巢的图像与中线成角度，那么图像必须倾斜并标示为：右侧卵巢斜横切面。

2.与1同一图像，但无测量值。

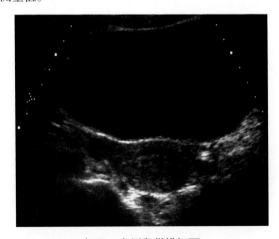

标示：右侧卵巢横切面

（五）左侧卵巢·长轴·纵向切面·前部经腹扫查

1.左侧卵巢长轴图测量长度（上到下）和高度（前到后）。

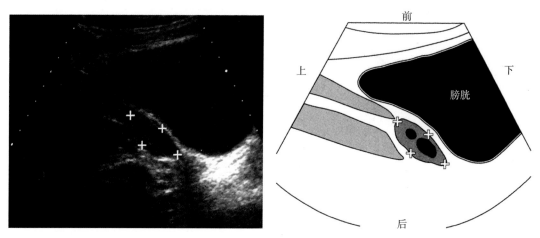

标示：左侧卵巢纵切面长轴

提示：如果卵巢的图像与中线成角度，那么图像必须倾斜并标示为：左侧卵巢斜纵向切面长轴。

2.与1同一图像，但无测量值。

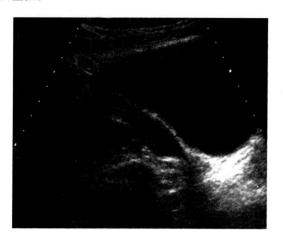

标示：左侧卵巢纵切面长轴

（六）左侧卵巢·短轴·横切面·前部经腹扫查

1.左侧卵巢的轴向图附带宽径测量（左到右）。

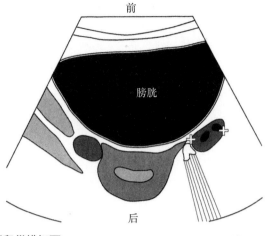

前

膀胱

后

标示：左侧卵巢横切面

提示：如果卵巢的图像与中线成角度，那么图像必须倾斜并标示为：左侧卵巢斜横切面。

2.与1同一图像，但无测量值。

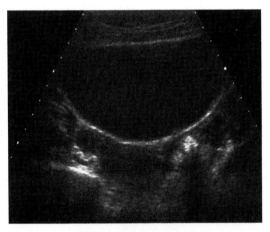

标示：左侧卵巢横切面

复　习　题

1. 阴道和子宫内膜（　　）。

　　a）通过宫颈外口相互分离

　　b）在分泌期分泌富含糖原的黏液

　　c）在月经期剥脱

　　d）阴道和子宫形成一个连续的腔和管道，胎
　　　　儿从这一管道娩出

2. 子宫壁由（　　）组成。

　　a）浆膜、基底层和内膜层

　　b）外膜，中层为薄的平滑肌，内层为黏膜层

　　c）内膜、肌层、基底层

　　d）内膜、肌层、浆膜层

3. 在月经周期中子宫（　　）增大?

　　a）内膜

　　b）基底层

　　c）肌层

　　d）内膜管

4. 功能层是（　　）。

　　a）发生在增生期

　　b）是内膜的浅层

　　c）是肌层的最内层

　　d）不受月经周期的影响

5. 峡部是子宫轻微收缩的部分，（　）。

　　a）此处子宫体和子宫颈相连接

　　b）此处子宫颈和阴道相延续

　　c）如果显示说明子宫体有异常

　　d）罕见的重复宫颈

6. 子宫的正常位置描述为（　）。

　　a）前屈

　　b）后屈

　　c）前倾

　　d）后倾

7. 当膀胱向后移位时（　）。

　　a）可发现 Retzius 间隙的肿物

　　b）是正常变异

　　c）子宫是前屈的

　　d）子宫是后屈的

8. 与黄体期相关的是（　）。

　　a）月经期

　　b）增生期

　　c）卵泡成熟期

　　d）分泌期

9. 与卵泡期相关的是（　）。

　　a）月经期

　　b）增殖期

　　c）卵泡成熟期

　　d）分泌期

10. 内膜（　）表现为多层结构。

　　a）月经期

　　b）增殖早期

　　c）增殖晚期

　　d）分泌晚期

　　答案：1.d；2.d；3.a；4.b；5.a；6.c；7.a；8.d；9.b；10.c。

（刘　畅　王淑敏　译）

第13章　经阴道超声

在大多数情况下，"经阴道"或"阴道内"超声与经腹超声配合使用以进一步了解盆腔情况。如果经腹超声检查可以提供明确诊断，经阴道超声检查就不必要了。经阴道超声检查比经腹超声提供了更好的解剖细节，因为高频探头可以更接近需要了解的部位。在理想的情况下，经腹超声可以显示盆腔包块的大小和位置，但经阴道超声检查可以更好地显示包块的特征。

【病人准备】

1. 需要得到病人的口头或书面同意。解释检查的详细过程，告知病人此项检查几乎是无痛的，探头进入时就像一个卫生棉条插入的感觉，这项检查对于医生作出准确诊断是必要的。

2. 检查时应该由一位女性健康专家陪同。在场见证者的姓名首字母应包含于胶片标签中。

3. 排空膀胱。

4. 超声技术员或医生可能会将探头插入。

【病人体位】

1. 探头的设计决定了病人的体位，理论上讲，在妇科检查床上让病人取截石位是最理想的。

2. 患者躺在检查床的边缘，将臀部用枕头或泡沫垫抬高。

【探头】

1. 5.0 MHz 或更高。

2. 在探头上涂抹耦合剂，然后用避孕套或一次性护套覆盖。确保在尖端没有气泡。在插入前在避孕套或护套上再涂抹一些耦合剂。如果不孕是一个考虑因素，可以使用水或非杀精子凝胶。

3. 检查结束后，覆盖在阴道探头的避孕套或护套应予以处置。探头应在抗菌溶液中浸泡。按照制造商的说明决定传染病消毒方案和浸泡时间。如果在检查过程中护套或避孕套被撕开，探头一定要用抗菌溶液清洗。

【扫查方向】

1. 标准的经阴道超声扫查采用纵向切面和冠状面。在图13-1和图13-2中描述了经阴道超声检查的图像方向。实际操作中，探头位置的改变可导致图像与标准图像之间有所差异（图13-3）。经阴道超声图像方位会在机构、作者和教科书中有所不同。

2. 由于视野狭窄、扫描从下部进行及生殖器官的正常位置变异等原因使经阴道超声检查图像正确的定位成为一个富有挑战性的工作。因此，在插入探头之前确定探头的正确位置是非常重要的。探头朝上，接触探头边缘，图像的左侧可见在运动，这样在纵向切面可以确定探头的正确方向。从这个位置，探头可旋转90°，以逆时针顺序在冠状面进行扫描。

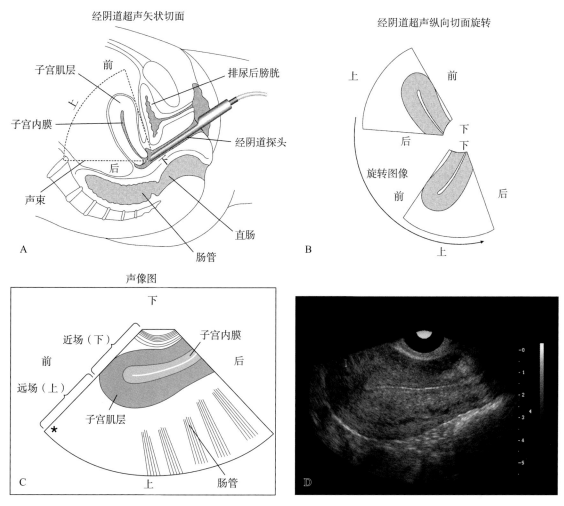

图 13-1 经阴道超声纵向切面

A.阴道超声探头位置和纵向切面的视野。B.探头旋转及相应图像变化示意图。C.阴道超声纵向切面中子宫的纵切面。显示器上图像的顶点对应的是最接近探头的表面。在阴道超声中纵向切面图像的近场和左侧一般对应于真骨盆后下方区域。在阴道超声中纵向切面图像的远场和右侧一般对应于真骨盆前上方区域。D.在阴道超声纵向切面进行子宫纵切获得的扫查图像。

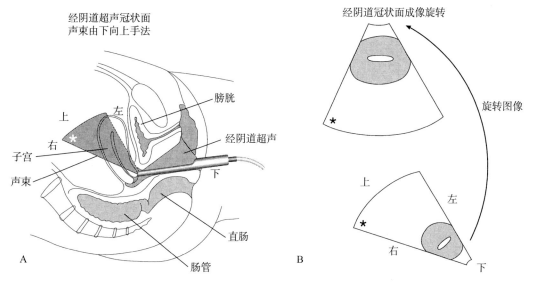

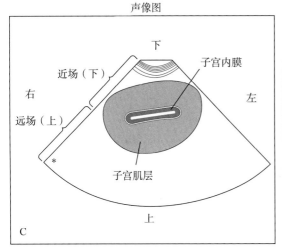

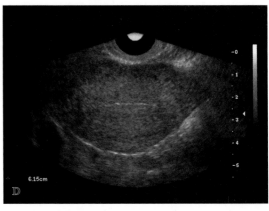

图 13-2　经阴道超声冠状切面

A.经阴道超声探头位置和冠状切面图像示意图。在膀胱未充盈时典型的前倾子宫底部，向腹壁前倾。因此，在阴道超声成像中子宫的短轴在冠状面上显示。B.图像旋转示意图。C.经阴道超声冠状面子宫的横切面示意图。显示器上图像的顶点对应于最接近探头表面的解剖位置。阴道超声近场和左侧的纵向切面图像一般对应于真骨盆后下方区域。阴道超声纵向切面图像的远场和右侧一般对应真骨盆前部区域。D.阴道超声的冠状面显示子宫的横切面。应注意的是子宫填满了整个屏幕，限制了观察整体的骨盆结构，但这样子宫解剖结构可以更详细。*.在 A、B 和 C 上代表相同的位置

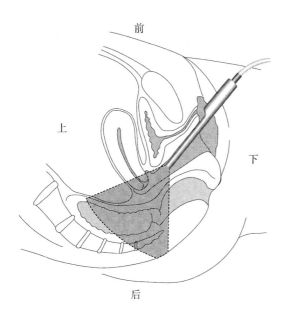

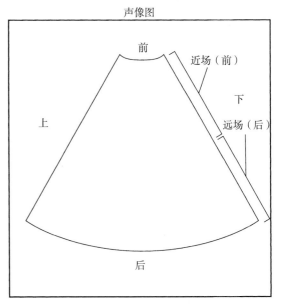

图 13-3　经阴道成像：前下方向方法

大多数经阴道超声成像是从标准切面下进行的，如图 13-1 和图 13-2。此外，经阴道超声可以在标准切面下变换。例如，当探头向前方翘起，朝向耻骨联合方向，声束指向更后方，纵向切面图像的近场和远场对应盆腔的前部和后部的区域，而不是下方和上方区域（标准方法）。此时，图像的左、右侧更接近于盆腔的上方和下方，而非前方和后方（标准方法）利用后入式经阴道超声检查方法使图像方向有了显著的变化。因此，经阴道超声检查的图像方向在机构、作者和超声书之间有所不同

一、经阴道女性盆腔扫查

提示：由于视野有限，应通过倾斜插入的探头在不同方向上进行子宫及附件区的扫查。

（一）子宫及附件·长轴·纵向切面·下方扫查

1.开始扫查时先慢慢向下降低探头显示子宫宫底的纵向切面。将探头略移向右侧，然后再向左侧，以扫查边缘的情况。注意观察并评估中央的子宫内膜情况。如果膀胱有尿，可于子宫前方看到（在成像屏幕的左侧）。

2.稍微抽出探头，并慢慢朝上抬起探头手柄，以查看宫体、宫颈和cul-de-sac窝。再将探头向右侧移动，然后到左侧，以扫查边缘的情况。注意观察位于中心位置的子宫内膜和宫颈管。

3.在进行子宫扫查后，继续进行附件区纵向扫查。将部分退出的探头再慢慢插入。保持探头的直入并降低探头手柄，显示出子宫宫底部，此时，盆腔位于子宫上方。慢慢将探头手柄移向病人左腿侧，以扫查患者的右侧附件区。返回到中线，将探头手柄移向患者右腿侧，以扫查患者的左侧附件区。

提示：对于后位子宫，可以将探头手柄向上抬起以扫查子宫宫底。将探头180°旋转和反转图像方向也是有帮助的。

4.在子宫宫体和子宫宫颈的水平重复侧向扫查附件区。

（二）子宫及附件·短轴·冠状面·下方扫查

1.在纵向扫查纵向切面后，逆时针旋转探头90°至冠状面进行扫查。

2.首先慢慢向下降低探头手柄，进行子宫宫底的扫查。

3.稍微撤回探头，再将探头手柄向上翘以扫描子宫宫体、宫颈和cul-de-sac窝。

4.扫查完子宫后继续在轴向对附件区进行扫查。将探头手柄向下压，重新回到子宫宫底水平。慢慢地移动探头手柄向病人左腿侧，扫查右侧附件区，缓慢地向上移动探头手柄以充分扫查该区域。

5.使探头回到中线，然后慢慢移动探头手柄向病人右腿侧扫查左侧附件区。缓慢地上下移动探头手柄以充分扫查该区域。

（三）右侧卵巢·短轴·冠状面·下方扫查

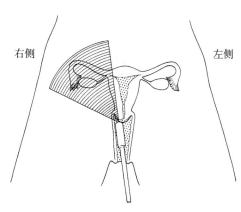

右侧　　　　　左侧

1.在冠状面扫查卵巢是最容易的。将探头以纵向切面方向插入阴道，再逆时针旋转90°即为冠状面。

2.将探头向右侧倾斜开始扫查。慢慢移动探头手柄朝向患者左腿侧，使声束朝向右侧附件区。微微上下移动探头手柄寻找卵巢。识别相邻的髂血管。

3.找到卵巢后，根据需要尽量向上和向下移动探头手柄充分扫查卵巢区域。

（四）右侧卵巢·长轴·纵向切面·下方扫查

1.在纵向切面的基础上顺时针旋转探头90°，以在冠状面上扫查卵巢。

2.从右到左轻微地移动探头进行卵巢外侧缘到内侧缘的扫描。明确相邻的髂血管。

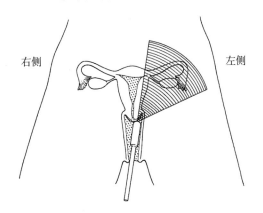

右侧

左侧

（五）左侧卵巢·短轴·冠状面·下方扫查

1.将探头逆时针旋转90°返回到冠状切面。

2.将探头置于向左倾斜的位置开始扫查。慢慢移动探头手柄朝向患者的右腿侧，使声束朝向左侧附件区。微微移动探头手柄向上和向下寻找卵巢。识别相邻的髂血管。

3.当卵巢的位置确定后，根据需要尽量向上和向下移动探头手柄，充分扫查卵巢区域。

（六）左侧卵巢·长轴·纵向切面·下方扫查

1.在纵向切面的基础上顺时针旋转探头90°，以在冠状面上扫查卵巢。

2.从右到左轻微地移动探头进行卵巢的内侧缘到外侧缘的扫查。明确相邻的髂血管。

二、经阴道超声女性盆腔扫查声像图

（一）子宫及附件·长轴·纵向切面·下方扫查

1.正中纵向切面图像。如果可以显示子宫的长轴切面，测量子宫的长度和高度。

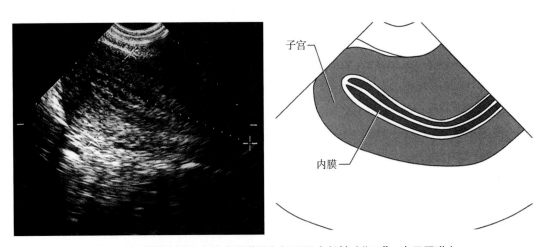

子宫

内膜

标示：阴道纵向切面中线或阴道纵向切面子宫长轴（"TV"，表示阴道）

提示：如果子宫的长轴中线切面不能显示，此处应标记为经阴道超声纵向长轴切面（TV SAG UT LONG AXIS）。

2.与 1 图像一样，但无测量径线。

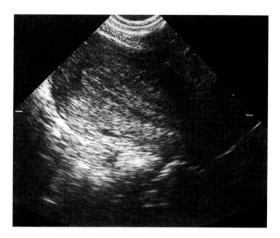

标示：阴道纵向切面中线子宫长轴或阴道纵向切面子宫长轴切面

3.子宫底的长轴图像，包括内膜腔。

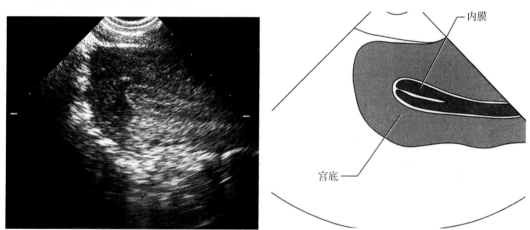

标示：阴道纵向切面宫底

4.子宫宫体和宫颈的长轴图像，包括内膜腔。

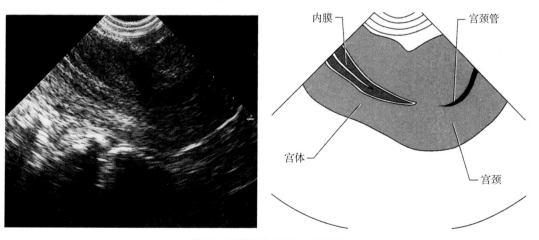

标示：阴道纵向切面宫体宫颈

（二）子宫及附件·短轴·冠状面·下方扫查

1.子宫底的轴位图像测量子宫的宽度。

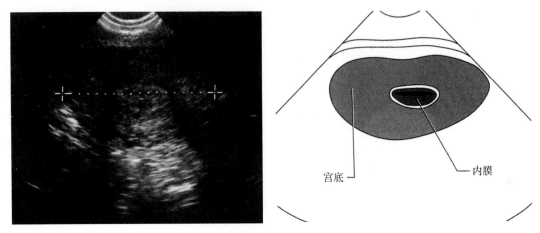

标示：阴道冠状面宫底

2.与1图像一样，但无测量径线。

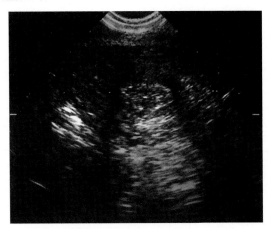

标示：阴道冠状面宫底

3.子宫体的轴位图像。

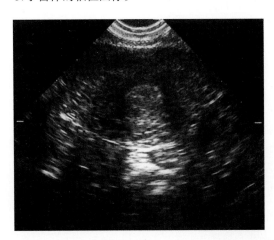
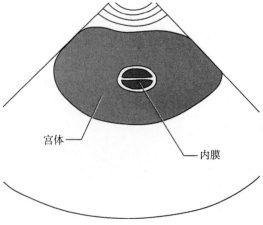

标示：阴道冠状面宫体

4.子宫颈的轴位图像。

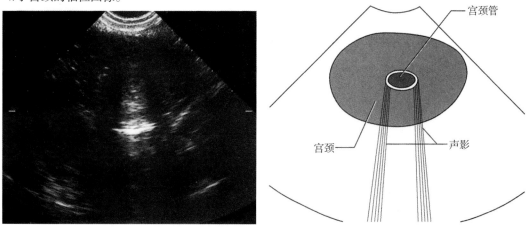

标示：阴道冠状面宫颈

（三）右侧卵巢·长轴·冠状面·下方扫查

为了便于说明，假设纵向切面可以观察到卵巢的长轴。

1.右侧卵巢轴位图像，宽度测量（从右到左）。

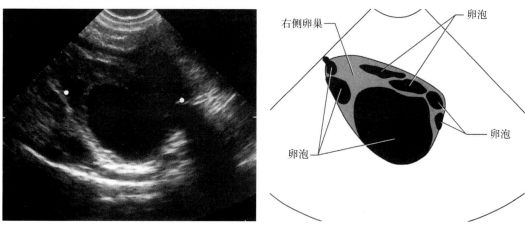

标示：阴道冠状面右侧卵巢

2.与1图像一样的图像，但无测量径线。

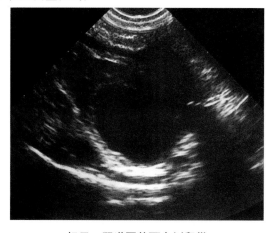

标示：阴道冠状面右侧卵巢

(四)右侧卵巢·长轴·纵向切面·下方扫查

为了便于说明,假设纵向切面可以观察到卵巢的长轴。

1.右侧卵巢长轴图像,长度和高度测量。

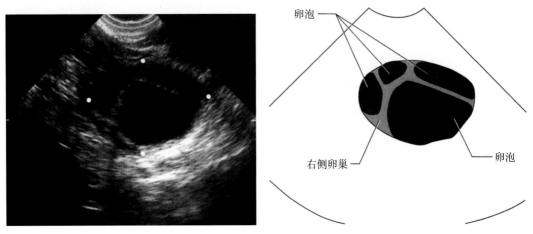

标示:阴道纵向切面右侧卵巢长轴切面

2.与1图像一样的图像,但无测量径线。

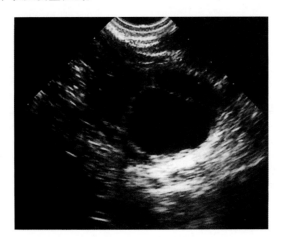

标示:阴道纵向切面右侧卵巢长轴切面

(五)左侧卵巢·短轴·冠状面·下方扫查

为了便于说明,假设纵向切面可以观察到卵巢的长轴。

1.左侧卵巢轴位图像,宽度测量(从右到左)。

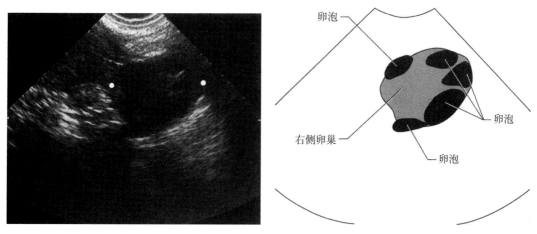

标示：阴道冠状面左侧卵巢

2.与1图像一样，但无测量径线。

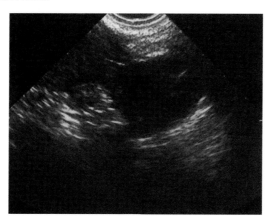

标示：阴道冠状面左侧卵巢

（六）左侧卵巢·长轴·纵向切面·下方扫查

为了便于说明，假设纵向切面可以观察到卵巢的长轴。
1.左侧卵巢长轴图像，长度和高度测量。

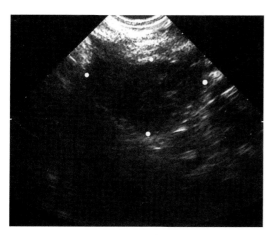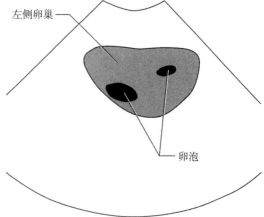

标示：阴道纵向切面左侧卵巢长轴切面

2.与1图像一样，但无测量径线。

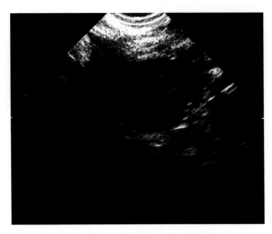

标示：阴道纵向切面左侧卵巢长轴切面

复 习 题

1. 在大多数情况下，经阴道超声用来（　　）。
   a）评估卵巢的异常情况
   b）超声引导下查找卵巢
   c）作为一个经腹部盆腔扫查的补充
   d）取代经腹部盆腔扫查

2. 经阴道检查必须在（　　）见证下进行。
   a）一名患者的直系亲属
   b）另一名超声技术员，其缩写应包括在所有图像中
   c）女性健康专家
   d）任何健康专家

3. 经阴道超声检查的声束方向是（　　）。
   a）下方
   b）纵向切面和冠状切面
   c）前部
   d）多种方法

4. 经阴道超声检查的主要优点是（　　）。
   a）探头的放置更接近检查部位
   b）病人不需要充盈膀胱
   c）可在手术过程中使用
   d）其宽广的视野

5. 经腹超声与经阴道超声检查进行比较，（　　）。
   a）经腹超声被认为是可以更好地评价卵巢
   b）经阴道超声检查显示盆腔肿物的大小是最

   好的
   c）经腹超声被认为是补充检查
   d）经阴道超声检查可以更好地显示异常发现的特征

6. 经阴道超声检查被称为（　　）和（　　）超声。
   a）腔内
   b）盆内
   c）阴道内
   d）腹腔内

7. 经阴道超声检查的局限性是（　　）。
   a）探头和盆腔结构之间的距离
   b）低频率探头
   c）有限的视野
   d）不用充盈的膀胱作为一窗口以更好显示盆腔情况

8. 盆腔结构经阴道成像比经腹成像分辨率更好，因为（　　）。
   a）经阴道探头和盆腔结构之间的衰减更少
   b）在大多数情况下，膀胱是排空的
   c）使用低频率的探头
   d）经腹盆腔扫查是淘汰的

9. 卵巢的位置是多变的，但不可能出现在（　　）。
   a）阔韧带后方
   b）cul-de-sac 前窝

c）cul-de-sac 后窝

d）高于子宫宫底部

10. 经阴道超声的标准检查切面是（　　）。

a）纵向切面和横断切面

b）冠状切面

c）横断切面

d）纵向切面和冠状切面

11. 阴道超声是无菌的操作。

a）正确

b）错误

12. 阴道超声无法评估前位子宫。

a）正确

b）错误

13. 在盆腔脏器检查中经阴道超声已经取代的了经腹超声检查。

a）正确

b）错误

14. 只有子宫的底部可以经阴道检查进行评估。

a）正确

b）错误

答案：1.c；2.c；3.d；4.a；5.d；6.a和c；7.c；8.a；9.d；10.d；11.b；12.b；13.b；14.b。

（刘　畅　王淑敏　译）

第14章 产科超声扫查操作规程

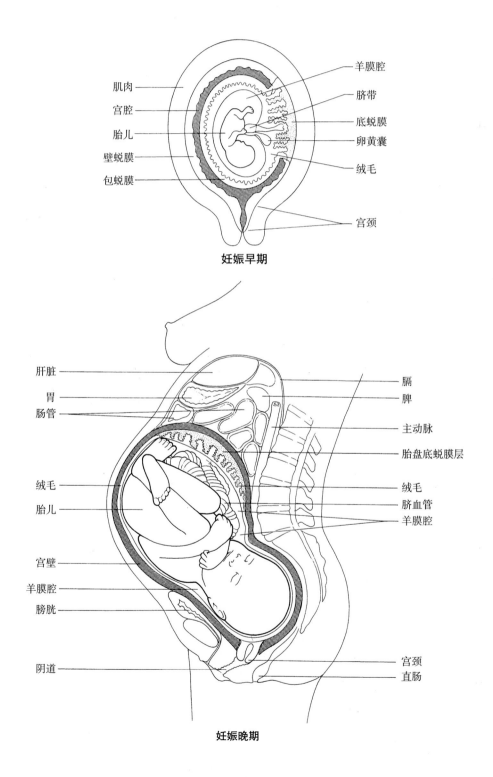

妊娠早期

肌肉
宫腔
胎儿
壁蜕膜
包蜕膜

羊膜腔
脐带
底蜕膜
卵黄囊
绒毛

宫颈

肝脏
胃
肠管

绒毛
胎儿

宫壁
羊膜腔
膀胱

阴道

膈
脾

主动脉
胎盘底蜕膜层

绒毛
脐血管
羊膜腔

宫颈
直肠

妊娠晚期

一、产科解剖学

1.如第12章所述，女性盆腔器官包括生殖器官（子宫、阴道、输卵管），双侧卵巢、膀胱、部分输尿管及直肠、乙状结肠。骨盆的骨性结构形成女性盆腔外界，分布于盆腔内层的骨骼肌形成盆腔内界。

2.第12章讲述了月经周期如何对子宫产生影响使其为受精卵着床做好准备。如果受精未发生，则会出现激素水平下降，子宫内膜在月经期脱落。如果受精发生，通常发生在排卵第1天，即月经周期第15天，卵子和精子在输卵管壶腹部相遇。当卵子和精子融合形成合子或细胞团时受精完成。之后在月经第18天或第19天受精卵分裂成有16个细胞组成的细胞团，称为桑椹胚进入子宫腔，此时桑椹胚转化成囊胚。胚泡的最外层——滋养层将发展成绒毛膜和胎盘。胚泡的内层——成胚细胞（或胚盘）形成初级和次级卵黄囊、羊膜囊、胚胎和脐带。月经周期第20天或第21天，1mm胚泡开始植入蜕膜或妊娠子宫内膜。第28天，胚泡完全植入到子宫肌层组织。

二、早期妊娠

以28天作为1个月经周期，大多数放射科医生和产科医生定义早期妊娠为末次月经第1天开始的12周时间。此外还可以用孕龄（GA）或月经龄（MA）两个相互可以转换的词语来进行描述。

（一）早期妊娠解剖学及超声表现

妊娠囊　妊娠早期，由于胚泡过小超声不能显示，但超声可以通过子宫内变化来证实妊娠。下图显示了妊娠早期最早出现的重要声像图表现。妊娠囊表现为宫腔内较小的、圆形或卵圆形的无回声绒毛膜腔，包绕的强回声壁表示正在发育的绒毛和相邻的子宫内膜。早期宫内妊娠，经腹超声通常是显示妊娠囊位置最好的方式，可以很好地显示妊娠囊的位置，通常位于子宫体或者底部，靠近线样增强的子宫内膜腔。这一超声表现也称为"蜕膜内征"。此阶段子宫内膜腔不会出现移位及大小的改变。虽然经阴道超声检查不是用来观察脱膜内征的首选，但它可以在3到5胎龄周、孕囊直径2～4mm或血清人绒毛膜促性腺激素（hCG）水平超过1025 mU/ml时显示妊娠囊。随着妊娠囊增大，囊壁增厚，比着床的肌层回声更高。

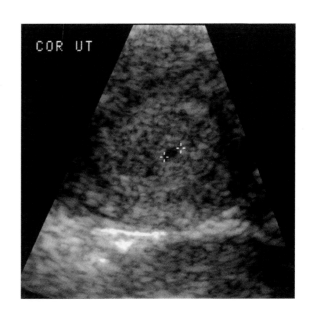

（二）妊娠早期前6周胎龄的确定

平均妊娠囊直径（MSD）　通常在妊娠6周内可用妊娠囊的大小来估测妊娠日期。大多数机构使用平均妊娠囊直径（MSD）来计算妊娠龄或月经龄。正如在接下来的图像所示，测量光标放置在1和2之间，羊膜腔三个正交直径相加除以3。另一种做法是妊娠囊纵切面测量其长径和前后径，妊娠囊横切面测量其宽径。需要注意的是测量不包括绒毛膜明亮的回声缘。胎龄（d）等于MSD（mm）+30。即

（长度＋深度＋宽度）/3 + 30 ＝孕龄（d）。

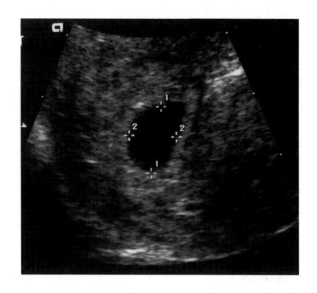

（三）妊娠早期前6周发育及声像图表现

1.双囊征　下图显示了随着妊娠囊进一步增长呈现出独特的超声表现，称为"双囊征"。在子宫腔内两个明亮的同心线之间为无回声区，两个同心线分别代表包蜕膜和壁蜕膜（妊娠子宫内膜层）。双囊征的出现是确认宫内妊娠的标志，可以排除异位妊娠时宫内的假孕囊。

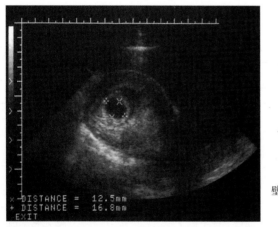
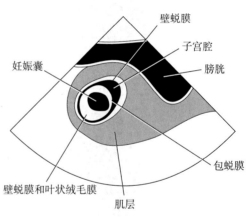

2.卵黄囊　妊娠第4周末，原始卵黄囊退化，被次级卵黄囊取代，后者成为超声可显示的孕囊内第一个解剖结构。次级卵黄囊的功能是为胚胎提供营养和作为最初形成血细胞的部位。卵黄囊的超声表现是小而圆的强回声环状结构，中间为无回声。卵黄囊的发现时间报道不一，但一般而言妊娠5周经阴道超声可以显示，妊娠7周经腹超声可以显示。卵黄囊一侧微弱闪烁的运动代表神经性心脏组织活动。妊娠第5至10周卵黄囊逐步增加，最大直径达 $5 \sim 6mm$。早孕期末卵黄囊退化不再为超声检出。

3.双泡征　妊娠第5周末超声表现被描述为双泡或双泡征，因为可以观察到位于厚壁卵黄囊和薄羊膜囊之间长 $1 \sim 2mm$ 的胚盘，此时卵黄囊与羊膜囊的大小相等。随着妊娠发展，妊娠7周后双泡征不再显示。

（四）妊娠早期后6周胎龄的确定

顶臀径（CRL）　妊娠第 $6 \sim 10$ 周胚胎发育迅速，妊娠6周后应用顶臀径估测胎龄是最为准确的方法。在胎龄为 6^+ 周时，不可能分辨出头和臀，因此胚盘的长度可以作为顶臀径。胎龄 $6^+ \sim 8$ 周胚胎的头部明显弯曲，此时可进行颈部到臀部最长径线测量。就如这幅照片显示，胎龄 8 ～ 12 周，胚胎头部仰伸，可以进行顶臀长轴测量。

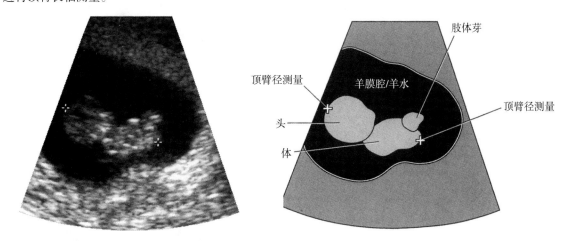

（五）妊娠早期后 6 周声像图表现

1.羊膜囊　妊娠 6.5 周，充满液体的羊膜腔扩大包绕胚胎。等回声的胚胎包含于薄而光亮的羊膜内，羊膜囊内充满羊水。随着妊娠进展，顶臀径和羊膜囊直径每天增加 1mm，两者的测量是一致的。12 ～ 16 孕周，羊膜腔扩大与绒毛膜靠近并融合，绒毛膜腔消失。在这期间，实际意义上的胚胎顶（头部）到臀（骶尾部）可能或不可能区分，但位于羊膜腔外的卵黄囊可以显示。卵黄囊和胚胎分离，通过卵黄茎或卵黄管相连，最终成为一部分的脐带，连接胚胎/胎儿和母体。在这期间也可以在骶尾部观察到尾状附属物。

2.胚胎心脏　正如前面提到的，早在妊娠龄 5 周时就可以观察到胚胎心脏的闪烁运动。妊娠早期胚胎心脏会出现微小搏动。从第 11 周到 12 周，可辨别无回声的心腔、强回声的心壁和心脏轮廓。

3.骨骼系统　妊娠 6 和 8 周，胎儿骨骼开始形成，胎儿骨骼回声强度反映骨化程度，即骨骼发育情况。超声检查可以区分胎儿骨骼的骨化部分，其回声高于相邻呈中等回声的软骨结构。

4.脐带　妊娠第 8 周，胚胎呈 "C" 形，可见胎儿肢芽，胎盘开始发生，脐带可显示。脐带表现为和胚胎一样长度的粗绳样结构。脐带横切面表现为一个较大的圆形静脉及其两侧两个小动脉。脐带血管间由一种凝胶状组织包绕，防止脐带断裂。脐带增长速度与胚胎类似。

5.第 10 周　下图显示了在妊娠第 10 周（CRL30mm）胎儿四肢及伸入脐带根部的正常肠疝。

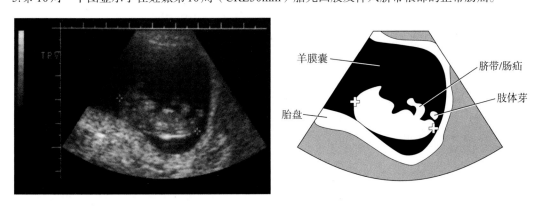

6.早孕末期　妊娠 11 ～ 12 周，手指、足趾、胃和膀胱内无回声，以及中等均质回声的肝都可以被显示。早孕末期口腔内的软硬腭和舌头可被逐渐显示。食管中远端部分偶尔会在胸主动脉前方显示为 5 个平行线。远端食管几乎是不可能看到的。胚胎的头部和身体形成比例并发展成为一个具有人雏形的胎儿。

三、中晚期妊娠

以28d作为一个月经周期，大多数放射科医生或产科医生将妊娠中晚期定义为妊娠13～42周。

中晚孕胎儿发育和超声表现

至妊娠13周前即早期妊娠中，妊娠早期形成的器官中大部分已位于其最终的解剖位置。妊娠中晚期这些器官及系统将会进一步完善，身体结构继续发育。胎儿的正常生长和发育取决于胎盘和脐带对营养、氧气和废物的代谢。

1. 胎盘　早期的胎盘表现为均匀中等回声。随着妊娠进展妊娠中晚期胎盘回声减弱，内部可见散在钙化点，有时会出现小无回声区（静脉池），胎盘后方及胎盘内动脉表现为无回声，周围为强回声的血管壁。

2. 胎盘分级　多数机构根据胎盘的超声表现进行胎盘分级以用来反映胎盘成熟度。0级胎盘绒毛板（靠近羊膜腔）光滑、基底层（贴近子宫壁）无钙化，除了一些小的无回声区，大部分的胎盘实质仍表现为均匀性中等回声，0级胎盘可以出现在整个妊娠期。Ⅰ级胎盘通常出现在妊娠34周后，绒毛板为小的切迹，基底层回声减低或相对周围组织呈无回声，胎盘实质内可见散在点状强回声（钙化）。Ⅱ级胎盘绒毛板出现中等切迹，基底层出现一些较强的线状回声，实质内可见散在的逗号状强回声，多发生在妊娠36周后。Ⅲ级胎盘绒毛板切迹明显，可达基底层并将胎盘实质分割。基底层为长线状强回声，妊娠晚期呈连续线状强回声。胎盘实质回声增高，内出现无回声区，有时可见较大的强回声钙化后伴声影，Ⅲ级胎盘常出现在妊娠38周后。

3. 胎盘前置　胎盘的位置是可变的，它可以随着胎儿生长子宫扩大而改变。超声对胎盘位置的评估是根据其是否覆盖宫颈内口来排除前置胎盘。根据覆盖的程度，可被描述成边缘性、部分或完全性前置胎盘。当存在部分或完全性胎盘前置时，需要进行剖宫产，如果继续阴道分娩对于胎儿和母亲来说都将是非常危险的。

4. 脐带　脐带是连接胎儿和胎盘的血管结构，是胎儿血液循环的开始。正常脐带是由一条静脉和两条动脉组成，表现为管状无回声，周围血管壁呈强回声。随着脐带血管长度的增长可表现为螺旋状旋转，因此横切面更容易区分三条血管。

5. 脐带插入　接下来的两张图像显示了脐带插入到胎儿和胎盘。妊娠早期之后能够显示脐带胎儿面。上方图像显示脐带血管合并和穿入胎盘实质的位置。下图显示了脐带进入或插入到胎儿脐部。脐静脉汇入胎儿门脉循环。脐动脉走行于膀胱两侧并汇入髂动脉。

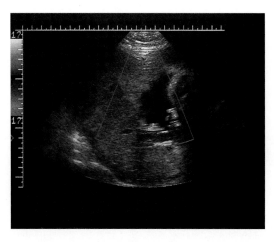
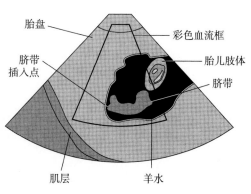

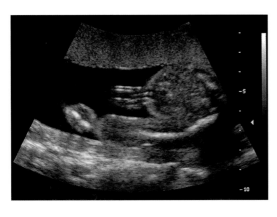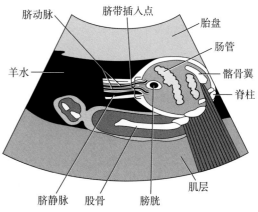

四、胎儿解剖超声表现

1.中等回声结构　器官的实质和肌肉大部分表现为中等回声。
2.强回声结构　骨（骨化的）、脉络丛、脑膜表现为强回声，回声强度表现不同。
3.无回声结构　包括膀胱、胃、胆囊、血管、大脑和心脏腔室。

（一）骨骼系统

1.中轴骨骼　中晚妊娠期间大部分中轴骨可显示。颅骨呈光滑椭圆形高回声轮廓。其他可识别的包括胸肋骨、下颌骨、鼻脊、眼眶和胎儿脊柱。椎骨呈较强回声，很容易识别。纵切胎儿脊柱脊髓呈中到低回声，其两边呈两排紧挨的大致平行的中强回声，在颈椎和腰椎部膨大，骶尾部变窄。椎间隙是由相邻椎体和椎间盘的非骨化边缘组成。在横切面可见，椎前骨化中心到椎后两个骨化中心是等距的。

2.四肢骨骼　中期妊娠的早中期大部分四肢骨可被显示，包括上肢和下肢。横切面显示为点状强回声，其周围软组织呈均质低回声。部分骨骼纵切表现为线状强回声，特别是股骨，可伴有明显的声影。骨的软骨端表现为均质低回声。

（二）心血管系统

1.心　妊娠15周胎儿心脏四腔结构显示，心肌相对于无回声腔室呈中等回声。四个腔室相对对称。房室间为房室隔膜，卵圆孔未闭（连接左右心房的通道，允许血液从右到左）。心脏通常位于左侧胸腔。

2.血管　胎儿血管与出生后的一样，可见明亮管壁和管腔内的无回声血液。中期妊娠在上纵隔显示上腔静脉、胸主动脉和肺动脉。随着孕龄增长无名动脉、颈动脉、左锁骨下静脉和颈静脉也可被显示。腹主动脉和下腔静脉容易识别。髂动静脉也常常可被观察到。彩色多普勒超声有助于显示分支血管，如腹腔干、肠系膜上动脉、肾动脉和肾静脉。

（三）呼吸系统

1.上呼吸道　超声能显示上呼吸道结构如鼻（包括鼻腔、鼻中隔）和腭。由于羊水在上呼吸道充填，使得咽、喉、梨状隐窝，会厌（随着胎龄增长）很容易被确定。充满羊水的气管通常可以被追踪至主动脉弓水平。当下咽部充满羊水时，喉可被识别。

2.肺　妊娠早期，肺可以通过毗邻脏器如心、肋骨、横膈和肝回声对比显示。妊娠中期，肺显示明显呈均匀中等回声，与胎儿肝回声相似。分离胸腹腔的膈肌相对于肝和肺呈低回声。随着孕龄增加，肺部回声逐渐增高。

（四）胃肠系统

1.胃泡及胆囊　膈下消化系统中仅有胃泡和胆囊（内充满液体），因此它们很容易被超声识别。充满无回声羊水的胃泡位于胎儿左侧腹腔。胃泡的大小取决于胎儿吞噬羊水的量。充满胆汁的胆囊呈无回声，位于胎儿右侧腹腔。妊娠32周后胆囊可不被显示，一些专家认为胆囊收缩胆汁释放，是胆囊功能启动的征象。

2.肝　肝脏是胃肠道系统及机体最大的实质器官。妊娠中期可被显示，占据胎儿右侧腹腔，呈中等均质回声。超声可显示脐静脉通过肝实质到达分叉处的部分。

3.胰腺　胰腺是胃肠系统另一个主要实质器官，不易识别。一般在胃泡后壁和脾静脉之间可观察到，其回声比肝略高。

4.脾　脾不是胃肠器官，放在这里讨论主要是因为脾参与肝门脾循环。从妊娠中期开始脾和肝一样可以被识别，脾占据了胎儿腹腔左上象限，回声与胎儿肝相似。

5.小肠及大肠　妊娠中晚期超声可以很好地区别小肠和大肠。肠壁肌层为低回声，浆膜层和浆膜下层表现为高回声。晚孕末期小肠内由少量液性无回声和高回声物质（胎儿代谢产物）充满。

（五）泌尿生殖系统

1.肾　妊娠15周超声可以显示胎儿肾，此阶段很难与肾周围组织区别。妊娠20周后，高回声脂肪包围肾，使肾更容易识别。正常胎儿肾皮质回声相对于周围组织呈中低回声或低回声。不像成年人肾那样，由于胎儿肾窦脂肪组织少，使得肾窦与皮质很难区别。这就导致充满尿液的肾内结构（肾盂）显示与正常成人肾超声检查表现不同。随着孕龄增长，肾窦回声略高于皮质，超声容易区分。通过横切或纵切可以确定胎儿肾的椎旁位置。椭圆外形和明亮的肾包膜使得胎儿肾易于显示。

2.肾上腺　胎儿肾上腺不是泌尿生殖系统的一部分，由于肾上腺靠近肾，使得它们成为一个显著的超声标记。肾上腺似帽子覆盖于肾上极。与肝脏和右肾皮质及脾脏和左肾皮质相比，呈低回声。

3.输尿管　超声无法显示胎儿输尿管。

4.膀胱　因为胎儿膀胱位置居中，呈无回声，使其在盆腔内很容易被识别。另一个特征是薄而回声强的膀胱壁，但其在膀胱过度充盈时不能显示。膀胱体积的变化不仅间接反映胎儿肾功能，而且随着时间的推移，能够与盆腔内病理性结构进行鉴别，如具有相似形态的囊肿。

5.尿道　有时尿道在男性胎儿中可以显示。如果阴茎竖立，尿道呈线性强回声结构；否则不易被识别。

6.生殖器　中孕早期胎儿性别可以通过识别男性阴囊或女性的阴唇来区别。阴茎和阴囊呈均匀中低回声。妊娠早期到中期常难以显示阴囊内的睾丸。有时能显示双侧阴囊内少量的睾丸鞘膜积液。超声在妊娠17周或妊娠18周可以识别阴唇，并能区别大阴唇和小阴唇。大阴唇内侧为小阴唇。两者都表现为均匀中等回声，而大阴唇回声略高。阴道裂位于小阴唇中间呈线性强回声结构。

（六）颅内解剖学

1.侧脑室　妊娠第11周颅内结构中最明显的是侧脑室体部的高回声脉络丛。高回声的脉络丛和无回声的脑脊液很容易区别。脑室壁显示清楚。在这个阶段，只有侧脑室体和前角已发育并可观察到，枕角、颞角只是雏形。侧脑室外侧壁呈线性强回声结构，与半球间裂距离相等。内侧壁不如外侧壁清楚。侧脑室的外观随不断发育而变化。妊娠第18周或第20周枕角、颞角可见，脑组织容量逐渐增加，脑室缩小。颞角和枕角伸入侧脑室体。正常侧脑室宽度是10mm。脑脊液从侧脑室流入第三和第四脑室，到蛛网膜下腔，然后到硬脑膜窦，在这里被吸收进入静脉。

2.第三脑室　第三脑室位于大脑中线，呈平行线样强回声结构。有时充满脑脊液的第三脑室呈中线处一无回声狭缝。

3.第四脑室　第四脑室也位于大脑的中线，第三脑室后方。

4.两半球间的裂隙和镰　大脑镰分离左右大脑半球。在脑中线可见线性强回声裂缝。大脑镰、硬脑膜皱襞均为突入两半球间裂的皱襞，因为超声不能区别，所以两者可以不加区分。

5.大脑　大脑半球是脑的最大部分，由脑裂分为两个对称半球。它是由顶叶、颞叶、枕叶、额叶和脑岛（或Reil岛）五叶组成，每个叶都是以覆盖骨命名。正常的大脑半球呈均匀中低回声。

6.小脑　小脑位于大脑下方和脑干的后上方。小脑像大脑一样分为对称的左右半球。小脑蚓部，位于小脑中部连接左右小脑，正常小脑呈中低回声，回声低于大脑组织。在大脑后部的小脑半球小而圆，位于脑中线的小脑蚓部呈中等均质回声。

7.小脑幕　小脑幕呈帐篷状分隔端脑与小脑。

8.脑干　延髓、脑桥、中脑、丘脑、下丘脑组成脑干，形成脑的基底部分，与脊髓相延续。脑干呈均质中等回声结构，其回声随妊娠改变明显。妊娠15周或16周超声可以识别脊髓。脊髓神经组织呈低回声，在强回声的骨性椎体间容易识别。

9.丘脑　丘脑位于大脑颞叶中轴线上。由两个卵圆形大脑灰质核团组成，位于第三脑室的两侧形成第三脑室侧壁的一部分，呈中等回声。

10.透明隔腔　透明隔腔呈无回声结构，位于丘脑和第三脑室前侧方，比第三脑室要大，收集更多的脑脊液，脑中线处将脑脊液分离成两条平行亮线结构。

11.大脑脚　大脑脚为两个对称的心形结构，位于脑中线两侧。其形状和结构与丘脑相似，但常更小更圆。大脑脚实质呈中低回声。

12.脑膜　脑膜（软脑膜和硬脑膜）相对于相邻结构呈高回声。

13.基底动脉　在中线的大脑脚前部观察到到基底动脉搏动。

14.Willis环　在脑中线前到大脑脚间可见Willis环的搏动。

15.脑池　脑池是蛛网膜下腔扩大的部分（位于软脑膜和蛛网膜之间），包括脑脊液、软脑〔脊〕膜和蛛网膜。枕大池是最大的脑池。它位于大脑底部的小脑后方，为无回声。具有软脑膜的枕大池回声增高。

16.窝　颅前、中、后窝呈无回声，被高回声颅骨（后方）的嵴和蝶骨（前方）彼此分开。颅后窝包含小脑。

（七）中晚期胎龄的确定

中期妊娠开始（第12～13孕周）使用顶臀径（CRL）测量作为过渡，为确定胎龄还可以使用多个测量参数，包括双顶径（BPD），头围（HC）、腹围（AC）和长骨的测量。

1.双顶径（BPD）

（1）双顶径测量可在多个平面进行，胎头横切显示对称的丘脑和第三脑室。

（2）测量有3种方法，多数机构使用第1种方法。大多数超声仪器只要放置第2个BPD测量光标就可以估测胎龄。

①测量近端颅骨骨板外缘到远端颅骨内缘间的距离；

②测量近端颅骨骨板内缘到远端颅骨外缘间的距离；

③测量远近颅骨骨板强回声中点间的距离。

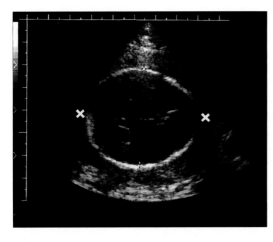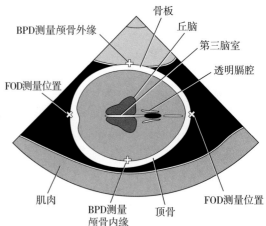

提示：某些情况下，如臀位和多胎妊娠，需要计算头径指数（CI）来评估头颅形状。前面的图像显示了枕额径（FOD），即测量颅骨骨板外缘到外缘。大多数超声仪器自动计算CI。通常CI在0.72和0.86之间。如果CI大于0.86，圆头型。如果CI小于0.72长头型。头径指数计算方法如下：

$$BPD/FOD \times 100 = Cephalic\ Index（CI）$$

2.头围（HC）

（1）HC测量平面：同测量BPD平面（胎头横切显示对称的丘脑、第三脑室、透明隔腔和小脑幕）。这个HC图像测量平面也可很好地用于测量BPD。大多数超声仪器可通过测量HC估测胎龄。

（2）测量游标放置在颅骨骨板外缘。

3.腹围（AC）

（1）AC测量平面：胎儿腹部横切面，呈圆形或椭圆形，显示脐静脉分支和左右门静脉汇合处。如果超声仪器不具备椭圆绘制测量功能，可以通过测量腹部前后和左右径（测量皮肤外缘），两者之和乘以1.57来计算。应用腹围测值估测胎龄。

（2）椭圆测量键沿腹壁皮肤外缘直接测量。

4.长骨测量　股骨和肱骨长轴的测量用于确定孕龄。能够显示长骨两端的软骨就确保了该切面是长骨长轴切面。测量时仅测量骨性结构的长度。

（八）病人准备

1.经腹超声检查病人准备

（1）检查前需要采集病史包含末次月经时间、产次，妊娠情况（如果可能需有妊娠试验结果），症状，盆腔检查结果，以及盆腔手术史。大多数超声科会有记录这些内容的标准表格。

（2）病人必须适当充盈膀胱。目的是推开周围肠管并能作为一个声窗以更好地显示盆腔结构。在检查前1h患者需要在15～20min内饮水32～40oz（1000ml左右）。

（3）如果因某种原因，病人不能饮水，可以通过导尿管向膀胱内注射无菌盐水。

提示：膀胱过度充盈可能会将盆腔内器官推出到视野之外，这时可嘱病人排出部分尿液。

提示：正常的肠管可能被误认为病理结构，这种情况下可以通过水灌肠来区分。

2.经阴道超声检查病人准备

（1）必须征求患者口头或书面同意，解释检查的细节，告知病人检查几乎是无痛的，插入探头的感觉像是一个卫生棉条，而此项检查对于做出正确诊断是非常必要的。

（2）此项检查由女性健康保健专家陪同，并进行图像储存或资料记录。

（3）排空膀胱。

（4）超声技师或医生可插入探头。

（九）探头

1.经腹超声探头

（1）频率：3.0 MHz 或 3.5 MHz。

（2）2.5 MHz 可用于肥胖患者，较瘦或早期妊娠者采用5.0 MHz。

（3）扇扫，曲面和线阵探头都可以被应用到产科检查中。在产科超声检查中用到两个或三个不同的频率探头并不是不常见的情况。

2.经阴道超声

（1）频率：5.0 ～ 7.5MHz。

（2）在阴道探头上涂抹凝胶，并套上避孕套或鞘，确保顶端没有气泡。操作前避孕套外层探头处涂上凝胶。如果考虑不孕因素，可以使用水性或非杀精性凝胶。

（十）患者位置

1.腹部超声检查

（1）仰卧位。

（2）右侧或左侧卧位。

（3）妊娠晚期如果胎头在子宫下段，可以用枕头或泡沫垫高孕妇臀部进行检查。

2.阴道超声检查位置

（1）由于探头设计要求，病人需采取膀胱截石位进行检查。

（2）病人可以躺在床或担架的末端，并用枕头或泡沫垫高臀部。

五、产科扫查

所有的产科检查都要从妊娠前女性盆腔（阴道、子宫和附件）扫查开始，每一部位都要有至少两个扫查平面。

（一）女性盆腔扫查

1.阴道、子宫、附件·纵向切面·经腹

（1）在下腹中部耻骨联合上方垂直扫查，大多数情况下，可以显示阴道和子宫颈长轴切面，宫体和宫底的显示取决于妊娠周大小。阴道在无回声膀胱（前方）和高回声直肠（后方）之间。如果阴道和子宫颈没有显示，向左或右小角度移动探头和（或）向下压探头直到显示阴道和子宫颈。如果不能同时显示子宫和阴道，探头先向一个方向慢慢移动，直到显示宫底、宫体"连接"到宫颈。调整扫描平面直到显示子宫、子宫内膜、子宫颈和阴道。

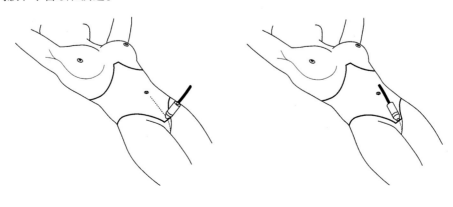

　　提示：在扫查子宫时确定是否怀孕，胚胎是否存活，以及胎儿数目。如果胎儿可见，注意描述。观察胎盘的位置，客观评估羊水量。

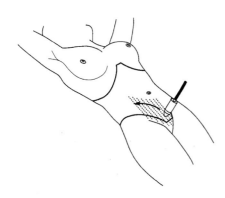

　　（2）显示子宫和阴道长轴切面，然后探头慢慢向病人右侧移动，扫查达子宫、阴道、附件边缘及盆腔侧壁。注意观察右侧卵巢的位置。

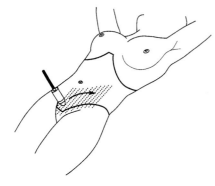

　　（3）再次显示子宫和阴道长轴切面，然后探头慢慢向病人左侧移动，扫查达子宫、阴道、附件边缘及盆腔侧壁。注意观察左侧卵巢的位置。记住，卵巢的位置是可变的。

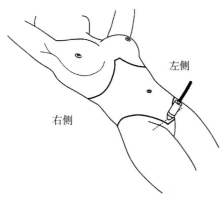

　　2.宫颈、子宫、附件·横切面·经腹
　　（1）仍在纵向切面显示子宫、子宫颈和阴道。以阴道为中心旋转探头90°，在膀胱（前方）和直肠（后方）之间显示阴道，呈一椭圆形高回声。

　　（2）缓慢向下方侧动探头，尽可能多地观察阴道全长及盆腔。垂直探头扫查阴道和盆腔。注意盆腔侧壁。

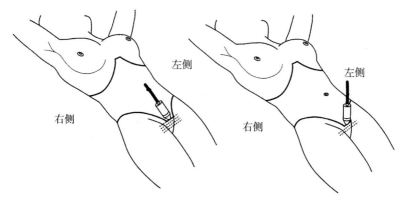

（3）保持探头垂直并且向上缓慢滑动，从阴道扫查到宫颈。在膀胱（前方）与膀胱子宫凹陷（后方）之间可以观察到略大于阴道的宫颈。调整探头可显示宫颈中部的高回声宫颈管。注意盆腔侧壁。

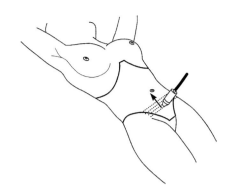

（4）仍然保持探头垂直，慢慢向上滑动扫查宫颈和宫体，可以观察到宫体明显大于宫颈。调整探头可显示宫体中部的内膜。宫体外侧可以观察到一个或两个卵巢。注意盆腔侧壁。

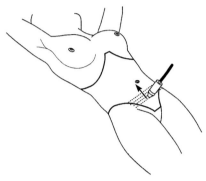

（5）继续向上移动探头，慢慢扫查宫体及宫底，宫底比宫体略大。调整探头可显示中间的子宫内膜。向上依次扫查达脐水平。当扫查超过膀胱时可以观察到肠道。根据情况调整探头。宫底两侧或后方可显示一个或两个卵巢。注意盆腔侧壁。

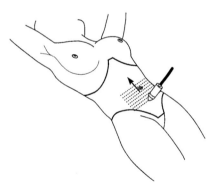

（二）早期妊娠扫查

1.孕囊、卵黄囊、胚胎·纵向切面·经腹

（1）显示子宫长轴切面确定妊娠囊位置。一个正常妊娠囊位于宫底部，或植入子宫内膜内，或毗邻子宫内膜腔。它表现为呈高回声壁的囊性无回声结构。

（2）垂直扫查孕囊，探头慢慢向病人右侧移动直至孕囊不显示。然后探头慢慢向病人左侧移动至完全不显示孕囊。妊娠初期孕囊可表现为单纯囊性无回声区。

（3）随着妊娠进展，可以对孕囊内结构进行评价。卵黄囊是孕囊内超声能发现的第一个解剖结构，参与胚胎形成。从早孕中期开始，胚胎的头臀可被识别，并在早孕期末进入早期胎儿阶段，初步具有人形。

提示：由于心管搏动比胚胎更容易观察到，所以在早孕期卵黄囊可被显示时要注意观察其旁的心管搏动情况。早孕后期可以应用M超或多普勒超声记录心管搏动。

2.孕囊、卵黄囊、胚胎·横切面·经腹

（1）纵向切面显示妊娠囊，然后旋转探头90°进行横向扫查。

（2）探头垂直，慢慢向病人头侧滑动扫查孕囊。然后再向病人足侧滑动探头完整扫查孕囊。妊娠初期孕囊可表现为单纯囊性无回声区。

（3）随着妊娠进展需要对妊娠囊内结构进行评价。

（三）中晚期妊娠扫查

扫查胎儿的方案：

第一步，确定胎儿体位

确定胎儿是头位、臀位，还是横位或斜位？

第二步，选择切面

是平行于还是垂直于胎儿长轴能更好地显示其解剖结构？

第三步，确定聚焦点

声束的焦点位置是在最佳频率是达到解剖结构深度吗？

确定胎方位/胎先露　胎方位是通过胎儿长轴与子宫长轴的比较确定的。胎先露是指靠近宫颈部的胎儿部分。

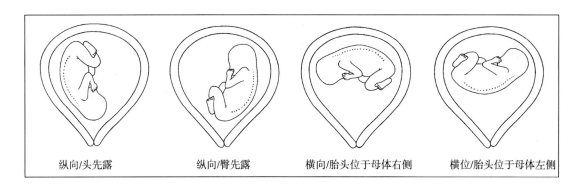

| 纵向/头先露 | 纵向/臀先露 | 横向/胎头位于母体右侧 | 横位/胎头位于母体左侧 |

胸腔、腹腔、四肢、脾、颅骨·胎儿长轴·经腹扫查

（1）胎儿四肢

①在扫查子宫期间显示胎儿长轴切面。胎儿的位置是变化的，所以其长轴切面也是改变的。改变相应的扫查平面，寻找胎儿脊柱，然后不同程度慢慢转动探头直到显示整个脊柱（显示范围取决于孕周）。在胎儿长轴切面下扫查胎儿胸腔。显示胸腔和心脏。慢慢向胎儿头颅方向扫查；识别胎儿两个手臂和手。完整扫查胎儿颅骨。返回到胎儿胸部水平，探头朝胎儿足侧移动显示腹部和骨盆，识别两腿和足。

提示：当检查中存在胎动，要动态调整探头以便获得最佳切面图像。

②返回到胎儿胸部水平，慢慢扫查两侧胸部。尽可能地仔细评估心脏。注意肺部和膈肌。

③移动探头到胎儿腹部和骨盆水平（或从腹部到骨盆进行扫描）进行完整扫查。注意胎儿腹盆脏器，包括肝、脾、肾、下腔静脉、主动脉和肠道。充满液体的胆囊、胃和膀胱很容易被识别。

提示：只有显示了胎儿正常膀胱，超声检查才算完整。胎儿膀胱未显示提示胎儿肾脏无功能。

（2）胎儿脊柱

①扫查胎儿脊柱长轴切面。显示部分脊柱长轴后先慢慢向一个方向扭转探头直到全部脊柱完整显示。因为胎儿的生长进展，完整的脊柱长轴不可能显示在单个视图上。在这种情况下，先显示可见到的最长段，接下来沿着脊柱向下缓慢移动探头达骶尾部，最后再慢慢扫查到颈部。注意，脊柱骶尾部的狭窄和颈部的膨大。脊柱"双行"线的偏离表明存在脊柱异常。

②纵切胎儿脊柱颈段，慢慢旋转探头90°，形成脊柱轴向切面图。显示三个骨化的强回声区域代表椎骨，一个是椎体，一边一个最终骨化成椎板。对7个颈椎进行一一评估，慢慢地移动探头直到显示胎头底部，然后回到第1颈椎，继续扫查每个颈椎及胸椎。注意心脏、肺和横膈。

③沿脊柱向下扫查评估每个腰椎至完整骶骨。

（3）胎儿颅骨

①沿脊柱长轴向上扫查至胎儿颅骨，慢慢地完整扫查颅骨。注意颅骨轮廓、颅内结构，并观察面部特征。

②回到颅底水平，将探头旋转90°，再次完整扫查颅骨。注意颅骨轮廓、颅内结构，并观察面部特征。

六、产科图像

（一）早孕早期图像

提示：放大妊娠囊图像有助于确定早孕。

1.纵向切面·经腹

在子宫长轴切面显示妊娠囊。

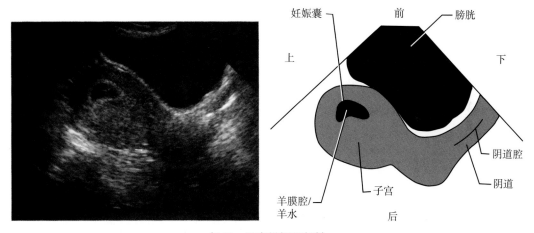

标示：子宫纵切面长轴

提示：妊娠囊图像内不一定能确定胚胎的存在。

2.根据解剖位置确定扫描平面·经腹

（1）在妊娠囊纵切面测量妊娠囊长度（上到下）和深度（前到后）（沿内侧壁测量）。

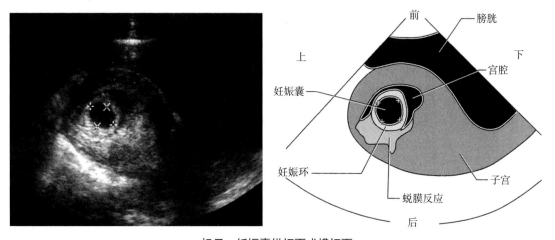

标示：妊娠囊纵切面或横切面

（2）存留的与（1）图像同样的图像，但没有测量值。

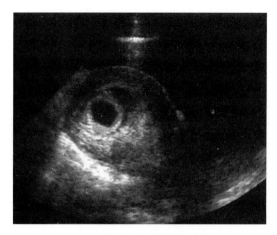

标示：妊娠囊纵切面或横切面

（3）在妊娠囊横切面测量妊娠囊最大宽度（右到左）（沿内侧壁测量）。

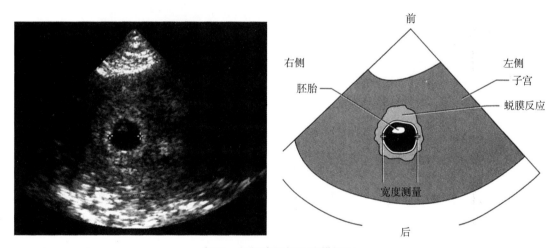

标示：妊娠囊纵切面或横切面

（4）存留与（3）同样的图像，但不进行测量。

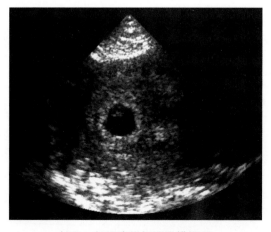

标示：妊娠囊纵切面或横切面

　　提示：如果孕囊测量图像并没有清楚地展示卵黄囊和（或）胚胎，则需要单独标记卵黄囊和（或）胚胎图像。

（5）图像显示卵黄囊和（或）胚胎。

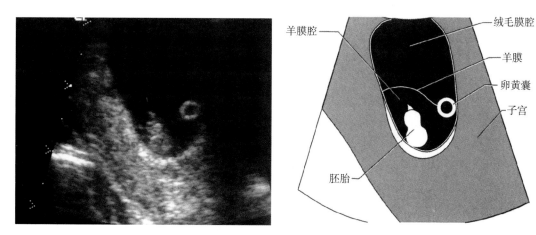

标示：卵黄囊/胚胎纵切面或横切面

（6）在胚胎长轴图像测量其长度（上到下）或测量CRL。

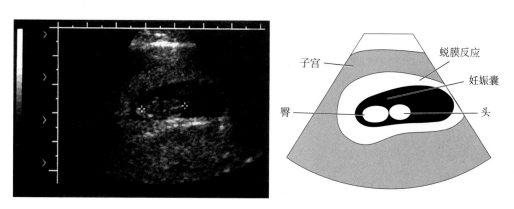

标示：头臀

（7）存留与（6）同样的图像，但不进行测量。

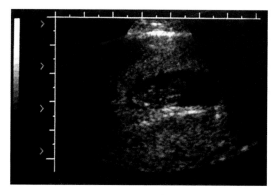

标示：头臀

（8）应用多普勒检测胎心。

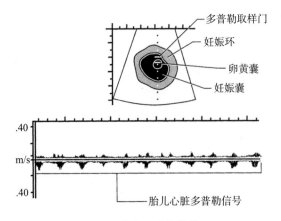

标示：胎儿心脏多普勒

（二）早孕后期图像

1.纵向切面·经腹

子宫长轴切面显示妊娠囊位置。

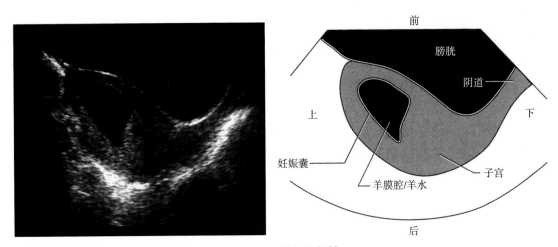

标示：子宫纵切面长轴

提示：胚胎一旦可见，需要在其长轴切面下进行CRL测量。

2.根据解剖位置确定扫描平面·经腹

（1）妊娠囊长轴切面测量顶臀径（如果胚胎可见）和胎盘位置（如果能分辨）。

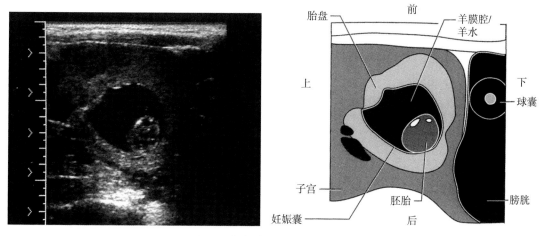

标示：妊娠囊纵切面或横切面

（2）妊娠囊横切面能测量顶臀径（如果胚胎可见）和胎盘位置（如果能分辨）。

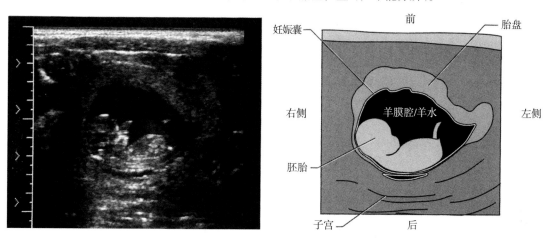

标示：妊娠囊纵切面或横切面

（3）存留与（2）同样的图像，但不进行测量。

提示：实际上CRL测量并不适用于前面的图像，因此必须显示能进行CRL测量的胚胎图像。

（4）胚胎长轴图像测量顶臀径。

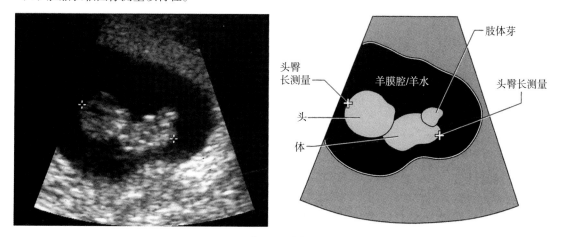

标示：头臀

（5）存留与（4）同样的图像，但不进行测量。

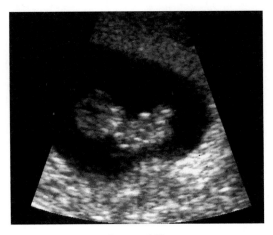

标示：头臀

提示：除了顶臀径（CRL）测量，在早孕晚期一些机构测量双顶径、腹围、股骨，不过许多专家认为这些测量并不能提供有益的研究价值，在确定孕龄上也不如CRL可靠。

（6）显示胎儿四肢。

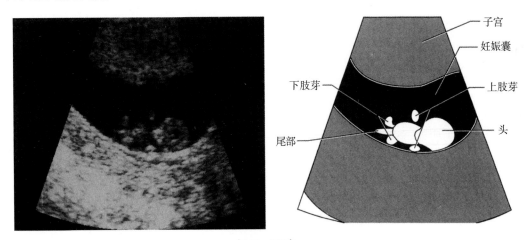

标示：四肢

提示：放大胎儿肢体图像有助于观察。

（三）妊娠中晚期图像

1.子宫、卵巢·纵向切面·经腹

在妊娠周允许情况下尽可能示子宫或卵巢长轴切面。

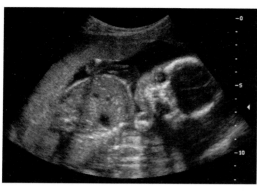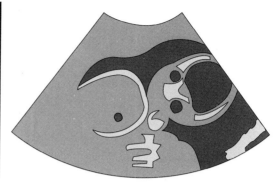

标示：子宫纵切面

提示：随着孕周增加，一个视图下不能显示完整子宫。

2.根据解剖位置确定扫查平面·经腹

（1）胎盘长轴切面。

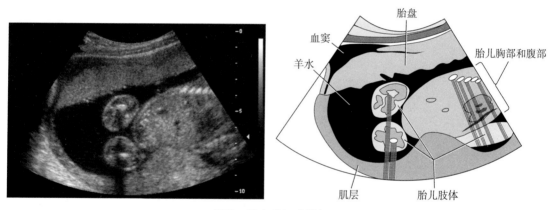

标示：胎盘纵切或横切面

（2）胎盘横切面。

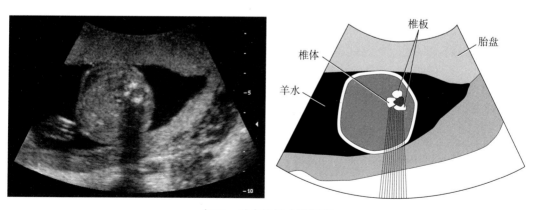

标示：胎盘纵切或横切面

3.宫颈·纵向切面·经腹

宫颈纵切图像包括子宫内口。

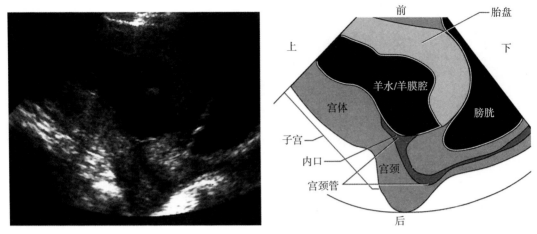

标示：宫颈纵切面

提示：宫颈管闭合的子宫下段图像能够排除胎盘前置并记录宫颈情况。当胎头部或母亲自身影响子宫下段的成像时，需要在膀胱空虚或几近空虚条件下进行经阴道超声检查获得图像。将套有鞘、避孕套或手套的探头放置在阴唇之间，声束垂直于宫颈。

子宫下段长轴切面：

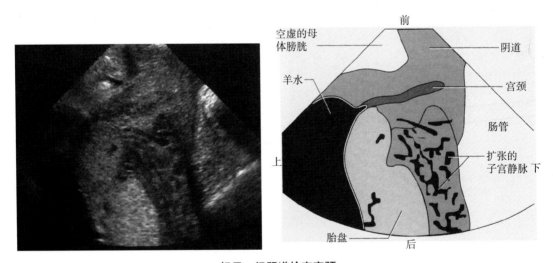

标示：经阴道检查宫颈

4.由胎儿解剖位置决定扫查平面·经腹

（1）依据妊娠的不同阶段，在羊水整体长轴切面或最大象限进行羊水测量，由上到下进行测量。

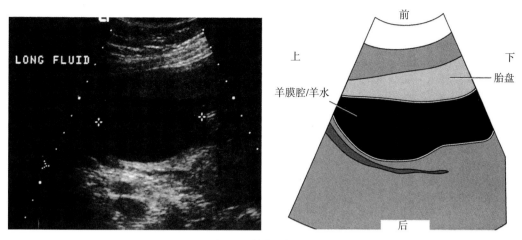

标示：羊水纵切面

提示：有时需要对羊水进行定量测量。羊水深度（AP）是分别测量左、右两侧后的上、下象限羊水。这些AP测量的总和称为羊水指数（AFI）。测量的羊水中不包括脐带或胎儿部分。

（2）依据妊娠的不同阶段，羊水整体横切面或最大象限进行羊水测量，都要从前到后、从左到右地测量羊水最大深度。

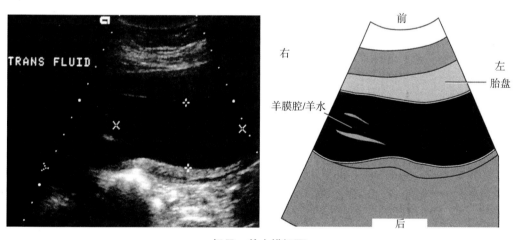

标示：羊水横切面

提示：由于胎位不同及胎动影响胎儿解剖图像可以以任何顺序显示。

提示：由于在中晚期妊娠中的超声检查需要获取大量的解剖图像，因此尽量在单幅图像中显示一个或更多个胎儿结构。

提示：由于胎位不同及胎动影响，以下切面图像不做图像记录。

（3）颈椎长轴切面。

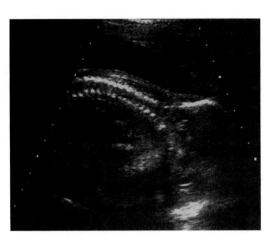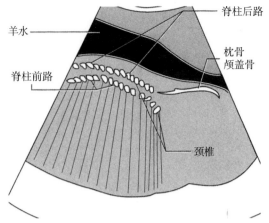

标示：**颈椎**

（4）胸椎长轴切面。

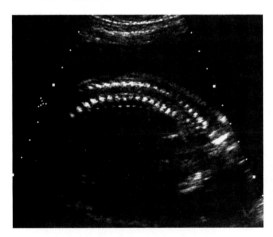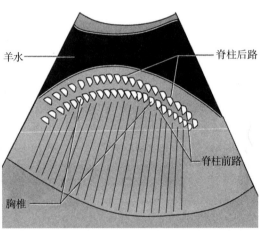

标示：**胸椎**

（5）腰椎长轴切面。

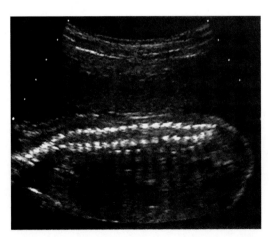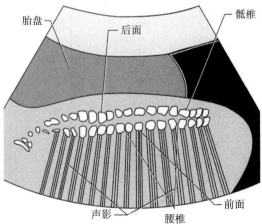

标示：**腰椎**

（6）骶尾椎长轴切面。

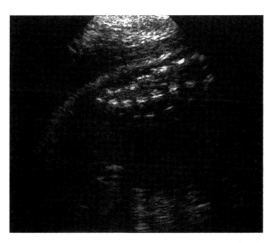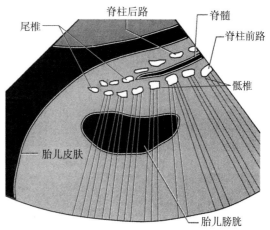

标示：骶尾椎

提示：在某些情况下脊柱长轴可以显示在单幅图像上，请标示：脊柱长轴。

（7）颈椎横切面。

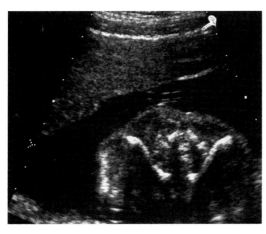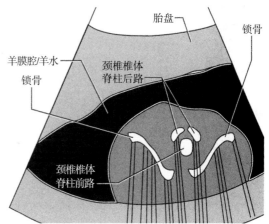

标示：颈椎

（8）胸椎横切面。

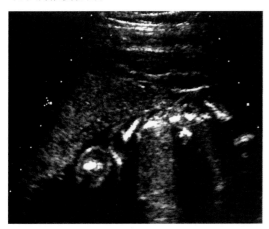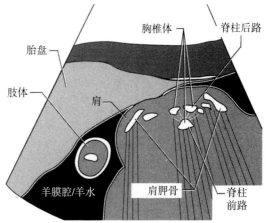

标示：胸椎

（9）腰椎横切面。

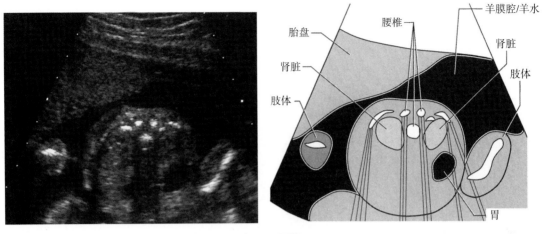

标示：**腰椎**

（10）胎儿四腔心切面及心脏在胸腔的位置。

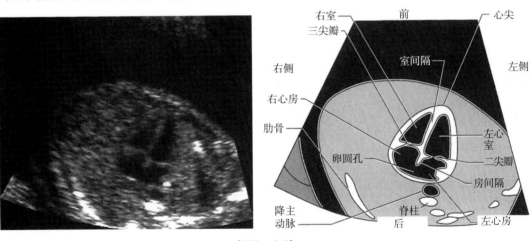

标示：**心脏**

（11）显示右心室流出道。

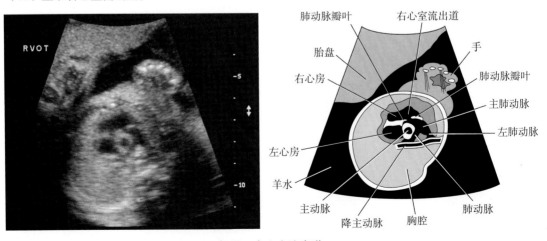

标示：**右心室流出道**

（12）显示左心室流出道。

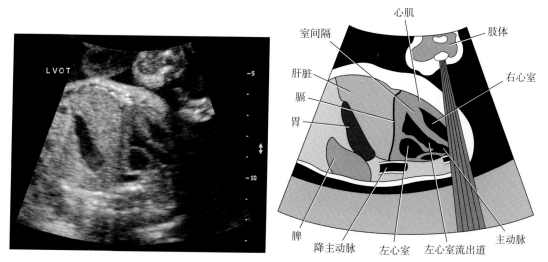

标示：左心室流出道

（13）横切面下显示胎儿两个肾脏。

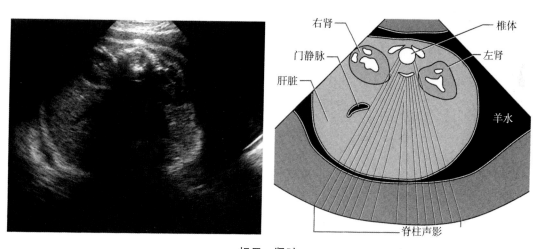

标示：肾脏

提示：由于胎动的存在，胎儿两个肾脏不能显示在一幅图像中，此时要对每个肾脏图像储存并做相应的标示。

（14）右肾长轴。

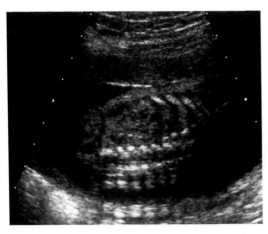
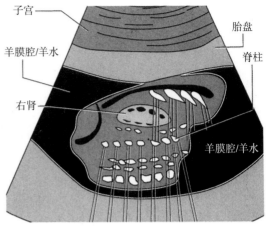

标示：**右肾**

（15）左肾长轴。

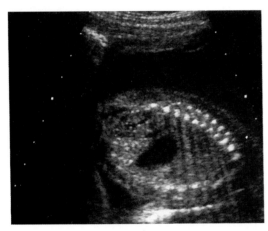
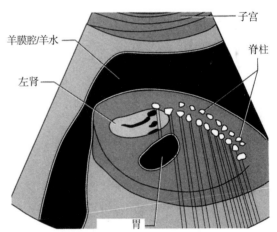

标示：**左肾**

（16）膀胱。

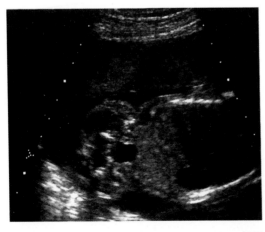
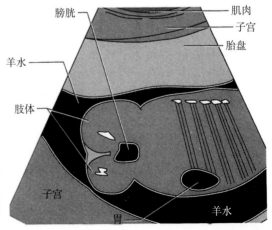

标示：**膀胱**

（17）脐带在前腹壁的插入点。

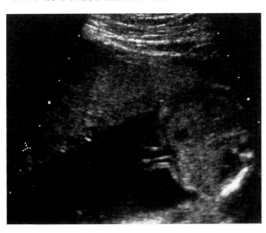 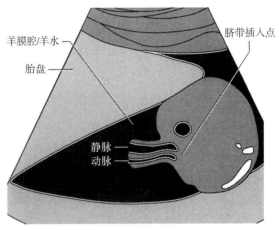

标示：脐带

提示：如果脐带在前腹壁的插入点图像不能分辨脐带血管，则需要储存能够分辨脐血管的图像并做相应的标示。

（18）显示并放大脐带三血管。

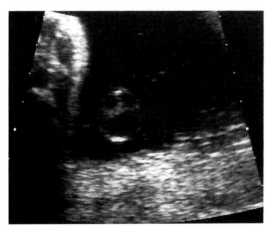 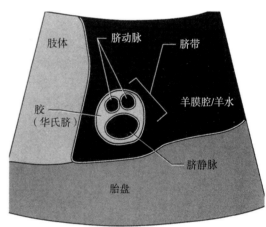

标示：脐带

（19）显示胃泡（如果可见）。

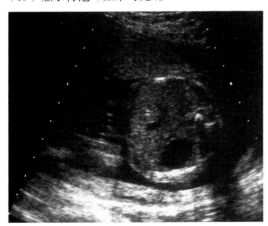 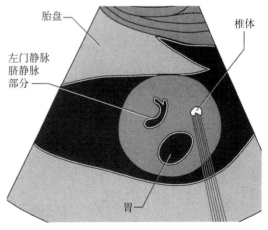

标示：胃

提示：如果其他图像中显示了胃泡，无须储存图像。

（20）生殖器图像。

A和B标示不同的生殖器：A.男性生殖器。B.女性生殖器。

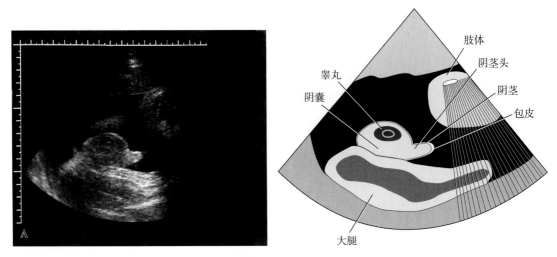

标示：生殖器

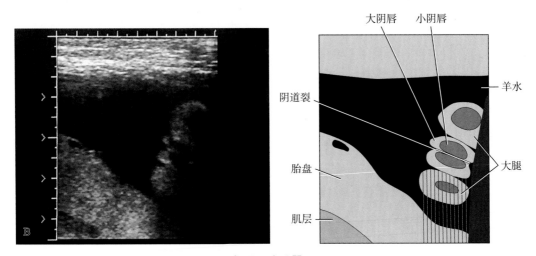

标示：生殖器

（21）包括横膈的胎儿长轴切面。

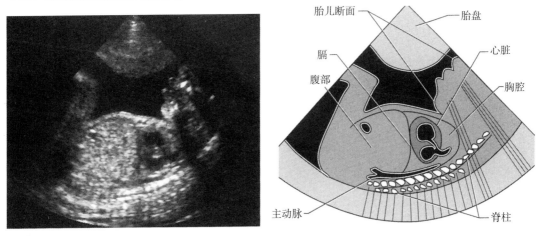

标示：膈

提示：由于胎儿测量中已经明确，之后的测量图像不做标示。

（22）在显示丘脑和透明隔腔的平面测量双顶径（BPD），测量从近端颅骨板外缘到远端颅骨板内缘。

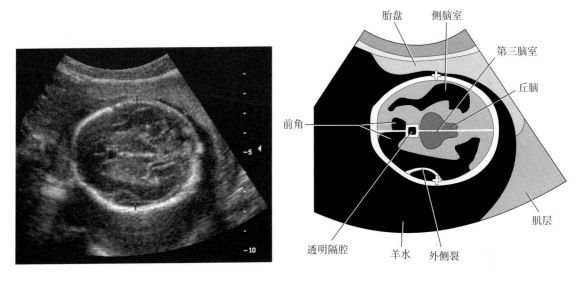

（23）测量小脑。

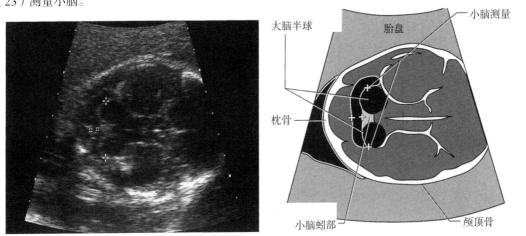

（24）测量颅后窝池。

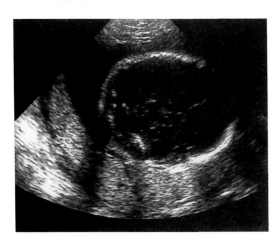
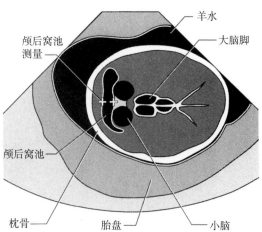

（25）测量颈部褶皱（16～24周完成）。

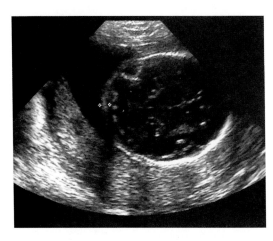
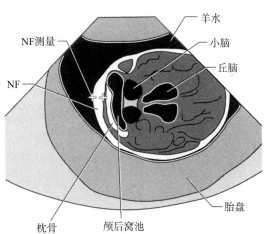

提示：颈部褶皱的测量不是常规，但对于35岁以上或母体血清AFP降低的孕妇应进行测量。颈部软组织褶皱增加被认为妊娠中期超声检测唐氏综合征一个标志。

（26）头围测量平面与双顶径测量平面相同。测量围绕颅骨进行。最新的超声仪器提供自动求积仪能沿颅骨声像外缘直接测量。

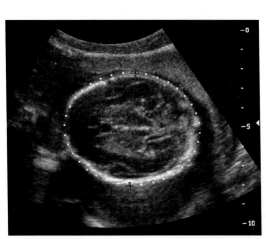
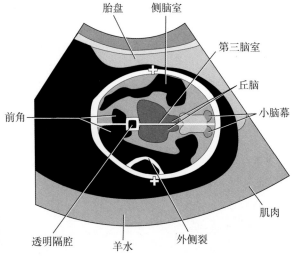

（27）脉络丛图像。

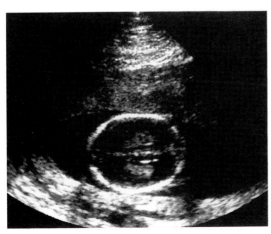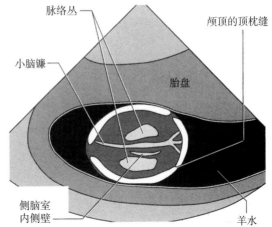

（28）测量侧脑室。

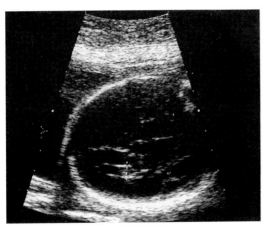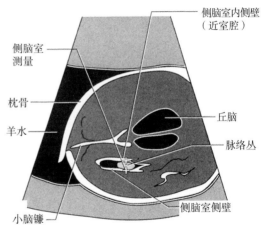

（29）腹围测量平面：显示脐静脉和门静脉的连接部。围绕腹部轮廓测量，腹围应该为圆形轮廓。

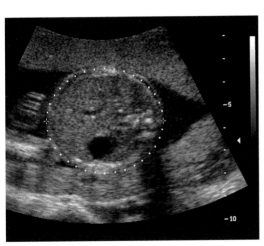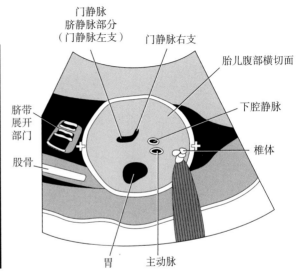

（30）在长轴图像上测量股骨，从一侧的骨化端到另一侧的骨化端。

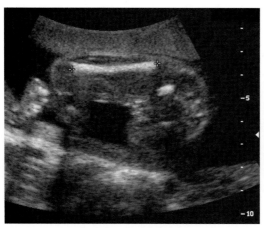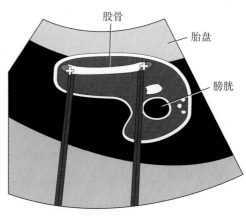

提示：对于长骨的测量，光标应放置在骨、软骨交界处，测量应不包括软骨。

（31）在长轴上测量肱骨两端，从一侧的骨化端到另一侧的骨化端。

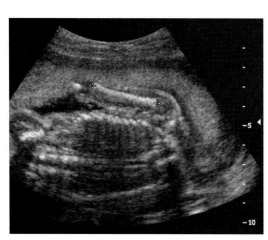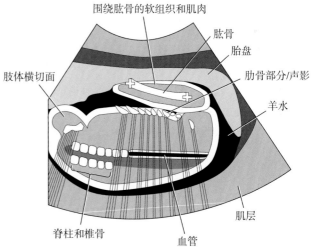

（32）显示双腿。

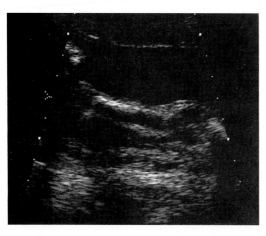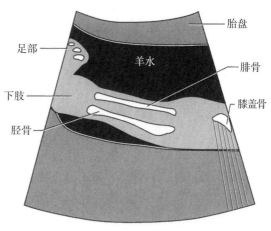

（33）显示尺桡骨。

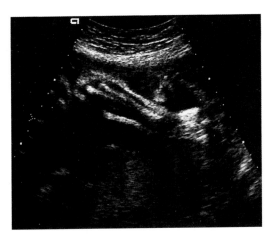
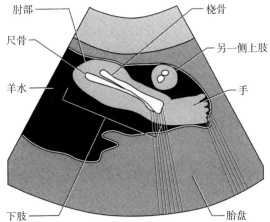

（34）显示一只手。

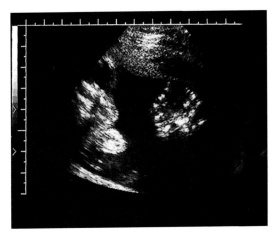
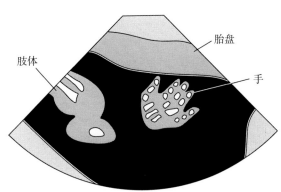

（35）显示另一只手。

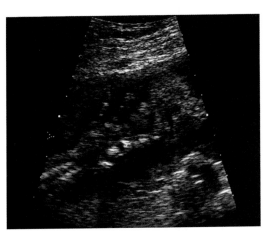
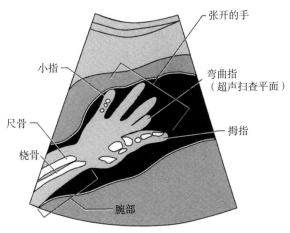

提示：大多数医生仅仅储存一只手、足、手臂和腿的图像，实质上双侧都应该进行评估。

（36）显示面部轮廓。

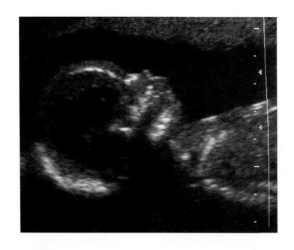

（37）冠状面上显示鼻孔和嘴唇。

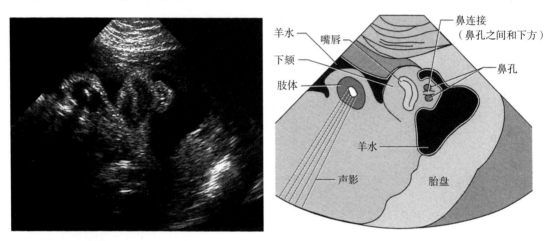

（四）多胎妊娠

额外要求的图像

多胎妊娠中的每个胎儿都应该和对待单胎妊娠一样进行检查。

（1）显示双胎妊娠囊。

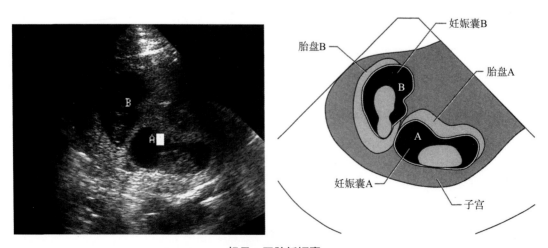

标示：双胎妊娠囊

（2）显示中期妊娠两胎儿间隔膜。

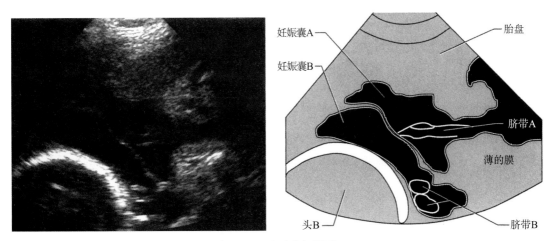

标示：双胎胎儿间隔膜

（3）显示三胞胎。

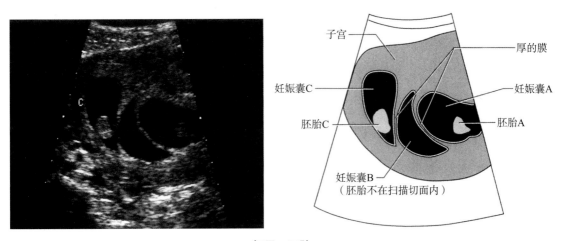

标示：三胎

提示：确定胎儿位置非常重要。胎儿在宫底还是靠近宫颈。位于宫底部胎儿标记为"a"，第2个胎儿标记为"b"，如果胎儿数目超过2（如3胎），那么可以用"c"、"d"标记。标记有利于观察个体增长率。如果可能可以确定每个胎儿的性别。这些信息有助于确定单卵双胎还是双卵双胎。

七、生理物理评估

晚孕后期检查要进行生物物理评估。应用五个指标评估胎儿健康状况。第一个指标为无应激试验（NST）。它是在产房或在产科医生的办公室监测自发心率加速。超声技术员不能进行该项生物物理评估（BPP）。超声技术员可以进行BPP其他的四个指标是：①羊水量；②胎儿呼吸运动；③肌张力；④胎动。这些指标评分如表14-1。

表14-1 生物物理状况评分

准 则		得 分
第一部分		
无应激试验	监测30min，有两次心率加速，每次增加15次/分	2分
第二部分		
超声检查		
胎动	在30min检查内3次独立的伸和屈运动	2分
肌张力	在30min检查内手1次开和合或足绷紧	2分
呼吸	在30min检查内胎儿呼吸至少60s	2分
羊水	至少在一个象限内羊水在二维切面至少1cm	2分
不合格		8分或超过8分
总分		10

（Data from Manning EA，Platt LD，Sipos L.Antenatal fetal evaluation: development of a fetal biophysical profile. Am J Obstet Gynecol，1980，136: 787–795.）

八、生物物理评估需要的图像

1.记录羊水深度。

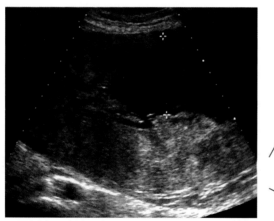 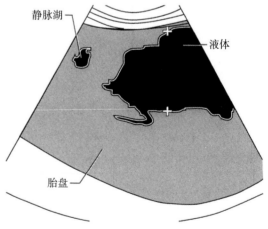

标示：羊水

2.记录胎儿呼吸运动。

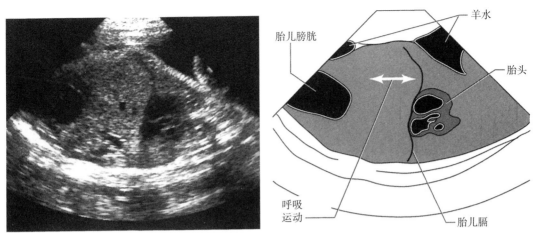

标示：膈的呼吸运动

3 记录胎儿肌张力。

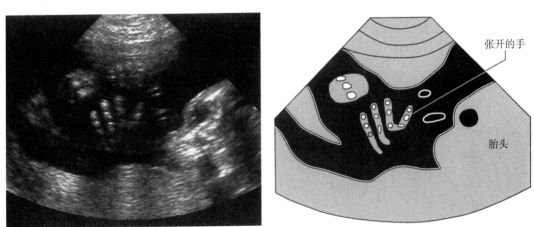

标示：手

4.记录胎动。

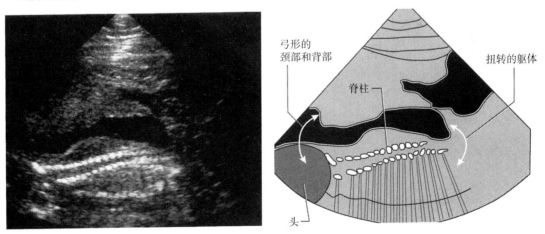

标示：胎动

提示：有时候有必要通过脐动脉多普勒频谱对脐动脉血流阻力进行测量。脐动脉阻力（S/D）等于收缩期峰值流速与舒张期峰值流速比值。S/D随胎龄改变，该变化可以判定脐带血流是否充足。

5.脐动脉多普勒测量和S/D值。

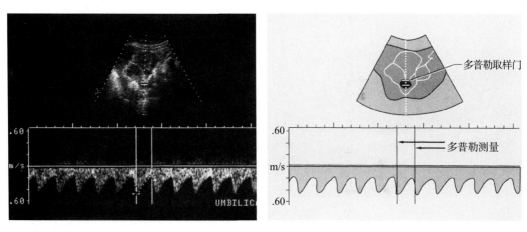

标示：脐动脉多普勒

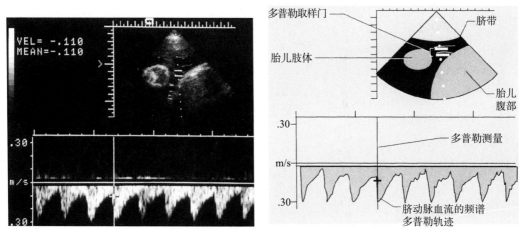

标示：脐动脐多普勒

提示：在某些情况下，医生可能还想了解母体向胎盘供血的血流量情况，因此需要测量胎盘子宫间的动脉或子宫动脉的频谱。多普勒波形可以计算S/D值，在图表上查找对应的适当胎龄。

6.多普勒测量子宫动脉S/D值。

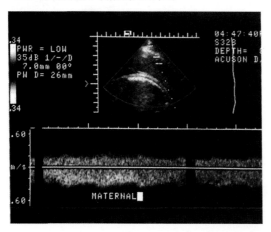

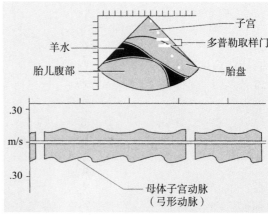

标示：子宫动脉多普勒

复 习 题

1. 使用28天月经周期，大多数放射科医生和产科医生定义妊娠早期为（ ）。
   a）末次月经第1天后的12周
   b）末次月经第1天开始的12周
   c）末次月经第1天开始的10周
   d）末次月经最后1天后的12周

2. 超声定位早期心管搏动的标志是（ ）。
   a）羊膜
   b）双泡征
   c）卵黄囊
   d）双囊征

3. 扫查胎儿要做的第一件事是（ ）。
   a）确定聚焦
   b）测量BPD
   c）确定视图平面
   d）确定胎先露

4. 蜕膜内征代表（ ）。
   a）异常的宫内妊娠
   b）妊娠囊在子宫内膜腔的位置
   c）宫内妊娠
   d）发生在妊娠第6周

5. 在卵黄囊可见之前确定宫内妊娠的是（ ）。
   a）充满液体的绒毛膜腔
   b）双泡征
   c）绒毛膜绒毛
   d）双囊征

6. 当卵黄囊、胚盘、羊膜同时可见时描述为（ ）。
   a）充满液体的绒毛膜腔
   b）双泡征
   c）绒毛膜绒毛
   d）双囊征

7. 胚胎尾部尾状附属物将发展为（ ）。
   a）成为一部分的脐带

b）退化
c）成为髂骨翼部分
d）成为骶脊骶尾的一部分

8. 妊娠第12到第16周，扩大的羊膜腔（ ）。
   a）可进行平均妊娠囊直径测量
   b）使卵黄囊消失
   c）使绒毛膜腔消失
   d）使卵黄囊和胚胎分离

9. 脐带进入胎儿后（ ）。
   a）脐动脉加入门脉循环、脐静脉沿膀胱两边走行
   b）加入门静脉
   c）脐静脉加入门脉循环、脐动脉沿膀胱每侧走行
   d）融合为一个血管

10. 中孕早期识别男性性别可以通过（ ）。
    a）阴茎
    b）尿道
    c）阴囊
    d）阴囊鞘膜积液

11. BPD测量（ ）。
    a）通过对称丘脑、第三脑室、腔透明隔、小脑幕切面
    b）在妊娠第5周
    c）通过对称第三脑室横切面
    d）在妊娠第6周

12. 获得腹围测量的超声切面是通过（ ）。
    a）门静脉左支
    b）肝和脐动脉
    c）脐带插入处横切面
    d）肝、胃、脊柱和脐静脉

   答案：1.a; 2.c; 3.d; 4.b; 5.a; 6.b; 7.b; 8.c; 9.c; 10.c; 11.c; 12.d

（王淑敏 刘 畅 译）

第15章 男性盆腔扫查操作规程：前列腺、阴囊、阴茎

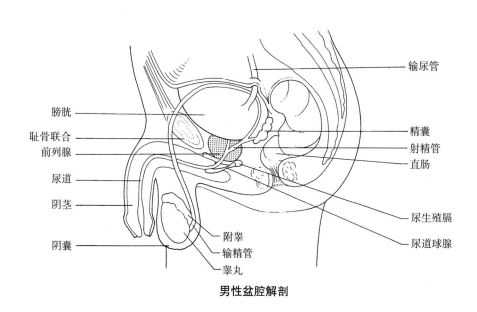

男性盆腔解剖

（图中标注如下：）

膀胱
耻骨联合
前列腺
尿道
阴茎
阴囊
附睾
输精管
睾丸
输尿管
精囊
射精管
直肠
尿生殖膈
尿道球腺

男性盆腔包含部分膀胱、输尿管、肌肉、血管和泌尿生殖系统，包括前列腺、精囊和阴茎、阴囊、睾丸。泌尿生殖系统章节为本方案的重点内容。

【解剖】

1.前列腺和精囊

（1）前列腺是腹膜后位器官，位于直肠前方，膀胱下方。前列腺由纤维肌性组织和腺体组织组成，包绕膀胱颈及输尿管。前列腺的形态大小与栗子相似；长约3.5cm，宽约4.0cm，前后径约2.5cm。其基底部最宽，位于尖部上方。

（2）前列腺可分为以下几个区（图15-1）。

① 周围区：位于尿道前列腺部的后方及侧方，通常是最大的区。

② 中央区：起自前列腺的基底部，延伸至精阜和射精管周围。

③ 移行区：紧邻尿道两侧的位置，通常是最小的一个区域。

（3）精囊腺是位于前列腺上方、膀胱后方的一个错综复杂的囊状结构。单侧精囊腺长约5cm，直径小于1cm。双侧精囊腺的排泄管与输精管汇合形成射精管。

（4）射精管自前列腺的底部进入并穿过前列腺的尿道部至精阜（此处近前列腺的中央）。

（5）尿道自膀胱颈部向后穿行前列腺内至阴茎的根部。尿道前列腺部的近端自膀胱颈至精阜，远端自精阜至前列腺尖。

2.阴囊及睾丸

（1）阴囊是与腹壁相延续的一个皮肤囊袋样结构。它悬吊于男性盆腔底部的会阴和阴茎之间。外部由阴囊中缝或中嵴将阴囊分为左右两部分。内部由皮肤、浅筋膜、提睾肌和提睾肌筋膜组成，由阴囊中隔将阴囊腔一分为二，分别容纳两侧的睾丸、附睾、近端输精管（图15-2）。

（2）两侧精索自阴囊经过腹股沟管和腹股沟内环进入盆腔。精索内包括输精管、睾丸动脉、蔓状静脉丛（引流睾丸静脉，并在上方形成精索静脉）、淋巴管、自主神经和提睾肌。

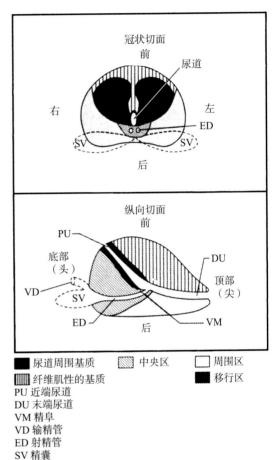

图15-1 前列腺区

（3）睾丸是男性的性腺器官。成年人睾丸长径为1.5～2in（3～5cm）、宽径约1in（2～3cm）、前后径约1in（2～3cm）。在12岁以前，睾丸体积小于5ml。成熟后，平均睾丸体积约25ml。之后，随着年龄的增长，睾丸体积逐渐缩小。

（4）双侧的睾丸均覆盖白膜，白膜是一种致密纤维性组织，延伸至睾丸后壁并形成睾丸纵隔及睾丸小隔。睾丸纵隔分出的小隔放射状地伸入睾丸将其分成200～300个睾丸小叶。每个小叶包含有1～3个产生精子的精曲小管，后者将精子引流至精直小管，精直小管形成了一个网状的管道结构叫作睾丸网。这个网状结构存在于睾丸，经过睾丸纵隔形成一系列纤曲的附睾输出小管。

（5）附睾主要由许多附睾管组成，弯曲状，紧紧包裹起来约1.5in（3.8cm）长，平滑肌鞘外层覆盖浆膜层。一旦没有外部包裹，这管道长约20ft（6m），直径约1.5in。附睾连接于睾丸上部，延睾丸后方至睾

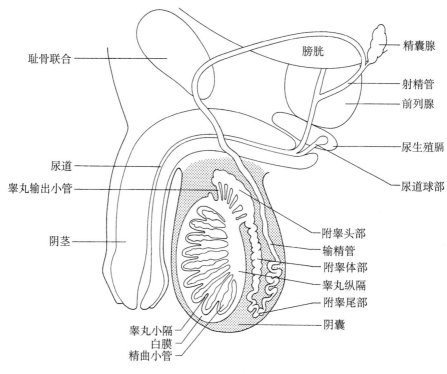

图 15-2　阴囊解剖

丸底部,由此汇入输精管。

(6)附睾管被分为头部、体部和尾部。头部(附睾头)体积较大位于上部,大部分由输出小管组成汇入附睾管。体部包含附睾管走行于睾丸的后方。尾部(附睾尾)是较小的部分位于下部,附睾管在此处汇入输精管。

(7)输精管管壁较厚,走行极少弯曲,由附睾管延续而来,与精囊排泄管汇合形成射精管,后者穿过前列腺汇入尿道前列腺部。

3.阴茎

(1)由三个圆柱形的平滑肌组成,是包绕丰富血管的可勃起组织。两个阴茎海绵体位于后外侧,正中腹侧是单个的尿道海绵体,后者包含尿道海绵体部。这三个海绵体表面及内部分别由纤维组织及白膜包裹并分隔开来。白膜表面被覆一层厚纤维和最外层疏松皮肤,叫作 Buck 筋膜(图 15-3)。

(2)阴茎及尿道血供来自一对阴部动脉,后者是髂内动脉的分支。阴茎的主要静脉是阴茎的背浅静脉。

【生理】

1.作为繁衍后代的一部分,男性泌尿生殖道成为延续物种的一个手段。

2.男性配子或精子产生于睾丸内并成熟于附睾内。管道系统的功能是储存并在射精时帮助推进精子。没有来自前列腺和精囊的碱性分泌物,精子就不能在繁殖过程中存活下来。

3.阴茎在繁殖过程中的功能是将精液射入女性阴道。射精时增加尿道压力使膀胱括约肌收缩从而阻止尿液被排入阴道和精液进入膀胱。

【超声声像图表现】

1.前列腺和精囊腺

(1)前列腺是腹膜后器官;位于直肠前方及膀胱下方。前列腺实质主要表现为均匀的中等水平回声。围绕尿道的尿道周围腺基质相对周围组织表现为略低回声。前列腺部的尿道壁表现为腺体中央的强回声。前列腺的轮廓应表面光滑且边界清晰。

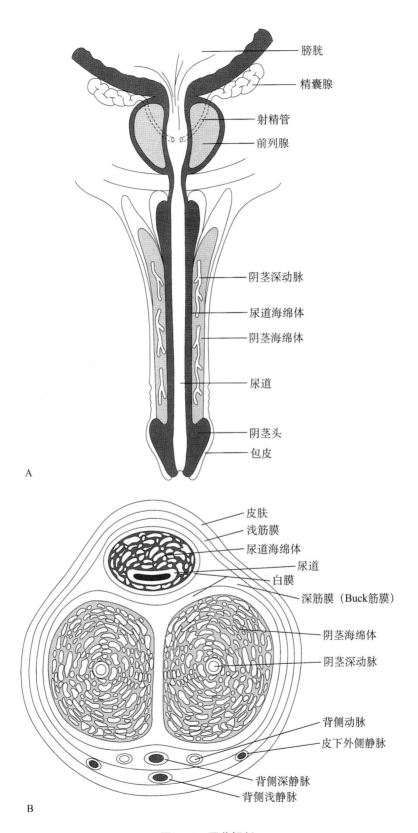

膀胱

精囊腺

射精管

前列腺

阴茎深动脉

尿道海绵体

阴茎海绵体

尿道

阴茎头

包皮

A

皮肤

浅筋膜

尿道海绵体

尿道

白膜

深筋膜（Buck筋膜）

阴茎海绵体

阴茎深动脉

背侧动脉

皮下外侧静脉

背侧深静脉

背侧浅静脉

B

图 15-3 阴茎解剖

A.纵切面；B.横切面

（2）正常情况下，前列腺的中央区和移行区在声像图上无法区分。周围区表现为均匀且较周围实质回声略强。

（3）精囊腺被认为是位于前列腺上方的低回声卵圆形结构。正常精囊腺相对前列腺表现为低回声。双侧精囊腺大小、形态及回声均对称。膀胱部分充盈时精囊腺很容易被看到。横向扫查时可见其长轴切面。

（4）输精管和射精管可能很难和周围结构鉴别。但是还是可以看到输精管位于精囊腺内侧，回声与之相似。射精管则表现为管样强回声。

2. 阴囊和睾丸

（1）超声上通常很难分辨阴囊壁的各层结构。阴囊壁的各层组合典型声像图表现为单层强回声条纹。

（2）高回声的精索在经过腹股沟管的时候可以显示。彩色多普勒有助于辨别精索内血管。通常看不到输精管。

（3）正常睾丸实质回声是均匀、中等回声，与甲状腺回声相似。睾丸纵隔表现为沿睾丸长轴走行的强回声线。正常情况下睾丸两层鞘膜之间可见几毫米的液性无回声。

（4）正常的附睾较正常睾丸回声相等或稍低。但是附睾的内部回声通常不均匀。

（5）情况允许的时候，一侧的睾丸和附睾的内部回声和大小应与对侧相对照。

（6）10% ～ 20%的男性睾丸声像图上可见到的血管的正常变异，即睾丸内动脉穿过睾丸时出现与中心动脉的反向血流（图15-4）。

（7）彩色多普勒技术的注意事项。

① 运用彩色多普勒辨别结构内有无血供。

② 同时应用彩色和传统的频谱分析来确定睾丸和附睾的血供。

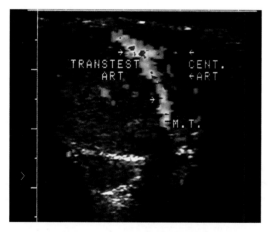

图15-4　睾丸血管的正常变异

睾丸内动脉与中心动脉方向相反。见本书后彩图17

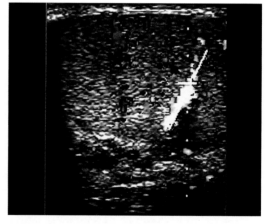

睾丸内动脉的彩色图像和波形。见本书后彩图22

③ 使用睾丸纵隔作为参照点显示睾丸内的血供。

④ 6h内的急性睾丸扭转或大于24h的慢性睾丸扭转，出现睾丸内乏血供而睾丸周围血流增多。

⑤ 值得注意的是彩色多普勒无法鉴别恶性肿瘤的血流增多和炎症的血流增多。

（8）彩色多普勒动脉/静脉血流的特点：

① 睾丸血供为低阻血流。睾丸内、包膜的、中心的血流及动脉交通支均为低阻血流。其波形的特点是收缩峰平缓和高舒张期血流，类似颈内动脉的波形。提睾肌动脉和输精管动脉收缩期峰高尖和低速舒张期血流，类似于颈外动脉的波形。

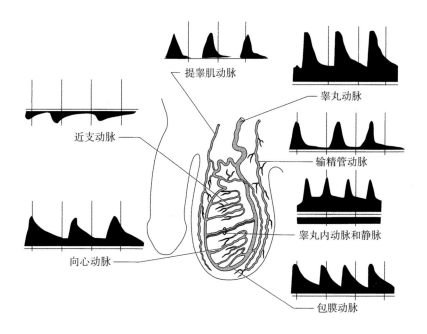

② 睾丸内静脉与同名动脉伴行。它们的波形是连续的或阶段性的。

③ 精索/蔓状静脉丛：没有或少量的血流。

④ 附睾：有很少的血流闪动或血流影像。

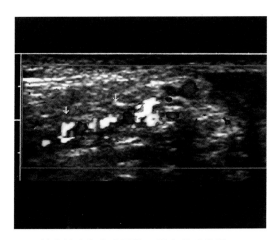

精索的彩色血流图像。见本书后彩图18

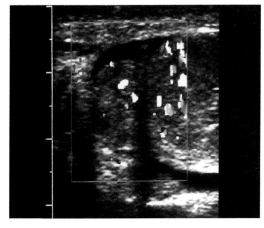

附睾的彩色血流图像。见本书后彩图19

⑤睾丸内、输精管提睾肌内、中央及外周动脉均可见少量血流信号。

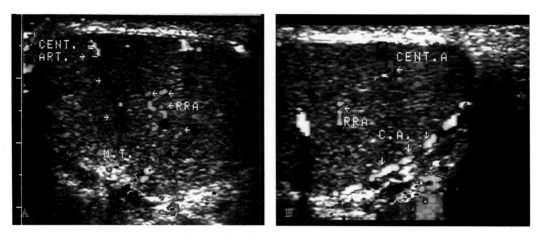

睾丸内动脉的彩色血流图。A.见本书后彩图20；B.见本书后彩图21

3.阴茎

（1）正常尿道海绵体和阴茎海绵体均表现为均匀的中等水平回声。包绕海绵体的白膜表现为特征性的高回声。

（2）纵向切面，阴茎海绵体正中可见海绵体动脉壁的亮线样表现。

（3）横切面，根据中央的尿道可以确定尿道海绵体，尿道的回声较尿道海绵体略高。探头加压时，尿道海绵体表现为椭圆形。阴茎海绵体位于尿道海绵体的后方，表现为被覆高回声白膜的圆形或卵圆形结构。分隔两个阴茎海绵体的强反射面是阴茎中隔，后者是白膜的延续。短轴显示，每个阴茎海绵体中央均可见无回声的海绵体动脉腔。并且可实时观察搏动。

【病人准备】

1.前列腺　经直肠超声检查：评价前列腺最好的方法就是直肠腔内（经直肠）超声检查。因为高频腔内探头可以更接近感兴趣区并且得到更优质、更高分辨率的图像，因此经腹男性盆腔检查评价前列腺已经很少应用了。

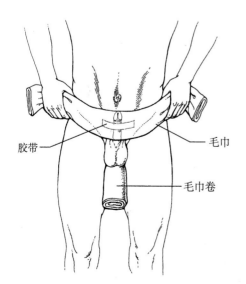

胶带

毛巾

毛巾卷

（1）检查前患者应自行灌肠。如果患者由于某些原因不能灌肠，检查也是应被许可的。

（2）患者说明检查情况。需要患者的口头或书面同意且有另一个护理专业的人在场证明。证人的签名应该被作为记录的一部分。

（3）超声检查者或医生插入探头。

2.阴囊

（1）应用一个卷好的毛巾卷置于患者大腿内侧支撑阴囊，从而分离和固定阴囊便于扫查。用毛巾遮盖阴茎并用带子将毛巾固定于腹壁。

（2）给患者说明情况。整个检查应该有另一个护理专业的人在场证明并且他们的签名应该被作为记录的一部分。

（3）使用温热的凝胶作为超声扫查的耦合剂。

（4）扫查阴囊时，超声扫查者应将戴手套的手指置于阴囊下方并将拇指置于阴囊上方。这样的手势进一步保证了阴囊的稳定并且有利于提高触诊肿物和其超声结果之间的相关性。同时，检查者的手指根据其高回声强反射的表现很容易辨别，并且可作为定位肿物的参照点（图15-5）。

3. 阴茎

（1）应用一个卷好的毛巾卷置于患者大腿内侧支撑阴茎，从而分离和固定阴囊便于扫查。

（2）给患者说明情况。整个检查应该有另一个护理专业的人在场证明并且他们的签名应该被作为记录的一部分。

（3）使用温热的凝胶作为超声扫查的耦合剂。

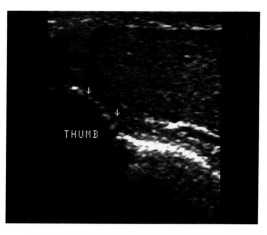

图15-5　超声检查者的拇指和其他手指在扫查阴囊时很容易辨别，并且可以用来作为定位阴囊病变的参照点

【探头】

1. 前列腺　直肠腔内超声检查：

（1）5.0MHz或更高频率。

（2）准备探头，包含提供一个水囊。

准备工作包括以下三项中的一项：

① 将探头制造商提供的一个指形保护鞘套于的探头表面。这个鞘由一个小橡皮带固定，20～30ml的去离子水通过探头手柄内的一个小通道注入鞘内。探头尖端朝下并轻轻敲击充满水的鞘，使气泡升至上方从而被吸走。用耦合剂将避孕套填充半满，然后插入带鞘的探头。插入前避孕套外应充分润滑。一个小橡胶管可以连接探头的通道，通过向鞘内打入或吸出水从而调整由于气泡引起的可能发生和已经出现的伪像。

② 将探头上涂抹耦合剂，然后套上避孕套。用橡皮筋固定避孕套并且确保探头顶端没有气泡。插入前避孕套外应充分润滑。用一个内置球囊充入30～50ml去离子水作为水囊。

③ 用橡皮筋固定一次性鞘或者避孕套于探头表面；外面充分润滑；然后插入直肠。在鞘或者套内充入30～50ml的去离子水作为水囊。

（3）检查完毕后，所有的套管或旋钮及直肠探头表面一次性鞘或套都应丢弃。探头应浸泡于抗菌液。根据厂商指导方案和感染病解决方案决定溶液类型和浸泡时间。鞘和套的拆除过程中，探头内的液体通道应该用抗菌液冲洗。

2. 阴囊

（1）5.0MHz，或更高频，实时线阵或凸阵探头。

（2）7.0～10.0MHz可用于小儿患者。

（3）3.5～7.0MHz传统带有彩色血流成像的多普勒超声（低通滤波、标尺和高分辨率）。

（4）如果可能使用凝胶垫利于图像显示。凝胶垫有利于评价近场病变。

3. 阴茎

（1）5.0MHz，高分别率，实时线阵探头。

（2）7.5MHz，10.0MHz。

（3）传统带有彩色血流成像的多普勒超声（低通滤波、标尺和优化彩色增益）。

（4）某些病例使用凝胶垫利于图像显示。

【病人体位】

1. 前列腺　直肠腔内超声检查：

（1）左侧屈膝卧位。

（2）膀胱截石位。

2.阴囊

（1）仰卧位，双腿微分开或双腿半屈曲位。

（2）直立位。

3.阴茎

（1）仰卧位，双腿微分开或双腿半屈曲位。

（2）直立位。

一、前列腺扫查

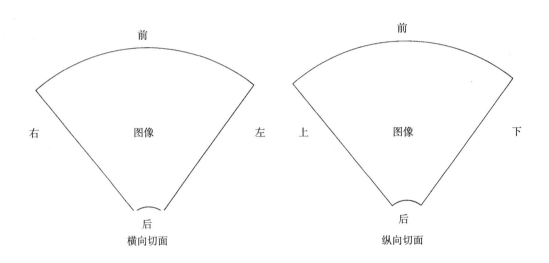

提示：男性经腹检查盆腔时，系统评价和记录的方式均与女性经腹检查盆腔的方式相同。纵向切面扫查从盆腔的一侧至另一侧。横切面扫查从耻骨联合至脐部。前列腺检查在耻骨联合水平将探头扫查角度向下。患者的准备、患者的体位及探头选择均与女性盆腔检查相同。细节见第12章。

提示：扫查前列腺时同时评价前列腺周围脂肪和血管有无不对称和回声缺失。还要注意评价直肠周围，尤其是前列腺和直肠周围毗邻组织，当临床怀疑直肠病变时应该评价直肠壁和直肠腔的情况。

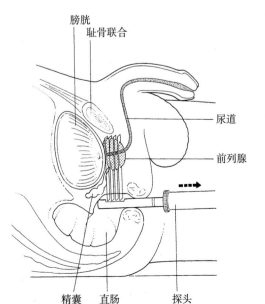

（一）前列腺·横向扫查·横切面·直肠方式

提示：横切面扫查前列腺时，探头插入直肠后以回撤的顺序依次检查前列腺上部（基底面）至下部（尖部）。

1.随着探头的进入，扫查开始于精囊腺水平。

2.精囊腺检查后，慢慢回撤探头从而依次扫查前列腺上部至下部。两侧边界清晰。记录前列腺大小、形态和对称性。

（二）前列腺·纵向扫查·纵向切面·直肠方式

提示：前列腺纵向检查时，探头应顺时针和逆时针转动检查前列腺一侧至另一侧。

1.检查开始于前列腺的中线。前列腺的上下边界清晰并且可见尿道。

2.轻轻顺时针和逆时针转动探头检查前列腺和精囊腺的侧方。

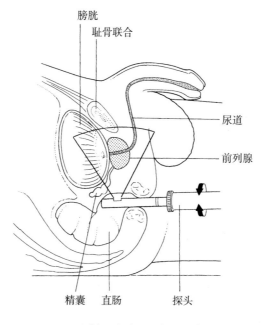

膀胱

耻骨联合

尿道

前列腺

精囊　直肠　　探头

二、前列腺基本图像

（一）前列腺·横向扫查·横切面·直肠方式

1.精囊腺轴向图。

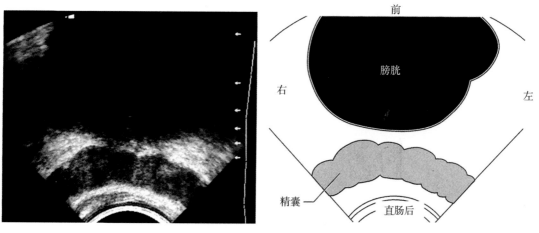

前

膀胱

右　　　　　　　　　　　　左

精囊

直肠后

标示：经直肠横切面精囊腺

提示：因为视野局限，所以双侧精囊腺不能同时在一个切面上显示完全。如果出现这种情况，则多增加一些切面。

2. 包括右侧精囊腺边缘的右侧精囊腺轴位图像。

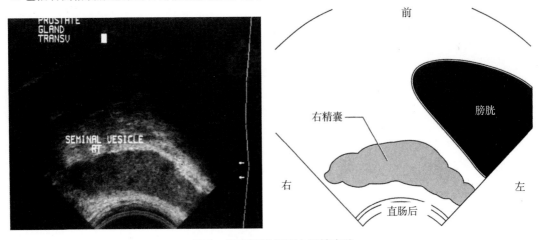

标示：经直肠横切面右侧精囊腺

3. 包括左侧精囊腺边缘的左侧精囊腺轴位图像。

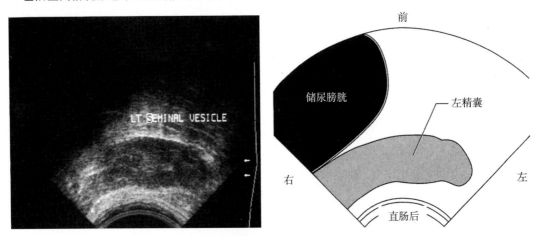

标示：经直肠横切面左侧精囊腺

4. 前列腺基底部的轴位图像。

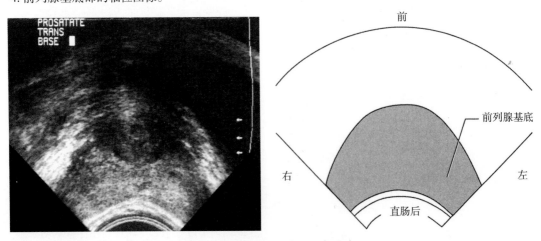

标示：经直肠横切面前列腺基底部

5. 前列腺中部的轴位图像。

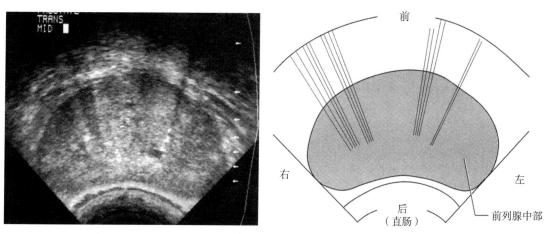

标示：经直肠横切面前列腺中部

6. 前列腺尖部的轴位图像。

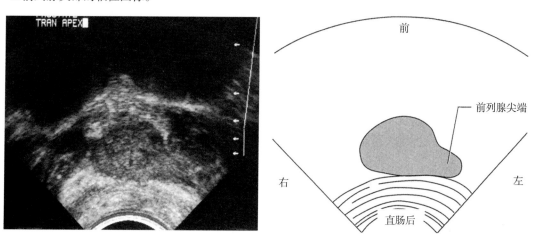

标示：经直肠横切面前列腺尖部

（二）前列腺·纵向扫查·纵向切面·直肠方式

1. 前列腺纵向正中切面。

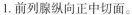

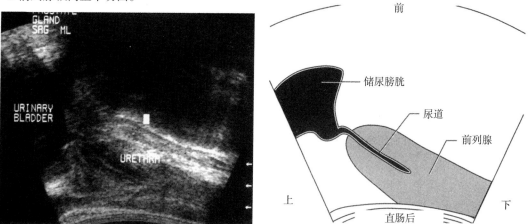

标示：经直肠正中纵向切面

2. 右侧前列腺和精囊腺的纵向图像。

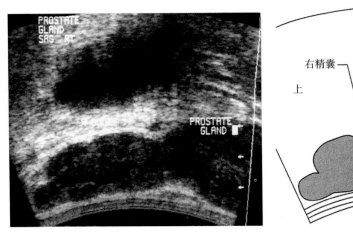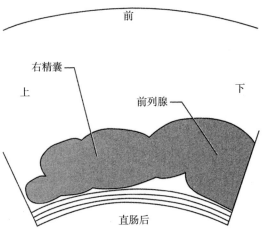

标示：经直肠右侧纵向切面

3. 左侧前列腺和精囊腺的纵向切面。

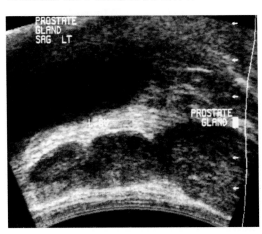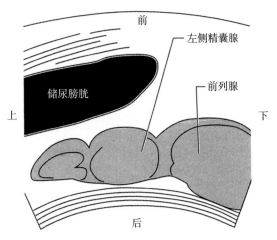

标示：经直肠左侧纵向切面

三、阴囊扫查

提示：双侧应用以下扫查步骤。

（一）阴囊·纵向扫查·纵向切面·前位方式

提示：检查睾丸时首先检查患者正常呼吸和瓦氏动作时的精索以排除精索静脉曲张。

1. 开始扫查时探头垂直于精索水平睾丸中上部分，患者平稳呼吸。

2. 保持探头垂直于精索水平并缓慢滑动探头从中央至超越精索。

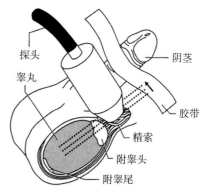

3. 探头返回扫查经过精索中央位置至睾丸中位。保持探头垂直，慢慢滑动探头横向经过并超过精索。

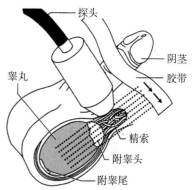

4. ～ 6. 患者瓦氏动作时重复上述过程。
7. 保持探头垂直退至睾丸中部。

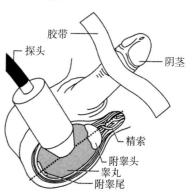

提示：精索、附睾头及睾丸上下边缘均应在纵向切面上显示。如果没有显示，则必须上下移动探头评价所有的解剖结构。

8. 缓慢移动探头从内部至超过阴囊边缘。

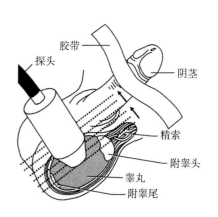

提示：注意阴囊皮肤厚度。

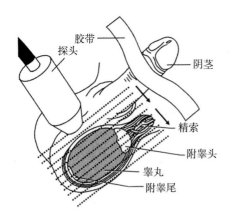

9. 探头回到睾丸中部。保持探头垂直；缓慢横向扫查，范围超出睾丸和阴囊。

（二）阴囊·横向扫查·横切面·前位方式

提示：检查睾丸时首先检查患者正常呼吸和瓦氏动作的精索以排除精索静脉曲张。

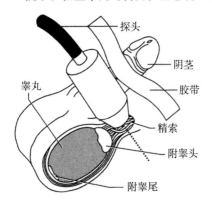

1. 开始扫查时探头垂直于于精索水平睾丸上部分，患者平稳呼吸。

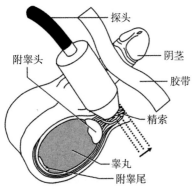

2. 保持探头垂直于精索水平并缓慢滑动探头至超出精索范围。

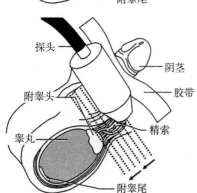

3. 探头返回扫查经过精索上部至精索中部。保持探头垂直，慢慢向下滑动探头经过并超过精索。

4. ～ 6. 患者瓦氏动作时重复上述过程。

7. 保持探头垂直退至睾丸中部。

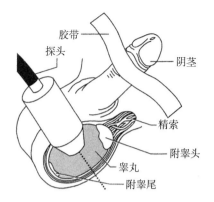

提示：横向扫查上睾丸的内侧边和外侧边均应可见。如果没有显示，则移动探头至睾丸内侧和外侧以显示所有的解剖结构。

8. 向上缓慢滑动探头经过睾丸上部至附睾头。

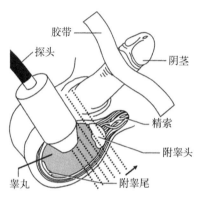

9. 保持探头垂直并移动探头于附睾头、精索及阴囊上方并全面扫查。

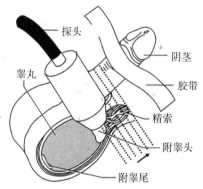

10. 探头移回睾丸中部。保持探头垂直；缓慢扫查上方，经睾丸上部之附睾尾水平。

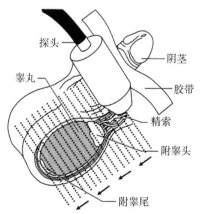

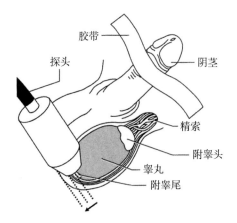

11.继续扫查阴囊上方及其周围。

四、阴囊基本图像

（一）阴囊·右半阴囊·纵向扫查·纵向切面·前位方式

1.正常呼吸或静息位时纵向切面上测量精索的前后径。

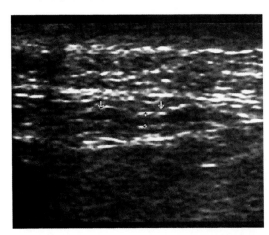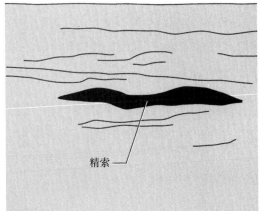

标示：静息位右侧精索纵向切面

2.同上图，没有测量标尺。

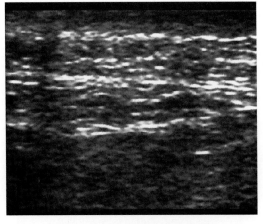

标示：静息位右侧精索纵向切面

3. 瓦氏呼吸时纵向图像上测量精索的前后径。

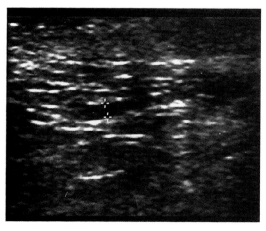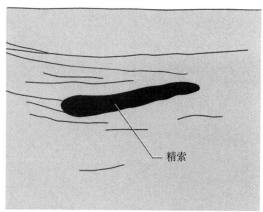

标示：瓦氏呼吸时右侧精索纵切面

4. 同上图，没有测量标尺。

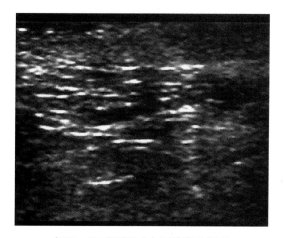

标示：瓦氏呼吸时右侧精索纵切面

5. 附睾头的纵向图像。

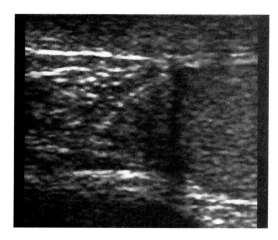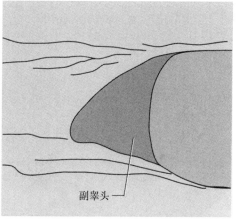

标示：右侧附睾头纵切面

6. 右侧睾丸最大面的纵向切面。

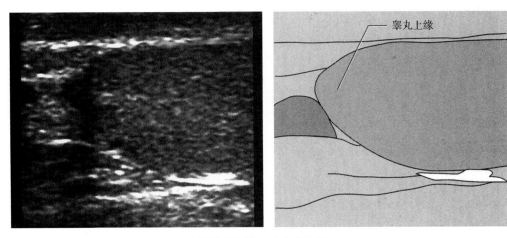

标示：右侧睾丸上部纵切面

7. 右侧睾丸中央部位的纵向切面。

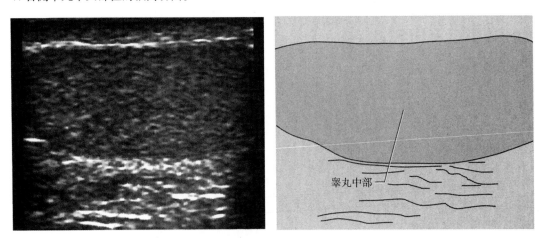

标示：右侧睾丸中部纵切面

8. 右侧睾丸及精索纵向切面上下径测量图像。

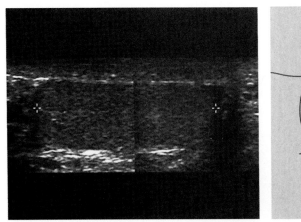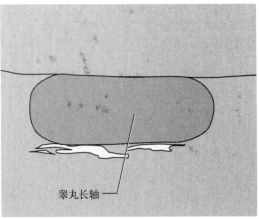

标示：右侧睾丸长轴纵切面

提示：必要时可使用双幅图像拼接获得睾丸完整的纵向切面。

9. 上幅超声图的无测量标尺图像。

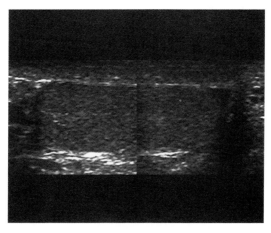

标示：右侧睾丸长轴纵切面

10. 右侧睾丸中部纵向切面。

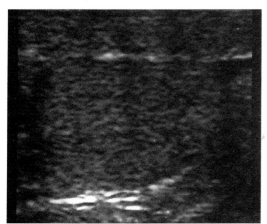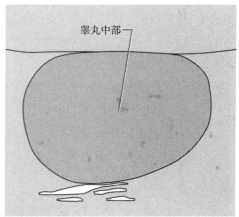

标示：右侧睾丸内侧部纵切面

11. 右侧睾丸外侧部的纵向切面。

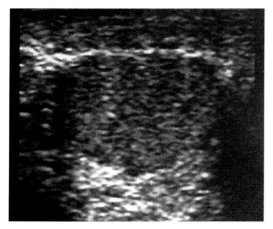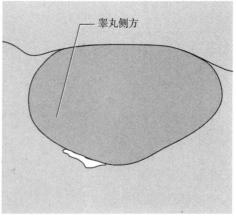

标示：右侧睾丸外侧部纵切面

12.右侧睾丸最低部位的纵向切面。

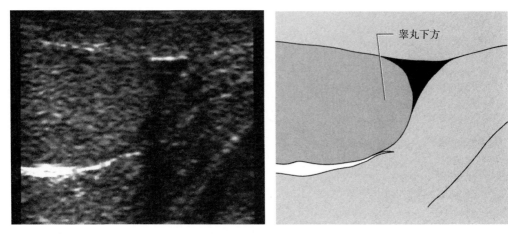

标示：右侧睾丸下部纵切面

13.附睾尾的纵向切面（若可见时）。

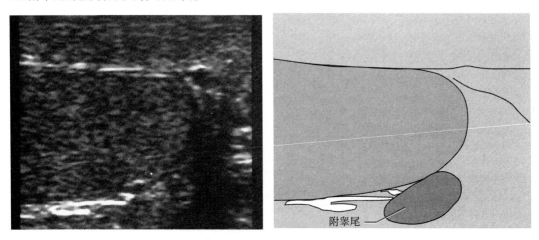

标示：右侧附睾丸纵切面

（二）阴囊·右半阴囊·短轴扫查·横切面·前位方式

1.正常呼吸及静息时精索轴位图像上前后径测量。

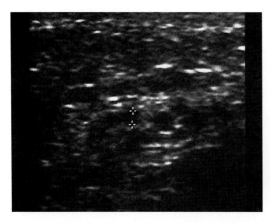
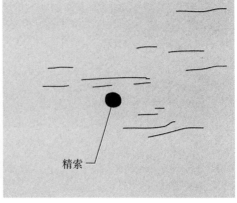

标示：静息位右侧精索横切面

2. 上幅超声图的无测量标尺图像。

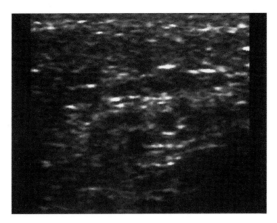

标示：静息位右侧精索横切面

3. 瓦氏呼吸时精索轴位图像测量前后径。

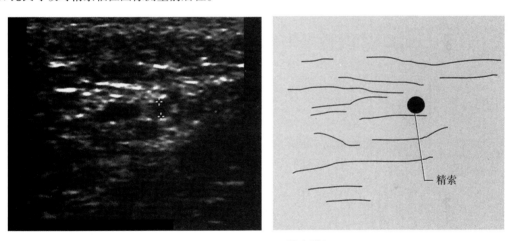

标示：瓦氏呼吸时右侧精索横切面

4. 上幅超声图的没有测量标尺的图像。

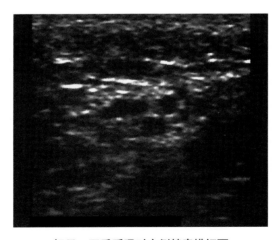

标示：瓦氏呼吸时右侧精索横切面

5. 附睾头的横切面。

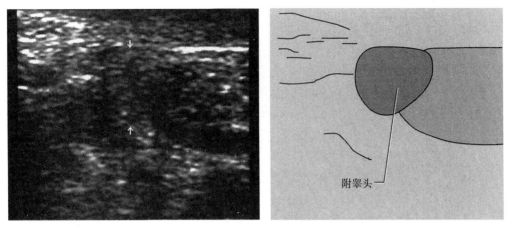

标示：右侧附睾头横切面

6. 右侧睾丸上部的横切面。

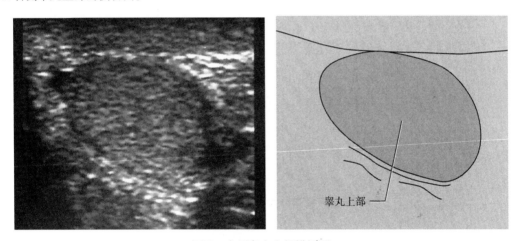

标示：右侧睾丸上部横切面

7. 右侧睾丸中部横切面内外径测量。

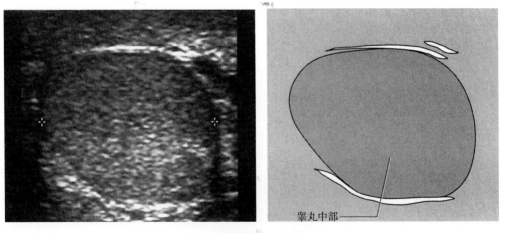

标示：右侧睾丸中部横切面

8.同上图，没有测量标尺。

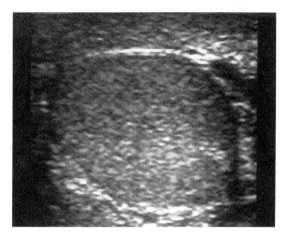

标示：右侧睾丸中部横切面

9.右侧睾丸下部的横切面。

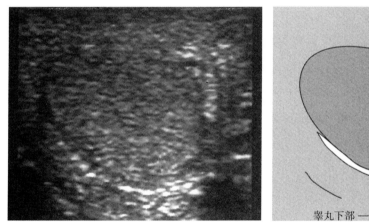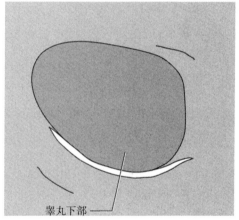

睾丸下部

标示：右侧睾丸下部横切面

10.附睾尾的横切面（若可见）。

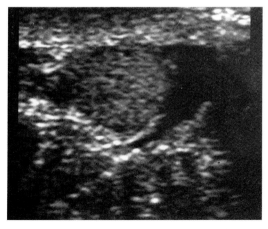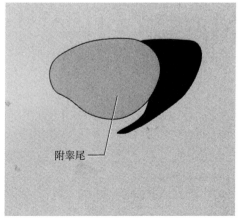

附睾尾

标示：右侧睾丸下部/附睾尾横切面

（三）阴囊·左半阴囊·长轴·纵向切面·前位方式

1.正常呼吸或静息时精索纵向切面及前后径测量。

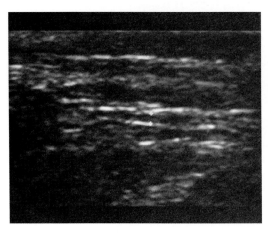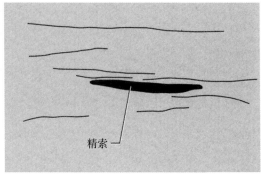

标示：静息位左侧精索纵切面

2.同上图，没有测量标尺。

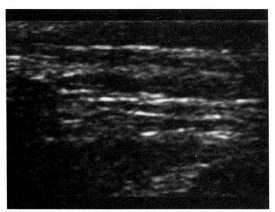

标示：静息位左侧精索纵切面

3.瓦氏呼吸时纵向切面上测量精索的前后径。

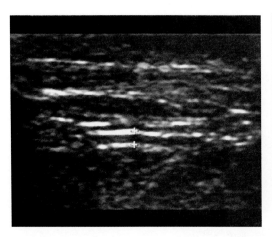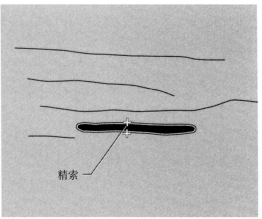

标示：瓦氏呼吸时左侧精索纵切面

4.同上图，无测量标尺。

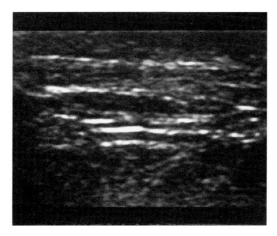

标示：**瓦氏呼吸时左侧精索纵切面**

5.附睾头的纵向切面。

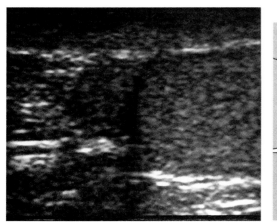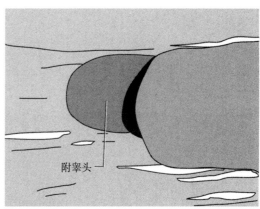

标示：**左侧附睾头纵切面**

6.左侧睾丸最大面的纵向切面。

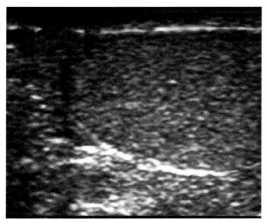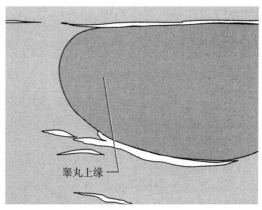

标示：**左侧睾丸上部纵切面**

7. 左侧睾丸中部的纵向切面。

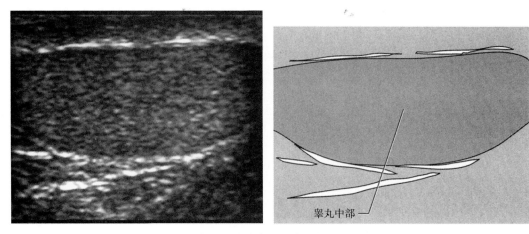

标示：左侧睾丸中部纵切面

8. 左侧睾丸及精索纵向切面上下径测量图像。

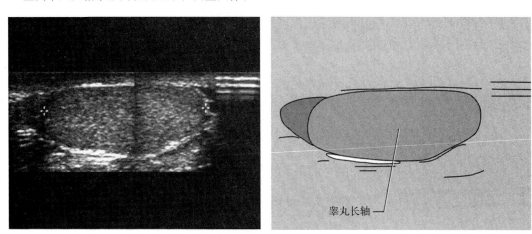

标示：左侧睾丸长轴纵切面

提示：必要时可使用双幅图像拼接获得睾丸的完整长轴图像。

9. 上幅超声图的无测量标尺图像。

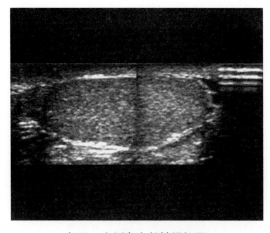

标示：左侧睾丸长轴纵切面

10. 左侧睾丸中部纵向切面。

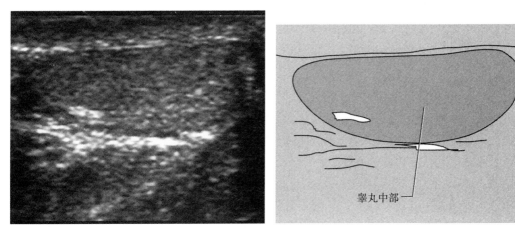

睾丸中部

标示：**左侧睾丸内侧部纵切面**

11. 左侧睾丸外侧部的纵向切面。

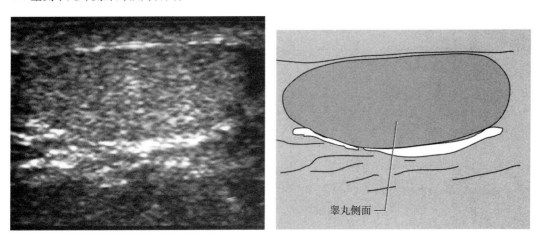

睾丸侧面

标示：**左侧睾丸外侧部纵切面**

12. 左侧睾丸最低部位的纵向切面。

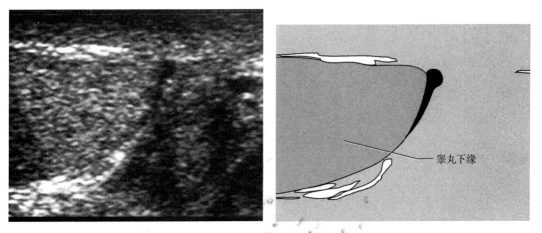

睾丸下缘

标示：**左侧睾丸下部纵切面**

13. 附睾尾的纵向切面（若可见时）。

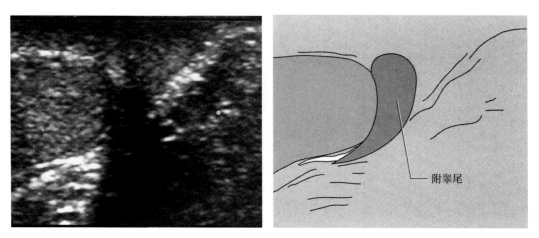

标示：左侧附睾尾纵切面

（四）阴囊·左半阴囊·短轴·横切面·前位方式

1. 正常呼吸及静息时精索横切面上前后径测量。

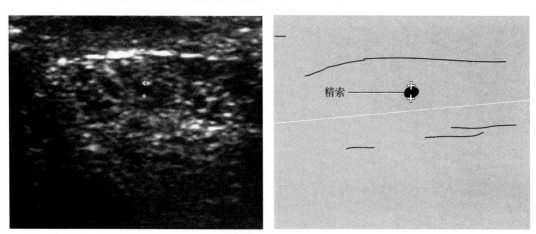

标示：静息位左侧精索横切面

2. 上幅超声图的无测量标尺图像。

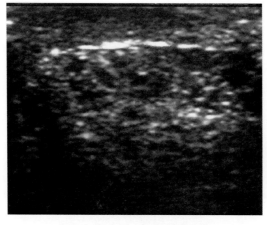

标示：静息位左侧精索横切面

3. 瓦氏呼吸时精索横切面测量前后径。

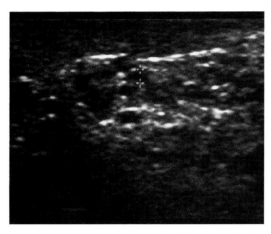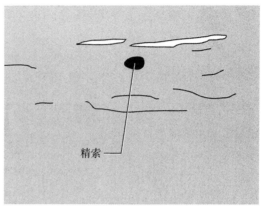

精索

标示：瓦氏呼吸时左侧精索横切面

4. 同上图，没有测量标尺。

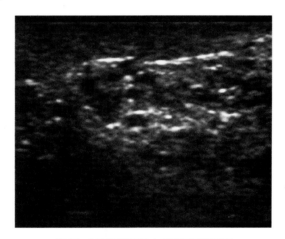

标示：瓦氏呼吸时左侧精索横切面

5. 附睾头的横切面。

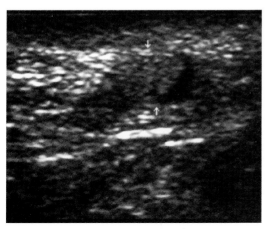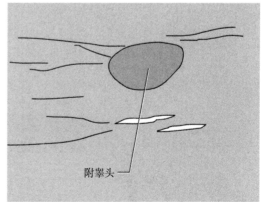

附睾头

标示：左侧附睾头横切面

6. 左侧睾丸上部的横切面。

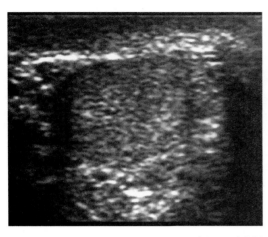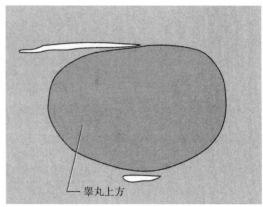

标示：左侧睾丸上部横切面

7. 右侧睾丸中部横切面横径测量。

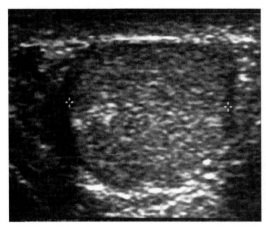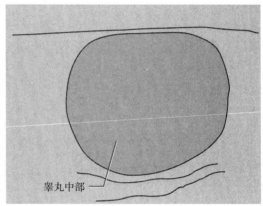

标示：左侧睾丸中部横切面

8. 同上图，没有测量标尺。

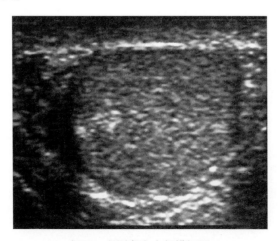

标示：左侧睾丸中部横切面

9.左侧睾丸下部的横切面。

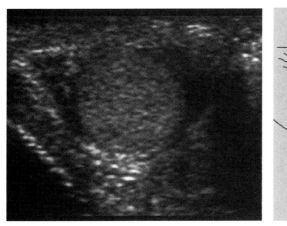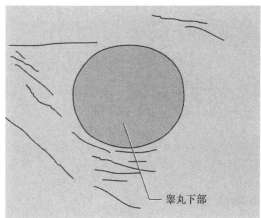

睾丸下部

标示：**左侧睾丸下部横切面**

10.附睾尾的横切面（若可见）。

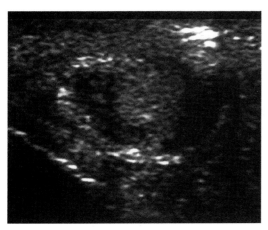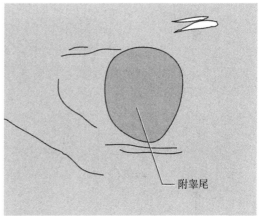

附睾尾

标示：**左侧睾丸下部/附睾尾横切面**

11.双侧睾丸中部的横切面。

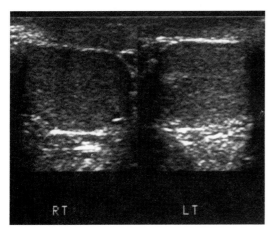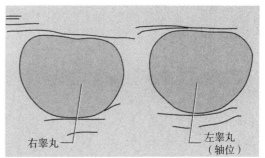

RT　　　LT

右睾丸　　　左睾丸
（轴位）

标示：**双侧睾丸横切面**

五、阴茎扫查

（一）纵向扫查阴茎纵切面·前位方式

1.将探头置于阴茎最上方中线处，垂直向下开始扫查。缓慢向下移动探头，沿阴茎长轴对其全长进行扫查。注意观察尿道海绵体在阴茎头处是如何开口的。在前面，均匀的长段部分代表阴茎海绵体。注意白膜和Buck筋膜在其前缘和后缘形成的高回声边缘。

2.回到阴茎上方中线处，将探头移向患者左侧以观察阴茎的左侧缘。缓慢向下移动探头，沿阴茎长轴对其全长进行扫查。注意位于中央部的高回声纤细的平行线样结构，其代表的是海绵体动脉管壁的纵切面。

3.回到阴茎上方中线处，将探头移向患者右侧以观察阴茎的右侧缘。缓慢向下移动探头，沿阴茎长轴对其全长进行扫查。注意位于中央部的高回声纤细的平行线样结构，其代表的是海绵体动脉管壁的纵切面。

（二）横向扫查阴茎横切面·前位方式

1.保持纵向扫查平面，将探头置于阴茎上方中线处，将探头旋转90°后进行横切面的扫查。阴茎的短轴切面应包括阴茎的前后缘及左右侧缘。注意观察体积较小的尿道海绵体位于成对的阴茎海绵体正前方。横切面上位于中央部的海绵体动脉，中央呈无回声，周边可见高回声管壁，注意观察其与各个呈均质回声的海绵体间的位置关系。

2.保持探头与阴茎长轴垂直，并缓慢向下移动探头扫查阴茎全长。注意观察尿道海绵体在阴茎头处是如何开口的。

六、阴茎基本图像

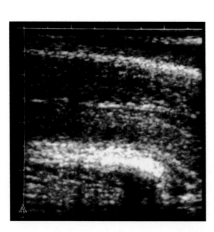
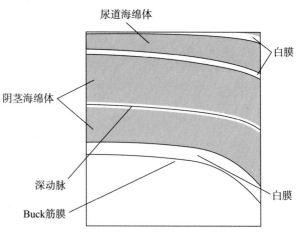

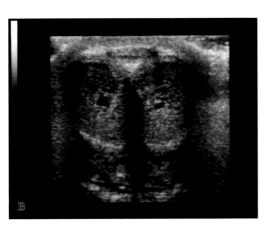 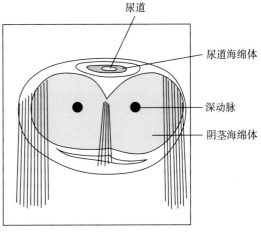

（一）阴茎·纵向切面·前位方式

1.阴茎左侧上部纵向切面，包含阴茎海绵体、尿道海绵体及海绵体动脉。

标示：阴茎左侧上部纵切面

2.阴茎左侧中部纵向切面，包含阴茎海绵体、尿道海绵体及海绵体动脉。

标示：阴茎左侧中部纵切面

3.阴茎左侧下部纵向切面包含阴茎海绵体、尿道海绵体及海绵体动脉。

标示：阴茎左侧下部纵切面

4.左侧阴茎龟头纵向切面。

标示：阴茎龟头左侧纵切面

5.右外侧上部阴茎纵向切面，包括尿道海绵体、阴茎海绵体、海绵体动脉。

标示：阴茎右侧上部纵切面

6.右外侧中部阴茎纵向切面，包括尿道海绵体、阴茎海绵体、海绵体动脉。

标示：阴茎右侧中部纵切面

7.右外侧下部阴茎纵向切面，包括尿道海绵体、阴茎海绵体、海绵体动脉。

标示：阴茎右侧下部纵切面

8.右侧阴茎龟头的纵向切面。

标示：阴茎龟头右侧纵切面

（二）阴茎·轴位图像·横切面·前位方式

1.阴茎上部横切面，包括尿道海绵体、阴茎海绵体及海绵体动脉。

标示：阴茎上部横切面

2.阴茎中部横切面，包括尿道海绵体、阴茎海绵体及海绵体动脉。

标示：阴茎中部横切面

3.阴茎下部横切面，包括尿道海绵体、阴茎海绵体及海绵体动脉。

标示：阴茎下部横切面

4.阴茎龟头的横切面。

标示：阴茎龟头横切面

复 习 题

1. 男性泌尿生殖系统包括（ ）。
   a）前列腺、精囊腺、阴囊、睾丸和阴茎
   b）膀胱、前列腺、阴囊
   c）肾、输尿管一部分、肌肉组织、膀胱
   d）肾、输尿管一部分、膀胱、前列腺
2. 前列腺位于（ ）。
   a）腹腔内，直肠前方，膀胱下方
   b）腹膜后，直肠后方，膀胱下方
   c）腹膜后，直肠前方，膀胱下方
   d）腹腔内，输尿管周围
3. 周围区是（ ）。
   a）位于近端尿道两侧
   b）最小区
   c）位于尿道前列腺部后外侧
   d）自前列腺基底部至精阜
4. 双侧位于前列腺上方、膀胱后方的囊样结构是
   （ ）。
   a）睾丸
   b）输精管
   c）精阜
   d）精囊腺
5. 单侧阴囊内包含（ ）。
   a）睾丸、附睾、一部分输精管
   b）睾丸、精囊腺、一部分输精管
   c）睾丸、附睾、精囊腺
   d）睾丸、附睾、一部分射精管
6. （ ）和（ ）汇合成射精管。
   a）精囊，输精管
   b）附睾，精囊
   c）附睾，输精管
   d）输精管，近端尿道前列腺部
7. 前列腺（ ）是常规超声难以分辨的。
   a）所有的区
   b）只有周围区
   c）中央区和周围区
   d）只有移行区
8. 位于前列腺上方的卵圆形低回声结构是（ ）。

   a）输精管
   b）精囊
   c）射精管
   d）附睾
9. 相对睾丸而言，附睾的回声结构是（ ）。
   a）低回声
   b）稍高回声且表面光滑
   c）稍高回声且比较粗糙
   d）非常强的回声
10. 沿睾丸纵轴走行的亮线是（ ）。
    a）附睾
    b）精阜
    c）睾丸纵隔
    d）输出小管
11. 短轴面上，尿道海绵体（ ）。
    a）在阴茎海绵体后方
    b）在尿道中线周围
    c）由中央的海绵体动脉分辨
    d）在尿道侧后方
12. 前列腺的形态相似于（ ）。
    a）栗子
    b）豌豆
    c）李子
    d）萎缩的膀胱
13. 睾丸表面覆盖的强回声是（ ）。
    a）精索
    b）腹股沟环
    c）提睾肌
    d）白膜
14. （ ）进入前列腺基底部并穿行汇合于尿道。
    a）射精管
    b）输精管
    c）附睾管
    d）腹股沟管
    答案：1.a; 2.c; 3.c; 4.d; 5.a; 6.a; 7.b; 8.b; 9.c;
10.c; 11.b; 12.a; 13.d; 14.a。

（葛辉玉　译）

第五篇

小器官扫查
操作规程

第16章 甲状腺及甲状旁腺扫查操作规程

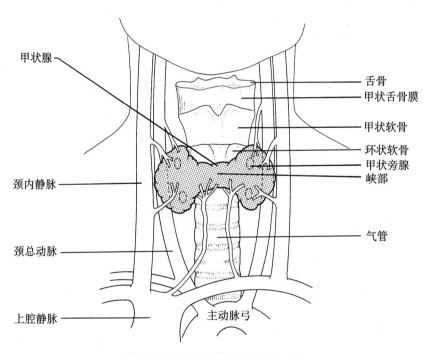

甲状腺和甲状旁腺的位置及解剖结构

【位置】

1.甲状腺位于颈前区靠下的位置，在气管前方咽喉下方。

2.甲状腺左右叶分别位于气管两侧，侧方紧邻颈总动脉及颈内静脉。

3.连接甲状腺左右叶的峡部位于2～4气管环水平。

4.甲状腺位于颈前带状肌（包括胸锁乳突肌、胸骨甲状肌和胸骨舌骨肌）与后方的颈长肌及副血管神经束之间（包括甲状腺下动脉及喉返神经）。

5.四个甲状旁腺腺体位于甲状腺后方与颈长肌之间，位置靠上的一对甲状旁腺更靠近中间部位，两对腺体一般是对称的。

【解剖】

1.甲状腺为位置浅表的蝶形腺体，大小不定，重量为25～35g。

2.甲状腺的形状及大小与体形密切相关。一般来说，高瘦体形者甲状腺两侧叶较细长，长度可达8cm，而矮胖者两侧叶长度多为5cm或以内。此外，女性的甲状腺通常较男性大，且妊娠期间更会增大。因此，甲状腺的测值范围很大。

3.正常成人甲状腺测值的平均水平为：4～6cm长，1.3～1.8cm厚，最宽径3cm，峡部厚度为2～6cm。

4.新生儿甲状腺：2～3cm长，0.2～1.2cm厚，最宽径1.5cm。

5.甲状旁腺呈卵圆形或豆状，长5～7mm，厚1～2mm，宽3～4mm。

6.甲状腺的血供非常丰富，其血供来源包括成对的甲状腺上动静脉及甲状腺下动静脉，常常还包括甲状腺中静脉。

7.甲状旁腺的血供来源于甲状腺上下动脉的独立细小分支，静脉引流至甲状腺上下静脉及甲状腺中静脉。

【正常变异】

1.锥状叶　由峡部向上延伸出的三角形腺体。15%～30%的甲状腺存在锥状叶。大小不定，多向左侧延伸，实质表现与正常甲状腺腺体一致。

2.滤泡扩张　散布于甲状腺内的1～3mm大小的囊泡。

3.异位甲状腺　异位甲状腺中90%为舌异位甲状腺。

4.异位甲状旁腺　发生率为15%～20%。

5.甲状旁腺形态变异　细长型（11%）、二分叶（5%）或多分叶（1%）。

【生理】

1.甲状腺负责分泌甲状腺素（T_4）、三碘甲状腺氨酸（T_3）及降钙素，参与脂肪、蛋白及糖类的代谢，并帮助人体从血液中吸收钙存储于骨质中。

2.甲状旁腺分泌甲状旁腺素（PTH），与降钙素拮抗，共同维持血液中的钙水平。

【超声声像图表现】

1.正常甲状腺呈均匀的中等回声。回声与正常肝实质及睾丸实质接近，较邻近的肌肉回声高。

2.使用高频探头，甲状旁腺常可以在超声上显示出来，尤其是幼儿。超声显示的甲状旁腺表现为位于前方的甲状腺与后方的颈长肌之间的扁平低回声结构。

3.甲状腺上下动静脉分支呈1～2mm宽的管状无回声，管壁纤细明亮。彩色多普勒有助于鉴别甲状腺内外的血管。

4.从外观上来看，甲状腺的长轴横卧于颈部的方向。但诊断时我们需要分别观察甲状腺的左右叶及连接左右叶的峡部，每个侧叶竖直位于颈部，故我们需要在冠状面观察其长轴方向。甲状腺侧叶的长轴方向声像图切面类似于"三明治"，前后方分别为低回声的带状肌及颈长肌（图16-1）。

5.峡部的长轴为水平方向，横向扫查可见其位于颈部正中明亮的气管软骨环前方。横切面上，两侧叶自峡部分别向两侧颈总动脉及颈内静脉横切面方向延伸，后者呈具有明亮管壁的圆形或卵圆形无回声结构。

6.横切面声像图显示甲状腺侧叶毗邻的颈部结构,如迷走神经、喉返神经、食管及各种已知的肌肉(图16-2)。

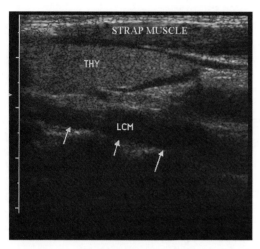

图16-1 甲状腺及紧邻血管结构的长轴切面图像

THY.甲状腺;LCM.颈长肌(箭头所示);STRAP MUSCLE.带状肌

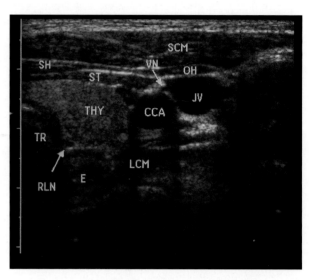

图16-2 甲状腺左叶及相邻解剖结构的横切面

THY.甲状腺;CCA.颈总动脉;JV.颈静脉;E.食管;TR.气管;LCM.颈长肌;RLN.喉返神经;VN.迷走神经;SH.胸骨舌骨肌;ST.胸骨甲状肌;SCM.胸锁乳突肌;OH.肩胛舌骨肌

迷走神经呈低回声圆点,位于甲状腺侧叶外侧,多数在颈动静脉之间。

最能清晰显示喉返神经的位置为甲状腺左叶后方与气管、食管之间,呈强回声环。

食管位于颈正中线左侧,甲状腺左叶后方,气管与颈长肌之间。横切面呈圆形或卵圆形,相对于强回声的内壁,其外壁呈低回声。且内腔可呈无回声或管腔中央可伴有由黏膜构成的线状或点状中等回声。颈长肌向侧方延伸至颈总动脉后方。

颈部肌肉与甲状腺实质相比,呈明显的低回声。前方的带状肌(胸骨舌骨肌、胸骨甲状肌、肩胛舌骨肌及胸锁乳突肌)及后方的颈长肌都很容易辨识。

【彩色多普勒血流特点】

1.利用血流辨认血管及非血管结构。

2.调整彩色多普勒参数以检测甲状腺血流正常或增多。

3.彩色多普勒显示自主功能腺瘤和甲状腺癌内部及周边血流丰富。

4.利用彩色多普勒追踪甲状腺上下动脉以查找甲状旁腺腺瘤。

【病人准备】

无。

【探头】

1.小器官指位置表浅或接近皮肤的结构,多数情况下需要使用实时高频探头。

2.7.5~10.0MHz高分辨率、实时线阵探头。

3.颈部肌肉或脂肪太厚时可使用5MHz探头。

4.彩色多普勒血流成像。

【呼吸技巧】

正常呼吸。

【病人体位】

1.病人取仰卧位，头略向后仰并微微向扫查部位的对侧偏转。

2.可在病人肩部垫一枕头或卷起的毛巾，以保持颈部后伸状态。

一、甲状腺探查

（一）甲状腺侧叶·短轴·峡部·长轴·横切面·前方扫查

提示：患者的舒适感受与探头在皮肤表面施加的压力是探查任何器官时均应考虑到的重要问题，尤其是对于小器官。总体来说，尽量轻施压。

提示：甲状腺体积小，某些探头甚至可以覆盖整个腺体，但探查时仍然要分别观察每个侧叶。

1.先将探头垂直置于胸骨上窝。轻轻将探头向上并略向患者右侧移动，直至逐步显示甲状腺右叶中央至边缘区域。

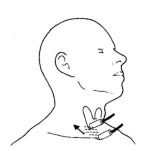

2.保持探头垂直，逐步上移探查整个右叶，并越过右叶至下颌骨水平。注意正中的峡部。

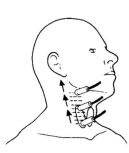

3.向下移动探头再次探查整个右叶，并下移至胸骨上窝水平。

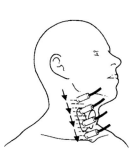

4.轻轻将探头向上并略向患者左侧移动，直至逐步显示甲状腺左叶中央至边缘区域。

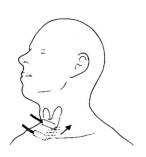

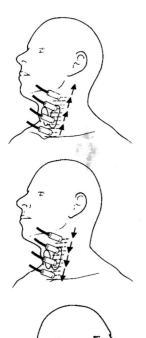

5.保持探头垂直,逐步上移探查整个左叶,并越过左叶至下颌骨水平。注意正中的峡部。

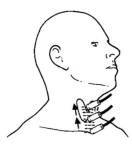

6.向下移动探头再次探查整个左叶,并下移至胸骨上窝水平。

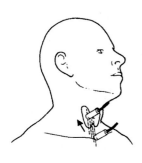

7.将探头移至胸骨上窝正中,向上探查直至完全显示并越过峡部。

(二)甲状腺侧叶·长轴·峡部·短轴·纵向切面·前方扫查

提示:探查甲状腺侧叶下极时让患者做吞咽动作,使腺体上移而使下极显示更清晰。

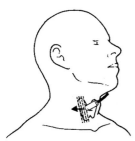

1.先将探头垂直置于胸骨上窝正中水平。轻轻将探头向上并略向患者右侧移动,直至完整显示右叶上极至下极。

2.保持探头垂直并向患者右侧移动,完整显示并越过右叶边缘。

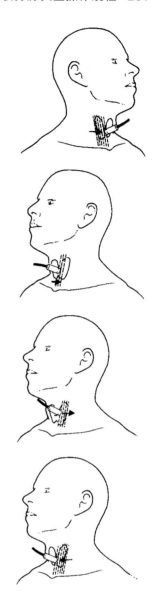

3.探头返回右叶并探查整个右叶，直至中线水平。

4.探头自中线略向患者左侧移动，直至显示左叶上下极边缘。

5.保持探头垂直并移向患者左侧，完整显示并越过左叶边缘。

6.探头返回左叶并探查整个左叶，直至中线水平。

二、甲状腺重要的切面

甲状腺·右叶·短轴·横切面·前方扫查

1.甲状腺右叶下极横切面。

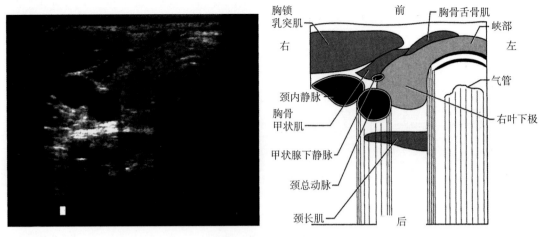

标示：右叶下极横切面

2.甲状腺右叶中部横切面。

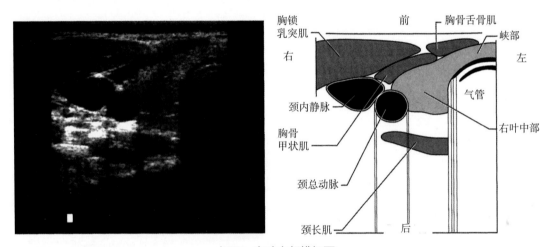

标示：右叶中部横切面

3.甲状腺右叶上极横切面。

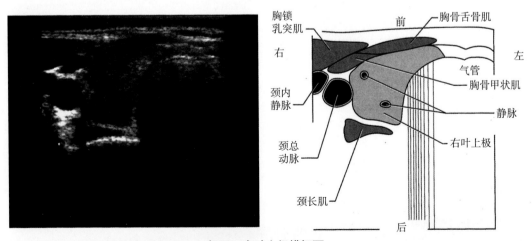

标示：右叶上极横切面

4.甲状腺峡部横切面，包括左右叶。

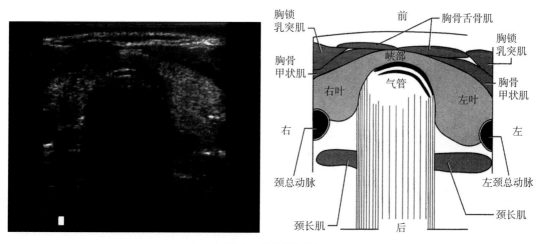

标示：峡部横切面

5.甲状腺右叶中部纵切面。

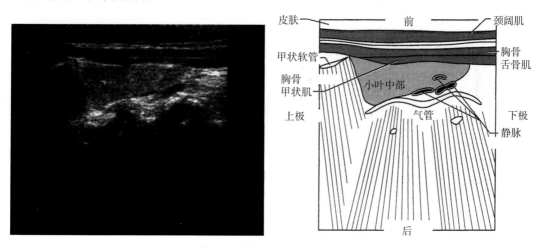

标示：右叶内侧部纵向切面

6.甲状腺右叶边缘纵切面。

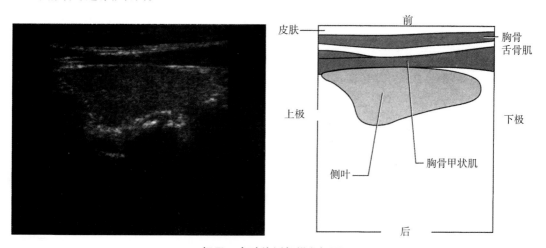

标示：右叶外侧部纵向切面

7.甲状腺左叶下极纵切面。

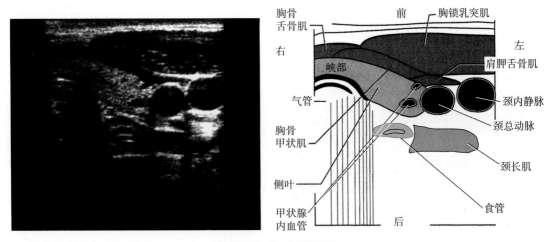

标示：左叶下极纵切面

8.甲状腺左叶中部横切面。

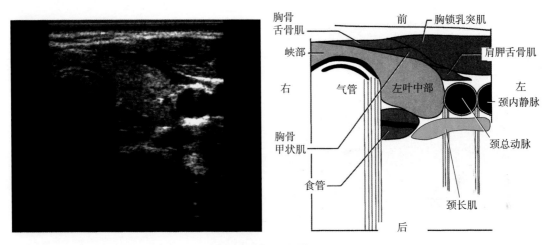

标示：左叶中部横切面

9.甲状腺左叶上极横切面。

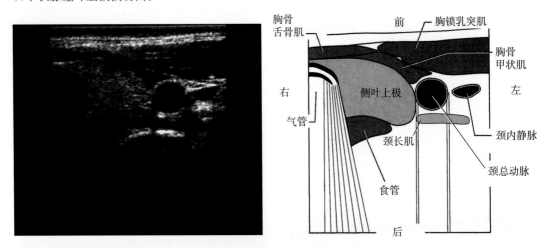

标示：左叶上极横切面

10.甲状腺左叶中部纵切面。

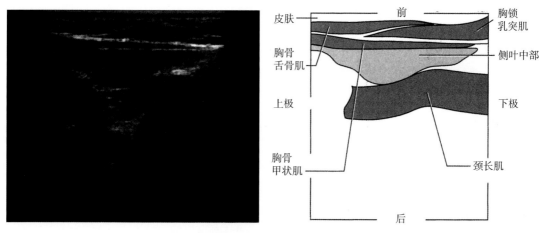

标示：左叶内侧部纵切面

11.甲状腺左叶边缘纵切面。

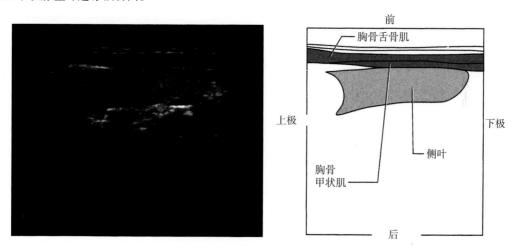

标示：左叶外侧部纵切面

复 习 题

1. 甲状腺位于（ ）。
   a）气管与颈长肌之间
   b）气管侧方，高于喉部
   c）颈部靠下靠前的位置，气管前方，低于喉部
   d）颈部靠下靠前的位置，气管后方，高于喉部

2. 正常甲状腺一般表现为（ ）。
   a）中-低水平回声
   b）较睾丸实质回声低，回声均匀
   c）与肝实质回声一致，回声均匀
   d）粗糙的高水平回声

3. 正常甲状旁腺（ ）。
   a）幼儿容易探及
   b）与甲状腺回声一致
   c）超声不易探及
   d）表现为甲状腺后方与颈长肌前方之间的强回声环

4. 探查甲状腺侧叶下极时可采取的最佳办法是（ ）。
   a）利用衬垫隔离
   b）让患者做吞咽动作

c）使用水囊衬垫

d）让患者屏住呼吸

5. 甲状腺侧叶在中部通过（　　）相连

a）锥体叶

b）峡部

c）甲状旁腺

d）喉返神经

6. 颈长肌位于（　　）。

a）甲状腺侧叶后方

b）甲状腺前方

c）气管、食管及胸骨甲状肌之间

d）颈内静脉外侧

7. 探查甲状腺最好的方式是（　　）。

a）横向切面及冠状切面

b）利用探头对甲状腺挤压以获得更好的图像

c）利用探头轻轻加压

d）使用衬垫隔离

8. 甲状腺的大小（　　）。

a）与体形相关

b）男性的甲状腺较大

c）男性与女性大小一致

d）大小恒定

9. 探查甲状腺时患者最佳体位是（　　）。

a）垂直坐位，下颌放松

b）仰卧位，侧头

c）站立位，头部后伸

d）仰卧位，颈部略后伸

10. 甲状腺是（　　）。

a）主腺体

b）外分泌腺

c）胃肠道副腺体

d）内分泌腺

　答案：1.b、d；2.a；3.a；4.b；5.b；6.a；7.a；8.a；9.d；10.d

（付　鹏　译）

第17章　乳腺扫查操作规程

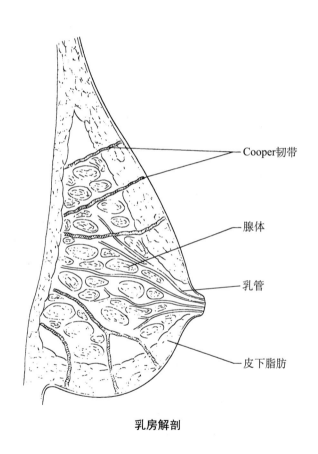

乳房解剖

【临床依据】

1.对于大多数小于30岁的哺乳期和妊娠期妇女，乳腺超声检查已经成为评估可触及乳腺肿块的首选影像学方法。然而，乳腺超声检查却不能作为微小钙化的筛选手段。

2.乳腺超声检查通常可以确定局灶性病变（可触及或不可触及）的位置和特征，并且可以进一步评价钼靶和临床所见。

3.乳腺超声检查的其他指征还包括超声引导下活检、制订放疗计划，并且可以评价乳腺假体置入术后的并发症。

4.对于有些病例，需要扫查整个乳腺来观察弥漫性病变，例如纤维囊性乳腺病。

【解剖】

1.每侧乳腺位于第6肋、胸大肌、前锯肌和腹外斜肌的前方。每侧乳腺的上缘平第2、3肋骨水平，下缘平第7肋软骨水平。乳腺内侧为胸骨外侧缘，外侧为腋前线。乳腺最表浅的部分为皮肤。

2.乳腺组织由Cooper韧带支持，也称悬韧带，自后方浅筋膜深层穿过乳腺延伸至皮肤。

3.腺体组织（小叶、导管、腺泡）和基质成分（结缔组织和脂肪）组成乳腺结构，分层描述如下：

（1）皮下层：皮肤和皮下脂肪小叶。

（2）腺体层：15～20个腺叶，包括腺泡（多个腺体组织小叶）和引流至乳头的导管；脂肪小叶和结缔组织。

（3）乳腺后层：脂肪小叶、结缔组织和肌肉。

【生理】

乳房腺体为外分泌腺，主要功能是妊娠期泌乳（分泌乳汁）。

【超声声像图表现】

1.如下图所示，声像图上乳房可以分为三层。正常声像图所见如下：

（1）皮下层：为最浅表的一层，前方以强回声的皮肤层为界，后方为腺体层。这两层之间为皮下脂肪小叶，呈低回声，边缘为高回声。

（2）腺体层：为乳腺的中间层，根据脂肪含量不同实质回声有所不同。脂肪含量少的腺体回声高，这是由于结缔组织（胶原和纤维组织）反射界面所致。脂肪组织所在的区域表现为低回声结构，混有高回声的结缔组织。乳腺导管可见时，呈小的无回声的分支状结构，遍布整个腺体层。

（3）腺体后层：与腺体层相比通常为低回声。后方以低至极低回声的胸大肌为界。

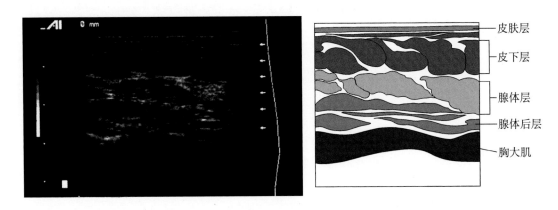

右侧图标注：
- 皮肤层
- 皮下层
- 腺体层
- 腺体后层
- 胸大肌

2.乳腺的超声表现根据年龄变化而不同。年轻患者的腺体实质成分多而脂肪成分少，从而使得腺体致密而呈高回声。相反，如下图所示，年长的患者腺体萎缩而致腺体层变薄，由脂肪组织取代，则皮下层和腺体后层表现较为突出。

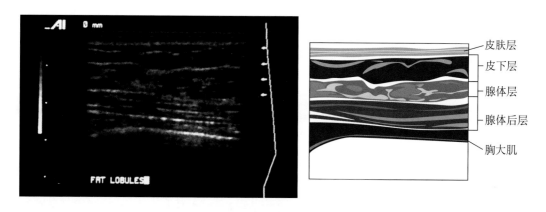

皮肤层
皮下层
腺体层
腺体后层
胸大肌

3.该图所示为线样高回声的Cooper韧带。注意韧带与周围结构相比呈高回声。

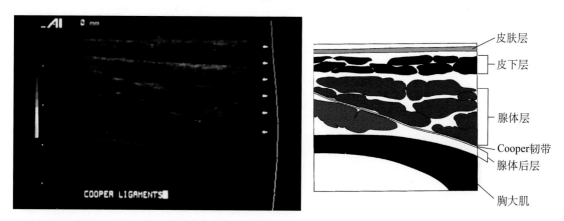

皮肤层
皮下层
腺体层
Cooper韧带
腺体后层
胸大肌

4.纤维囊性乳腺是一种正常变异，常见于育龄期女性。纤维组织和囊性结构遍布整个乳房，致密的结缔组织含量也增高，使得整个乳房回声增强。

【病人准备】

无特殊准备。

【探头】

1.5MHz线阵探头。

2.7.5MHz。

3.10MHz。

4.确诊纤维囊性乳腺病时需要探头加压。

【病人体位】

1.扫查乳房疾病所需患者体位　患者所取体位应使所检查部位乳房组织厚度最薄。

2.扫查整个乳房所需患者体位　①仰卧位；②坐位，上身直立。

一、乳房疾病扫查

提示：扫查乳房内任一局灶性病变或感兴趣区必须采用两个以上扫查切面。

提示：垫衬装置可能有助于扫查表浅病变。

（一）纵向扫查·扫查切面取决于病变的形状和位置·扫查途径取决于病变位置

1.探头垂直于病变或感兴趣区最表浅部位的中点开始扫查。

2.保持探头垂直，慢慢扫查整个乳房，范围要超过病变的边缘。

（二）横向扫查·扫查切面取决于病变的形状和位置·扫查途径取决于病变位置

1.探头垂直于病变或感兴趣区最表浅部位的中点开始扫查。

2.保持探头垂直，慢慢扫查整个乳房，范围要超过病变的边缘。

二、乳房疾病所需图像

提示：显示病变的图像必须记录病变所在的位置。指示病变的位置可以采用以下方法：①在乳腺图像中标示；②确定所在的象限；③采用钟表指针表示并记录距离乳头的距离。

提示：图像标示应该标明病变患乳的侧别、病变位置及探头相对于乳腺放置的方向（纵向或横向，放射状或反放射状）。

（一）长轴切面·乳房病变·右乳或左乳·扫查切面取决于病变的形状和位置·扫查途径取决于病变位置

1.病变的长轴切面图像的测量范围应该包括病变最上端到最下端的边缘。

标示：位置和扫查平面

2.与1相同的图像，不含测量符号。

标示：位置和扫查平面

（二）横切面·乳房病变·右乳或左乳·扫查切面取决于病变的形状和位置·扫查途径取决于病变位置

1.病变的横切面图像的测量范围应该包括病变最前缘至最后边缘，以及两侧面边缘之间或外侧到内侧边缘。

标示：位置和扫查平面

2.与1相同的图像，不含测量符

标示：位置和扫查平面

（三）长轴和短轴高增益和低增益图像·乳房病变·右乳或左乳·扫查切面取决于病变的形状和位置·扫查途径取决于病变位置

1.利用高增益设置获取病变的长轴切面图像。

标示：位置，扫查平面，高增益

2.利用高增益设置获取横切面图像。

标示：位置，扫查平面，高增益

3.利用低增益设置获取病变长轴切面图像。

标示：位置，扫查平面，低增益

4.利用低增益设置获取病变横切面图像。

标示：位置，扫查平面，低增益

提示：根据病变的大小和复杂性，可能有必要获取更多的图像（至少包括两个扫查切面）来记录病变的范围。

三、整个乳房扫查

整个乳房扫查·右乳或左乳

1. 在12点钟位置开始扫查可疑病变的乳房。

2. 探头立起自乳头向外方观察乳房，自此定位扫查方向。

3. 顺时针方向扫查整个乳房，包括腋下区。

提示：对于弥漫性病变，应该扫查双侧乳房。

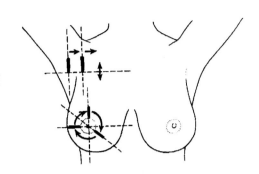

四、扫查整个乳房所需图像

整个乳房图像·右乳或左乳

1. 获取乳腺组织12点位置的图像，探头基底部朝向乳头，探头尾端朝外从而使得图像中乳头区最靠近屏幕的顶端。

标示：12点右侧/左侧

2. 3点位置图像（探头方向如1所述）。

标示：3点右侧/左侧

3. 6点位置图像。

标示：6点右侧/左侧

4. 9点位置图像。

标示：9点右侧/左侧

5. 通过乳头的横切面图像。

标示：乳头/横切面/右侧/左侧

6. 通过乳头的长轴切面图像。

标示：乳头/纵切面/右侧/左侧

7. 腋下区的长轴切面图像。

标示：腋窝/纵切面/右侧/左侧

8. 腋下区的横切面图像。

标示：腋窝/横切面/右侧/左侧

9. ～ 16. 对侧乳房的相应图像。

提示：对于有些病例，整个乳房扫查包括12点、1点、2点、3点等位置的图像。此时，标示相应位置，并包括乳头和腋下区的图像。

复　习　题

1. 乳房超声检查主要用于（　　）。
   a）乳房微钙化筛查
   b）评价哺乳期乳腺导管
   c）诊断乳房疾病
   d）乳房囊肿抽吸
2. 乳房组织各层分别为（　　）。
   a）皮下层，腺体层，腺体后层
   b）腺体层，腺体后层
   c）脂肪，腺体，骨
   d）皮肤，实质，基质
3. 影响乳房的超声表现最大的因素是（　　）。
   a）患者生育状况
   b）乳房体积
   c）患者年龄
   d）以上所有
4. 乳房的超声表现描述如（　　）。
   a）时钟标记
   b）象限法
   c）乳房图像
   d）以上所有
5. 乳房组织的边界为（　　）。
   a）前方为皮肤；后方和外侧为cooper韧带；内侧为胸骨
   b）前方为皮肤；后方为胸大肌；外侧为腋窝；内侧为胸骨
   c）前方为乳头；后方为胸大肌；外侧为cooper韧带；内侧为胸骨
   d）前方为乳头；后方为cooper韧带；外侧为

腋窝；内侧为胸骨
6. 扫查整个乳房用来诊断（　　）。
   a）乳房假体并发症
   b）弥漫性病变
   c）乳房不可触及的病变
   d）可触及的肿物
7. 描述乳房疾病包括（　　）。
   a）位置
   b）良、恶性
   c）大小、形状和回声
   d）大小、形状、衰减和回声
8. 超声检查遇有以下情况时需要加压（　　）。
   a）扫查纤维囊性乳腺
   b）扫查脂肪厚的乳房
   c）测量位于致密乳房组织内的病变
   d）诊断囊性病变
9. 乳房组织各层超声表现变化最大的是（　　）。
   a）腺体层和腺体后层
   b）腺体层
   c）皮下层
   d）基质层
10. 乳房的正常超声表现是（　　）。
   a）不均匀
   b）实质回声主要为低至极低回声
   c）均匀
   d）实质回声主要为中等水平回声

答案：1.c；2.a；3.c；4.d；5.b；6.b；7.d；8.a；9.b；10.a。

（孙　彦　王金锐　译）

第18章　新生儿颅脑扫查操作规程

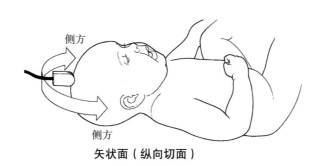

矢状面（纵向切面）

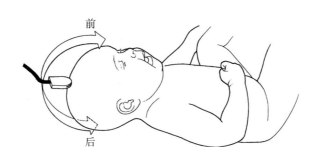

冠状面

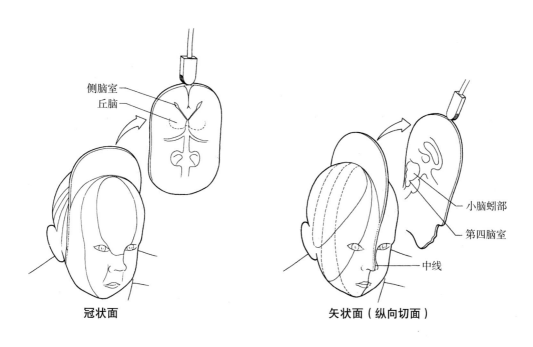

冠状面　　　　　　　　　　　　　　　　矢状面（纵向切面）

【颅脑解剖和声像图表现】

四个脑室

（1）双侧侧脑室：每侧侧脑室分为前角、体部、枕角和颞角。三角区是体部、枕角和颞角汇合区。脑室壁为曲线样高回声。这些裂隙样结构与大脑纵裂之间等距。脑室内充满脑脊液，呈无回声。

（2）第三脑室：第三脑室体积小，呈泪滴状，位于丘脑之间的腔隙，通过室间孔连接侧脑室。脑室壁呈高回声。脑室腔内含有脑脊液，呈无回声。

（3）第四脑室：第四脑室体积小，纤细，呈箭头状，位于中线区，突入小脑内。除非脑室明显扩张，否则脑室腔很难显示。脑室壁呈高回声。脑室内含有脑脊液，如果可见，呈无回声。

（4）胼胝体：胼胝体位于中线区，横贯侧脑室的顶部。声像图呈"双壁"样高回声，实质为中等灰度或等至低回声。

（5）透明隔腔和第六脑室：透明隔腔（前部）和第六脑室（后部）在纵向切面呈逗号样，冠状切面呈三角形。该结构位于中线区，呈无回声，充满液体，向前上方突入第三脑室，位于两侧侧脑室前角和体部之间。

（6）丘脑：两侧丘脑呈卵圆形，分别位于第三脑室两侧。丘脑呈中等灰度或中等至低水平回声。

（7）小脑：小脑紧邻第四脑室后方，占据颅后窝的大部分。蚓部位于小脑的中央，周围实质为中等灰度或中等水平回声。

（8）小脑延髓池：小脑延髓池体积小，为无回声的含液性间隙，位于小脑的后下方。

（9）脉络丛：脉络丛由两个弧线样高回声结构组成，呈弓形环绕丘脑，前方自侧脑室体部下壁向后方延伸至颞角的顶端。需要注意的是前角和枕角内没有脉络丛分布。

（10）脑导水管：脑导水管是位于中线区的管道，连接第三和第四脑室。超声扫查中除非扩张否则很难显示。

（11）室间孔：室间孔为无回声管道，位于中线区，连接第三脑室和双侧侧脑室。

（12）脑干：脑干为柱状结构，连接前脑和脊髓。由中脑、脑桥和延髓组成。为中等灰度或中等至低水平回声。

（13）大脑纵裂：大脑纵裂为线样高回声的镰状结构（硬脑膜的折叠），位于中线区，分隔两侧大脑半球。

（14）丘脑间黏合：丘脑间黏合是豌豆形软组织结构，悬浮于第三脑室内。为中等灰度或中等水平回声，脑室扩张时易于显示。

（15）海马回（脉络膜裂）：海马回为高回声螺旋样折叠，包绕两侧颞角。

（16）大脑脚：大脑脚为中等至低水平回声，呈Y字形，位于丘脑下方，于脑桥水平融合。

（17）脑沟：脑沟为高回声蜘蛛样裂隙，分隔脑回或大脑皱褶。早产儿的脑沟数量很少。

（18）幕：幕为高回声结构（冠状切面呈帐篷样），将大脑和下部小脑分隔开来，好似一棵松树。

（19）大脑外侧裂：大脑外侧裂貌似放倒的"Y"字，为高回声，位于两侧大脑的颞叶和额叶之间。此处可以看到搏动的大脑中动脉。

（20）尾状核：尾状核位于两侧侧脑室外侧角凹面处，为中等灰度或中等水平回声。

（21）生发基质/尾状丘脑沟：生发基质是位于尾状核和丘脑区域称为尾状丘脑沟处的血管网。如果可见，则表现为小的高回声结构。注意此处是室管膜下出血最常见的部位。

（22）四叠体板：四叠体板为高回声结构，位于幕尖端的上方，类似松树的顶。

【病人准备】

1.给患儿保暖至关重要。

2.患儿应该尽可能不受干扰，最好放于保育箱中。

3.应该穿白衣，戴手套。

4.便携式超声检查仪应该擦拭干净。

5.耦合剂应为体温。

【探头】

1.7.5MHz探头适用于小于32周或低于1500g早产儿。

2.5.0～3.0MHz适用于足月儿和较大的前囟未闭合婴儿。

【病人体位】

1.仰卧位，面部朝上。

2.头部分别向两侧倾斜。

一、新生儿颅脑扫查

提示：以前囟为声窗倾斜和旋转探头。前囟的大小可能会妨碍扫查的角度和可以显示的解剖部位。

提示：当扫查颅脑时，应该特别关注颅内解剖结构及其对称性。

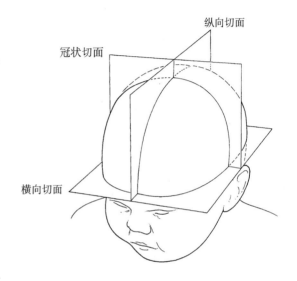

（一）冠状面扫查·冠状切面·前囟途径

1.探头自前囟垂直角度开始扫查。

2.向面侧慢慢倾斜探头。扫查路径自前角至额叶。

3.将探头慢慢转回垂直角度。

4.慢慢向后倾斜探头。扫查路径包括枕角和枕叶。

5.将探头慢慢转回垂直角度。

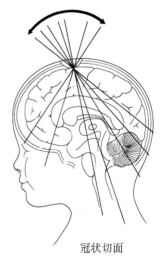

冠状切面

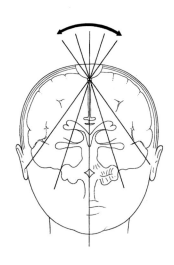

（二）纵向扫查·纵切面·前囟途径

1. 探头在前囟从垂直角度开始扫查。

2. 向右侧侧脑室慢慢倾斜探头。扫查路径包括颞叶至大脑外侧裂水平。

3. 慢慢将探头转回至垂直角度。

4. 重复第1、2、3步，探头向左侧倾斜扫查半侧大脑半球。

二、新生儿颅脑图像

（一）冠状面图像·冠状切面·前囟途径

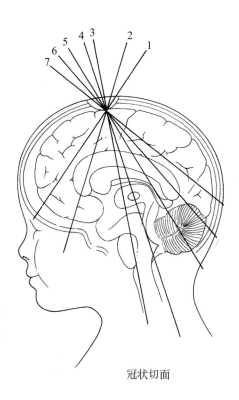

冠状切面

1. 大脑额叶及大脑纵裂的冠状切面图像。包括眼眶和筛窦。

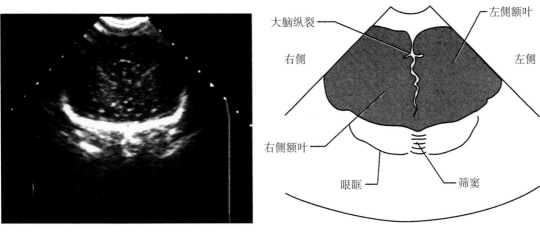

标示：冠状切面

2. 侧脑室额角环绕尾状核的冠状切面。包括邻近侧脑室和胼胝体的生发基质。

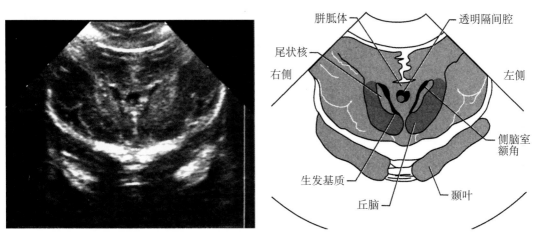

标示：冠状切面

3. 额角和丘脑的冠状切面。包括大脑外侧裂、透明隔、第三脑室和室间孔。

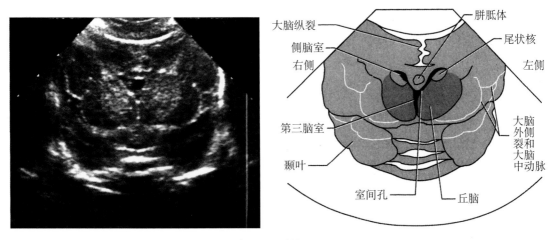

标示：冠状切面

4.侧脑室体部、丘脑、大脑外侧裂、脉络（膜）裂和颞角冠状切面图像。

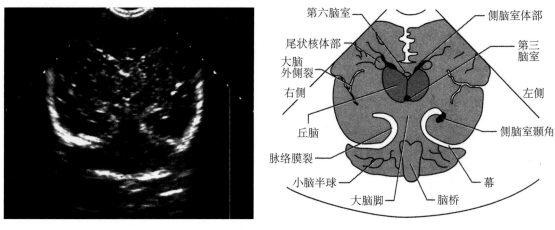

第六脑室
尾状核体部
大脑
外侧裂
右侧
丘脑
脉络膜裂
小脑半球
大脑脚
脑桥
侧脑室体部
第三
脑室
左侧
侧脑室颞角
幕

标示：**冠状切面**

5.小脑幕冠状切面图像。包括大脑外侧裂和小脑延髓池。

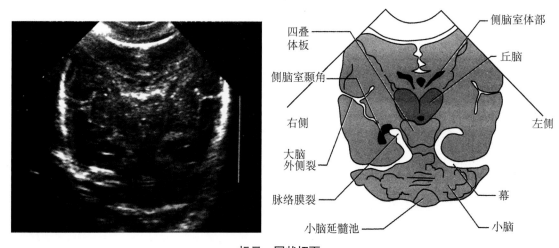

四叠
体板
侧脑室颞角
右侧
大脑
外侧裂
脉络膜裂
小脑延髓池
侧脑室体部
丘脑
左侧
幕
小脑

标示：**冠状切面**

6.侧脑室三角区内脉络丛的冠状切面图像。

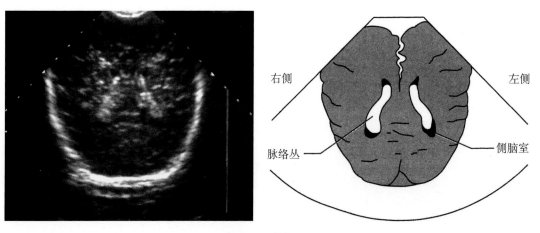

右侧
左侧
脉络丛
侧脑室

标示：**冠状切面**

7.大脑枕叶冠状切面图像。

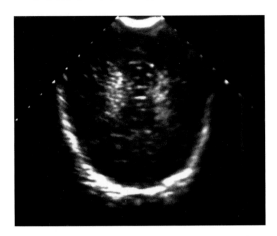 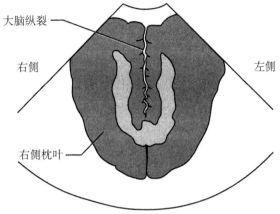

标示：冠状切面

（二）纵向扫查图像·纵向切面·前囟途径

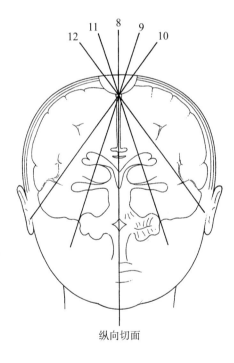

纵向切面

（三）中央切面

正中纵向切面图像　透明隔间腔、胼胝体、第三脑室、第四脑室和小脑，包括丘脑间黏合（见于2/3的婴儿）。

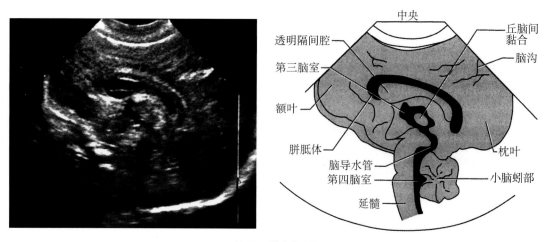

标示：纵向切面

提示：该图像应该垂直于中线区。

（四）右侧半球图像

1.右侧侧脑室、生发基质、尾状核、丘脑和脉络丛纵向切面图像。

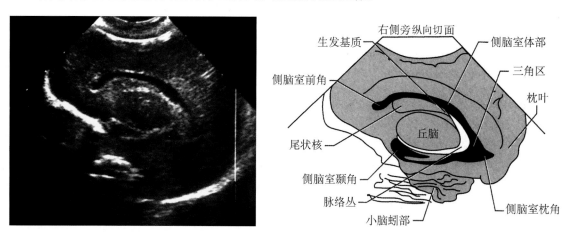

标示：右侧、旁纵向切面

提示：部分婴儿其前角、体部、颞角和枕角不能在同一切面显示。因此有必要另外采集相应图像。

2.大脑外侧裂水平右侧大脑颞叶的纵向切面图像。

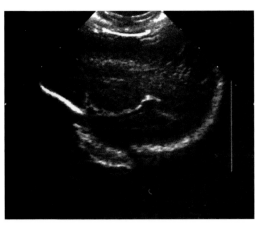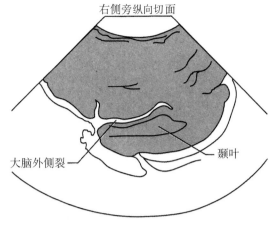

标示：右侧、旁纵向切面

（五）左侧半球图像

1.左侧侧脑室、生发基质、尾状核、丘脑和脉络丛纵向切面图像。

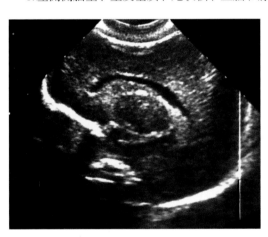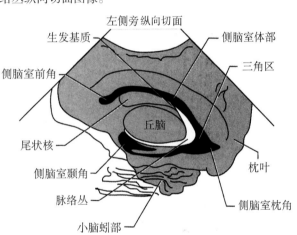

标示：左侧、旁纵向切面

提示：部分婴儿其前角、体部、颞角和枕角不能在同一切面显示。因此有必要另外采集相应图像。

2.大脑外侧裂水平左侧大脑颞叶的纵向切面图像。

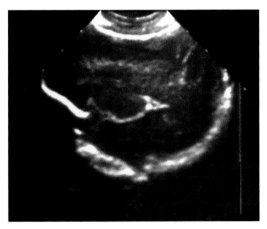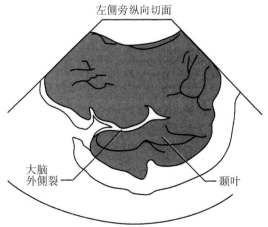

标示：左侧、旁纵向切面

提示：通过颞部或后囟途径扫查是进一步观察侧脑室壁和（或）枕角的又一方法。

复　习　题

1. 脑内结构声像图上为无回声的是（　　）。
   a）第四脑室；透明隔间腔；小脑延髓池；幕
   b）第四脑室；透明隔间腔；幕；室间孔
   c）第四脑室；透明隔间腔；小脑延髓池；胼胝体
   d）第四脑室；透明隔间腔；小脑延髓池；室间孔
2. 前方自侧脑室体部底壁，后方自颞角顶端环绕丘脑的两个曲线样高回声结构是（　　）。
   a）胼胝体
   b）尾状核
   c）脉络丛
   d）丘脑
3. 中线区的镰状结构是（　　）。
   a）位于大脑纵裂内的硬脑膜皱褶
   b）大脑纵裂
   c）连接第三脑室和第四脑室的通路
   d）小脑内高回声部分
4. 脑干包括（　　）。
   a）脑桥，延髓，小脑
   b）中脑，脑桥，延髓
   c）中脑，脑桥，小脑，延髓
   d）脑导水管，小脑，延髓，尾状核
5. 大脑中线区线样高回声结构是（　　）。
   a）四叠体板
   b）尾状丘脑沟
   c）大脑外侧裂
   d）大脑纵裂
6. 第三脑室两侧均匀中等回声的卵圆形结构是（　　）。
   a）侧脑室
   b）丘脑
   c）大脑半球
   d）蚓部
7. 中等回声的小脑中央高回声部分是（　　）。
   a）海马回
   b）丘脑
   c）幕
   d）蚓部
8. 分隔脑回的蜘蛛样高回声裂隙是（　　）。
   a）丘脑间黏合
   b）脉络丛
   c）脑沟
   d）脉络膜裂
9. 四个脑室包括（　　）。
   a）前部，侧部，枕部和第三脑室
   b）前部，体部，枕部和颞部
   c）两侧侧脑室，第三脑室和第四脑室
   d）两个前部，侧部和第三脑室
10. 位于中线区突入小脑的狭细箭头样无回声结构是（　　）。
    a）第四脑室
    b）颞角
    c）四叠体板
    d）幕

    答案：1.d；2.c；3.a；4.b；5.d；6.b；7.d；8.c；9.c；10.a

（蒋　洁　译）

第六篇

血管扫查操作
规程

第19章　腹部多普勒及彩色血流图

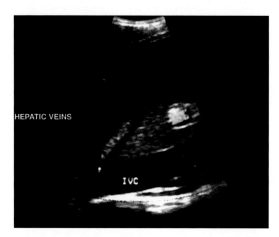

肝静脉彩色血流多普勒的黑白图片。见书后彩图4

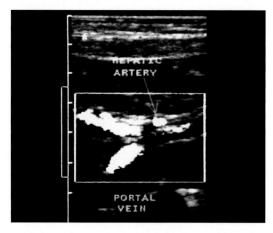

门静脉彩色血流多普勒的黑白图片。见书后彩图5

【基本原则】

1. 多普勒方程

$$F_d = \frac{2F_o V \cos\theta}{C}$$

F_d = 多普勒频移

F_o = 载波（当前的）多普勒频率

C = 软组织内声波传导速度

$\cos\theta$ = 多普勒波束与血流方向的夹角

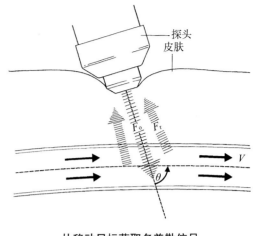

从移动目标获取多普勒信号

声束发射进入体内，在其传播途径中探查到物体的位移，能表现为声波频率的位移。

①这个现象称为多普勒频移。

②多普勒频移（F_d）随着载波多普勒频率（F_o）升高而升高。

③多普勒频移通常在人耳能听到的频率范围内。

2. 一般资料

（1）频率范围

①超声诊断使用的频率范围是 $1 \sim 20$MHz。

②频率的选择取决于声波穿透深度和诊断所需的分辨率。

③当增加探查频率时，就减少了穿透深度，但提高了图像分辨率和声波探查血流的能力。

（2）探查角度

①想要获得定量资料时，必须要明确声束与血流方向夹角的角度。

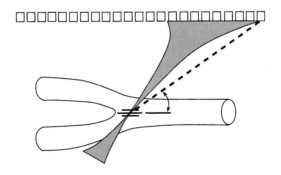

图片展示了合理校正多普勒角度

（Courtesy of Diasonics，Inc.，Milpitas，California.）

②多普勒频移随着多普勒角度增加而降低。声束角度通常由操作者进行调节。

③需要注意的是，当多普勒角度为0°时，cos值为1，因此能获得最精准的血流速度。

④多普勒角度通常依赖于操作者的调节，应将其设置在45°～60°，以保证最多的返回信号。

⑤如果多普勒角度为90°或垂直于血流，计算机就无法探查到反射信号。

3. 取样容积

①当检查微小的腹部血管时，需要扩大初始取样容积，以保证能接收到所有的多普勒频移信号。

②扫查大血管时，要采用较小的取样容积。

取样应贯穿整条血管，因为收缩期峰值流速和舒张末期流速不仅位于血管中部，也会受到邻近血管壁的影响，在这里，流速因血管病变数量及表面轮廓而变化。

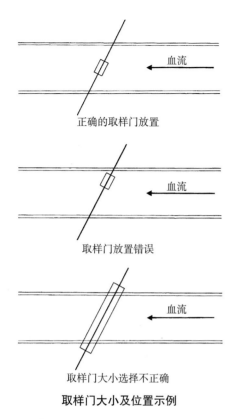

正确的取样门放置

取样门放置错误

取样门大小选择不正确

取样门大小及位置示例

使用调制解调器计算多普勒频移（常用正交相位探测器）。

（1）多普勒增益：应适当调节多普勒频谱增益，使血流信息完整显示，并且不出现混叠。

（2）最常用的多普勒调节

①多普勒增益：增加或降低多普勒频谱的总增益。

②壁滤波：增加或降低因血管壁震动产生的低频信号的显示。与"thump滤波"不同，壁滤波不能调节过高，否则会遗失一些重要信息。

③角度调节：见前文所述。

④零基线：调节至能显示最高流速的位置。

⑤标度大小：操作者使用脉冲多普勒时调节标度大小，能避免混迭，优化频谱的显示。

4.多普勒仪器

（1）连续多普勒（CW）

①更廉价。

②常为小型笔形探头。

③轴向分辨率较差。

a.无法判断血管深度。

b.可使用滤波减少声干扰。

④发射波和反射波有一个重叠区域，作为比较的基础以得到多普勒频移。

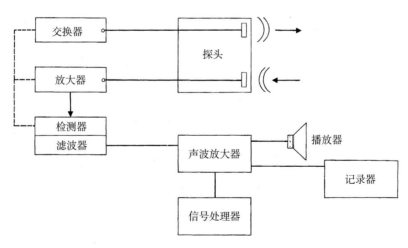

连续多普勒系统的框图

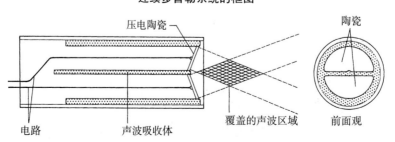

连续多普勒探头图解

（2）脉冲多普勒（PW）

①常用多普勒仪器，结合了实时多普勒流速频谱和B型超声图像。

a.在灰阶图像上使用独立的取样点采集多普勒血流信息。

b.多普勒晶体位于探头内。

②通过一个操作者可调的特定区域（取样容积）对（暂时显示的）多普勒血流频谱进行分析。

③本检查只能在一个有限的频率范围内进行。

多普勒频移是在同一脉冲线上多次取样后获得的，因此会出现混叠现象。由于时间和深度限制（脉冲重复频率），计算机可能无法在给定的时间帧频中频繁取样，以完整显示频率范围。

④较低的信噪比（由于噪声干扰，对低速血流信号的探查较为困难）。

很难在不减少真实信号的前提下除去噪声。

⑤使用较高的能量：SPTA应达到$1 W/cm^2$。

⑥使用操作者校正多普勒角度后，计算机能使用多普勒方程简便地计算出血流速度。

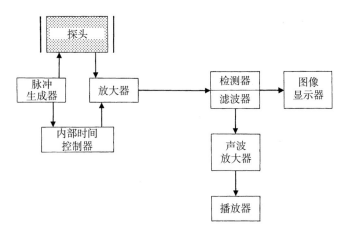

双多普勒仪器的框图

（3）彩色多普勒

①快速在多个位点取样，并显示其平均流速。

②多点取样在获取血流信号的同时，也常会因组织运动而产生噪声。必须使用滤波器除去这些噪声，而保留连续运动信号。

③多普勒频移由自动校正获得。

（4）能量多普勒

最新技术：彩色编码的基础是多普勒信号的相对密度，而不是多普勒频移。由于这个特征，能量多普勒不能反映血流的方向。

5.多普勒分析

（1）可听见的声音：多普勒频移的频率在人耳可听见的范围内，为200～15 000Hz。

（2）频谱分析：多普勒信号就是不同流速血细胞的密度和能量以不同灰度显示出来。

（3）彩色多普勒分析

①彩色多普勒的图像以颜色的三个特征为基础。

a.色彩：这三种主色用于绘制地图（红，蓝，绿）。

b.饱和度：颜色深浅取决于颜色中白色成分的多少。

c.亮度：颜色的明亮度。

②彩色多普勒系统需要使用两个探测器：一个彩色，一个灰阶。专用的灰阶探测器有较高的空间分辨率，因此能获得较好的灰阶分辨率。较大的彩色探测器能达到较高的空间分辨率。

③红色一般表示朝向探头的血流。

④蓝色一般表示背向探头的血流。

⑤马赛克样（五彩）血流或主色变浅淡表示高速血流或复杂血流。操作者可以调节彩色图谱。

⑥彩色图像上，频谱增宽可以看作是"变异"。

a.随意选择一种颜色来显示流速范围。

b.绿色常用于"标注"流速临界值，以便于识别出高速血流。

⑦操作者可以调节这些模式。

⑧其他彩色多普勒调节如下。

a.每条彩色线上的周期数（常涉及停留时间、总体长度和数据包大小）：如果提高这个参数，可以提高探测血流的敏感度，但会降低图像帧频。

b.灰阶/彩色优先：这个参数决定了灰阶或彩色多普勒信息，哪一个会在图像中优先显示。调高这个值可以提高色彩的饱和度，降低则有助于减少来自血管壁和组织运动引起的彩色信号。这个调节可以作为操作者设定水平上抑制彩色信息。

6.多普勒伪像

（1）混叠

①连续多普勒中不会出现。

②当多普勒频移超过尼奎斯特极限（1/2 PRF）时，会在脉冲多普勒和彩色多普勒中出现。

③表现：基线周围会出现混叠信号。

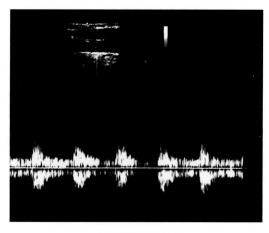
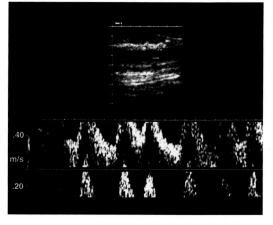

多普勒混叠示例   多普勒镜面示例

（Courtesy of Mary Washington Hospital, Fredericksburg，Virginia.）

④因为多普勒系统取样频率不够高，导致了这一现象的发生。

⑤彩色多普勒系统也会出现混叠，表现为在同一血管内，未发生反流的前提下，出现的突然改变颜色的信号，常显示为高频率的颜色编码（比如淡红或淡蓝）。

⑥反向血流在彩色图像上表现为邻近的被黑色（零基线）分割开的阴影。

⑦多普勒信号来自运动中的红细胞的反射（瑞利散射）。随着频率增高，瑞利散射也增强。因此在灰阶图像上，操作者必须调节入射频率，使其有适当的穿透力，以保证图像良好的分辨率和无混叠的频谱

振幅。

（2）多普勒镜面图像

①表现为在零基线反方向的与正常多普勒频谱相关的频谱。

②由不合适的声束角度或脉冲重复频率导致。

（3）彩色图像伪像

提示：与脉冲多普勒相似，彩色多普勒也受到帧频、组织深度和系统脉冲重复频率的限制。

①彩色多普勒的分辨率往往较差。

②彩色多普勒无法探查到流速低于0.05m/s的血流。

a.如果有可以使用低速血流彩色图像，那色彩是显示低速血流的最佳方法，而在连续多普勒或脉冲多普勒上，低速信号常被噪声遮盖或被（过高的）壁滤波去除。

b.彩色多普勒的帧频为每秒4～32帧。

c.可以人为调节帧频，以保证较高的分辨率。

d.使用高频探头，可以探查到较低的流速。

e.降低彩色壁滤波，可以降低组织或血管壁的振动。

③镜面伪像。

a.纠正范围模糊的伪像：降低脉冲重复频率；使用较高频率的探头；降低远场增益。

b.格栅瓣：因声束与目标不垂直，侧方分辨率下降导致；调整探头角度或多普勒方向可以纠正。

7.生物效应

（1）美国超声医学学会（American Institute of Ultrasound in Medicine，AIUM）指出对于成像转换器，在扫查密度低于100 mW/cm² SPTA以下水平没有已知的生物效应。

（2）在目前使用的诊断密度水平，没有已知的生物效应被记录。

（3）所有超声医师应熟悉所用仪器及使用说明书标注的密度水平。

（4）超声仪式在扫查时应时刻切实遵循ALARA（尽量低的且合理的）原则来调节能量或密度。

（5）AIUM推荐在诊断性研究中尽可能缩短使用高能量的时间，这种做法确保能获得有价值的诊断信息，并避免了远期的有害生物效应。

（6）AIUM已经批准，将多普勒用于胎儿心脏和脐带的检查。

【腹部多普勒或彩色血流图像的检查目的】

1.评价血管的通畅性。

2.排除动脉狭窄。

3.排除静脉血栓形成。

4.判断血流方向。

5.评估血流量。

6.评估肝分流。

7.定量血流阻力。

（1）肝硬化疾病。

（2）移植肾。

（3）评价高危妊娠。

（4）使用公式：

阻力指数：

（收缩期峰值流速－舒张末期流速）/收缩期峰值流速

搏动指数：

（收缩期峰值流速－舒张末期流速）/平均流速

舒张收缩比：

舒张末期流速／收缩期峰值流速

（5）鉴别多血管和乏血供的腹部肿瘤。

（6）评价腹部血管

（7）确认正常的解剖结构。

【检查标准】

腹部多普勒和彩色血流图检查用于确认血管的通畅性，探查病变及其严重程度，描述病变的进程。

【病人准备】

患者应禁食8～12h，以减少腹部胀气对采集图像和多普勒血流信息的干扰。

【探头】

使用2.25～5.0 MHz的时相或弧形线阵探头，以保证声束的穿透力能探查腹主动脉和远端肾动脉。

【病人体位】

1.检查开始时，患者平卧位，头部略微抬高。

2.必要时采用侧卧位和俯卧位，以获得适当的声窗扫查器官和血管。

一、动脉血流

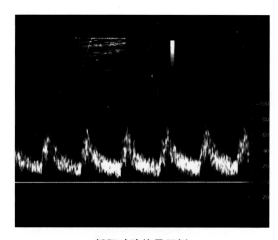

低阻动脉信号示例

（Courtesy of Milton S. Hershey Medical Center，Hershey，Pennsylvania.）

1.与心动周期相关的搏动。

2.多数腹部动脉的阻力较低（腹腔干、肝动脉、脾动脉及肾动脉）。

3.频谱信号通常不会越过基线。

4.低流量血管或腹部肿瘤常见的频谱为较低收缩峰值和较显著的舒张期血流。

5.空腹时肠系膜上、下动脉的频谱表现为舒张期低流速和持续较高的动脉血流阻力。

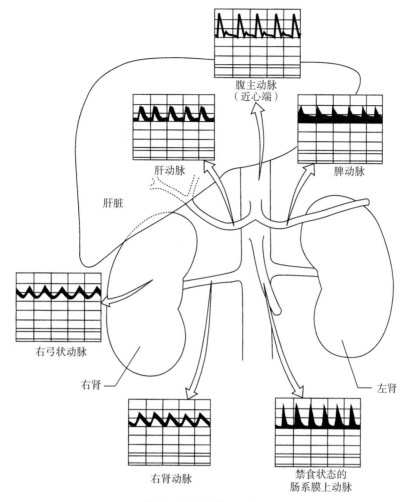

腹部动脉血流信号示例

提示：每条血管都有其特征性表现。对血管的检查可以给临床存在的问题提供有价值的信息。

6.腹部动脉血流的例子

（1）肝动脉

①低阻血流，特征性的正向收缩期血流。

②狭窄后湍流收缩期峰值流速大于220cm/s可诊断流量减少狭窄。

③没发生狭窄时出现流速增高，可考虑门脉高压或门静脉血栓形成。

④移植肝的检查中，必须确认肝动脉血流的畅通。

（2）脾动脉

①低阻血流，特征性的持续的舒张期正向血流。

②常见血管纡曲，因此可能表现为因湍流导致的频谱轻度增宽。

③狭窄后湍流收缩期峰值流速大于220cm/s可诊断流量减少狭窄。

（3）肠系膜动脉

①空腹时，正常腹腔干为低阻多普勒信号，舒张期有持续正向血流，肝固有动脉和脾动脉也有一致的表现。

②正常腹腔干的收缩期峰值和舒张期流速在餐后没有显著变化。

③腹腔干直径狭窄率大于70%时，狭窄后湍流收缩期峰值流速至少高于220cm/s。

④空腹时，正常肠系膜上动脉信号表现为舒张期低速血流。

⑤正常的餐后肠系膜上动脉表现为收缩期流速升高，舒张期流速升高至少50%，并且舒张期反流消失。例外：糖尿病性胃轻瘫和胃倾倒综合征患者。

⑥肠系膜上动脉直径狭窄大于70%时，狭窄后湍流收缩期峰值流速可高于275cm/s。

⑦腹腔干和肠系膜上动脉发生严重狭窄或闭塞时，肠系膜下动脉会扩张，并会沿着腹部中部向外侧形成更多的近端肠系膜动脉。

⑧肠系膜上动脉及腹腔干严重狭窄或闭塞时，脾静脉及肠系膜上静脉内可出现反流。

（4）肾动脉

①评价肾动脉狭窄相关的高血压或肾功能不全。

②正常频谱：低阻血流，舒张期持续正向血流。

③轻-中度狭窄：PSV低于180cm/s，肾-腹PSV比值低于3.5。

④流量减少狭窄：PSV高于180cm/s；狭窄后湍流；肾-腹PSV比值高于3.5。

⑤闭塞：肾动脉内无血流；肾实质内多普勒信号表现为收缩期达峰时间延迟，加速度减低（小慢波）。

（5）移植肾

①排斥：常表现为因肾功能下降和毛细血管阻力增高（外压或小血管狭窄）而致的血流减少，舒张期流速降低。

②梗死：必须优化彩色血流和多普勒图像，排除低速血流的存在。

③肾动脉狭窄：如前所述。

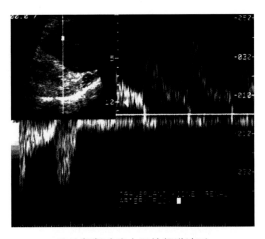

移植肾肾动脉水平的频谱波形

（Courtesy of Mary Washington Hospital，Fredericksburg，Virginia.）

（6）其他：其他感兴趣区的血供情况。

（7）检查标准及图像要求：图像选择：①肾动脉；②肾灌注；③肝门处的肝动脉。

提示：腹部动静脉的检查，必须同时在多个器官进行，如肾、肠系膜。

二、肠系膜动脉检查

1. 在纵向和轴向切面，自横膈至分叉水平扫查腹主动脉（见第4章）。回到腹主动脉近端，定位腹腔干，腹腔干在膈下发自腹主动脉前壁。

图像：腹主动脉-腹腔干起始部纵向切面

标记：腹主动脉腹腔干起始部

2. 对整个腹腔干进行多普勒取样。

图像：腹腔干起始部多普勒频谱波形

标记：腹主动脉腹腔干起始部

图像：腹腔干远段多普勒频谱波形

标记：腹腔干远段

3. 回到腹腔干起始水平横切面。定位动脉及其分支肝固有动脉和脾动脉。腹腔干和脾动脉走行可出现纤曲。

图像：腹腔干、肝固有动脉和脾动脉分叉处纵切面

标记：腹腔干分叉

4. 对腹腔干全程及肝固有动脉、脾动脉近端进行多普勒取样。

图像：腹腔干、肝固有动脉和脾动脉频谱波形

标记：腹腔干或肝固有动脉或脾动脉

提示：可从腹腔干分叉处直至肝门部汇入肝全程追踪肝动脉。应在血管近段、中段及远段采集图像和多普勒频谱。

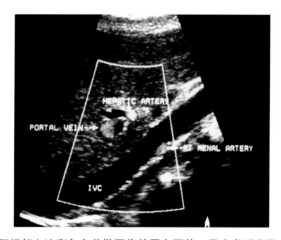

肝门部血流彩色多普勒图像的黑白图片。见本书后彩图3

（Courtesy of ATL，Bothell，Washington.）

注：HEPATIC ARTERY.肝动脉；PORTAL VEIN.门静脉；RT RENAL ARTERY.右肾动脉；IVC.下腔静脉

提示：同样，脾动脉也能从腹腔干分叉起始部至脾门处进行全程探查。在血管近段、中段及远段采集图像和多普勒频谱。脾动脉走行纤曲非常常见，彩色血流图像有助于血管检查。

5. 回到腹主动脉腹腔干起始部下方的纵切面。定位肠系膜上动脉起始部，位于腹腔干下方 1～2cm 处。腹腔干和肠系膜上动脉起始部可共干。

图像：肠系膜上动脉起始部至中段纵切面

标记：肠系膜上动脉近-中段

6. 从肠系膜上动脉起始部开始对其可视段进行多普勒取样。

图像：肠系膜上动脉近至中段频谱波形

标记：肠系膜上动脉近端或中段

提示：一般不检查肠系膜下动脉。如果腹腔干或肠系膜上动脉严重狭窄或闭塞，可采用类似检查肠系膜上动脉的方法对肠系膜下动脉进行检查。

三、肾动脉检查

1. 在纵向和轴向切面，自横膈至分叉水平扫查腹主动脉（见第4章）。回到纵切面。

图像：腹主动脉纵切面

标记：腹主动脉纵切面

2. 回到腹主动脉横切面。寻找左肾静脉，位于腹主动脉前方，肠系膜上动脉起始部的下方。在肾静脉后方即可定位左右肾动脉。

图像：腹主动脉横切面，左肾静脉及左/右肾动脉起始部水平

标记：左/右动脉起始部

3. 从主动脉管腔至肾动脉开口处缓慢移动取样框，对其进行连续的多普勒取样。这将有助于检查者探查到肾动脉开口处的狭窄。

图像：左/右肾动脉起始部多普勒频谱波形

标记：左/右肾动脉起始部

4. 使用灰阶或彩色血流图像追踪肾动脉近端至中段。

图像：主动脉腹腔干起始部纵切面

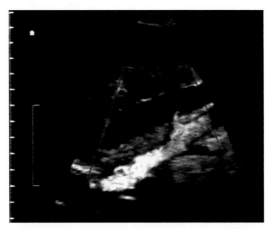

肾动脉起始部彩色多普图像的黑白图片。见本书后彩图1
标示：右/左肾动脉近段或中段

（Courtesy of Diasonics，Inc.，Milpitas，California.）

5. 对肾动脉可视段进行连续多普勒取样。

图像：左/右肾动脉近段至中段的多普勒频谱波形

标记：左/右肾动脉近段或中段

6. 患者侧卧位或有利于显示肾动脉中远段的体位，在肾门处尽可传的远端采集肾动脉图。

图像：肾及肾动脉中远段的横切面

标记：左/右肾动脉远段

7. 对肾动脉中远段进行连续多普勒取样。

图像：肾动脉中远段多普勒频谱波形

标记：左/右肾动脉远段

8. 获取肾脏纵切面图像，测量两极间距。使用彩色血流图像显示其动静脉灌注情况。

图像：肾纵切面显示其长度测值和灌注情况

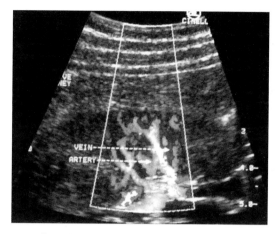

肾血流灌注彩色多普勒图像的黑白图片
标示：右/左肾
注：VEIN.静脉；ARTERY.动脉。见本书后彩图2（Courtesy of ATL，Bothell，Washington.）

9. 对肾实质内叶间动脉和皮质内弓形动脉进行多普勒取样。由于皮质内血管细小和动静脉分流，可以同时获取动脉和静脉信号。

图像：肾实质和皮质的多普勒频谱波形

标记：左/右肾实质皮质

提示：约20%的患者单侧肾有一支以上的肾动脉。这些附属或多发的肾动脉可使用下列方法探查到：

①能量多普勒（多普勒血管能量）的成像依赖于信号密度，与彩色多普勒图像相比，较少受到声束角度影响，因此有助于显示副肾动脉。

②副肾动脉通常走行至肾下极表面，因此来自肾两极副肾动脉的信号幅度要高于其他部位。

③增大多普勒取样容积，沿主动脉壁采集额外的低阻肾动脉信号。主动脉至髂内动脉水平的动脉壁均可发出副肾动脉。

四、静 脉 血 流

1.腹部静脉系统受呼吸影响各异

（1）门静脉和脾静脉较少受到呼吸影响。而肝静脉和下腔静脉同时受到呼吸和心脏影响

（2）静脉高压时，内脏血管扩张，管径大于1.5cm。

2.临床笔记

（1）下腔静脉

①显示因血栓形成引起的流出道阻抗。

②评价血栓周围的下腔静脉夹或滤器。

③必须记录肝移植后的通畅性。

④排除肾肿瘤的癌栓播散。

（2）脾静脉：部分肠系膜缺血时，确认通畅性及血流方向。

（3）肠系膜上静脉：部分肠系膜缺血时，确认通畅性及血流方向。

（4）门静脉

①正常表现为稳定连续的血流。

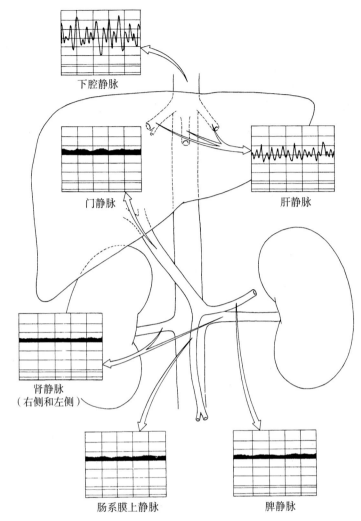

腹部静脉血流信号示例

②评价血栓；如果血栓形成，评价再通情况。

③确认入肝的血流方向。

④出现明显的呼吸节律时（双向信号），考虑门静脉高压。肝内血管阻力增高是其发生的原因。

⑤应将门静脉属支与扩张胆管相鉴别。

（5）肾静脉

①正常表现为稳定连续的血流。

②评估通畅性及肾肿瘤瘤栓播散。

（6）腹部静脉彩色多普勒

①肝静脉。

②门静脉。

③下腔静脉。

④肠系膜静脉。

⑤肾静脉。

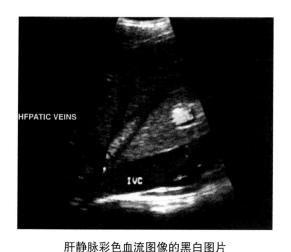

肝静脉彩色血流图像的黑白图片

注：HEPATIC VEINS.肝静脉；IVC.下腔静脉。见本书后彩图4（Courtesy of ATL，Bothell，Washington.）

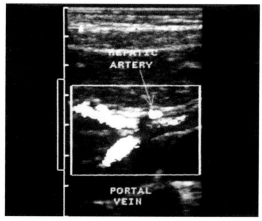

门静脉彩色多普勒图像的黑白图片

注：HEPATIC ARTERY.肝动脉；PORTAL VEIN.门静脉。见本书后彩图5（Courtesy of Diasonics, Inc.,Milpitas，California.）

五、扫查提示

1.**血管肿瘤**　常有三个特征。

（1）高振幅信号。

（2）收缩期峰值流速增高。

（3）由于边缘运动和增高血流的干扰，出现的"轰鸣"音。

2.**肝细胞癌**　显示因动静脉通路出现的高音调信号。

3.**假性动脉瘤**　在低回声或无回声的填充了血液的肿物内，可以探查到混乱、波动性或循环性的低速血流信号。

（1）最常见于血管分支或手术吻合口。

（2）假性动脉瘤和正常动脉间的通路或"蒂"内可见特征性的双向血流。

（3）当血栓形成时，蒂内或假性动脉瘤内探查不到多普勒信号。

4.**动静脉瘘**

（1）动脉流速增高，近瘘口处阻力指数降低。

（2）输出静脉显示搏动性血流。

5.**膀胱癌及沉积物**

（1）癌会显示低速血流。

（2）沉积物无血流。

六、妇科研究

1.活跃的卵巢表现为收缩期峰值流速升高，有舒张期血流。

2.不活跃的卵巢无舒张期血流。

通常在排卵期，卵巢的舒张期血流降低。

3.异位妊娠：多普勒频谱或彩色多普勒有助于显示滋养细胞舒张期增高的血流。

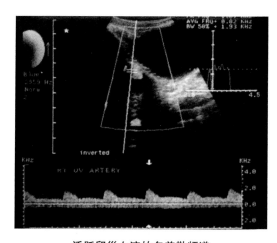

活跃卵巢血流的多普勒频谱

（Courtesy of Diasonics，Inc.，Milpitas，California.）

4.不孕不育：可有助于显示与排卵有关的卵巢血流。

七、产科研究

提示：切记谨慎扫查。

1.脐动脉血流阻力与胎儿宫内发育迟缓（IUGR）直接相关。

IUGR时由于胎盘灌注压力增高，脐动脉会发生一下变化：

（1）阻力增高。

（2）脐动脉舒张期流速降低。

2.脐带的多普勒：

（1）识别三支脐血管。

（2）评估脐带汇入部。

（3）排除脐带绕颈。

3.胎儿心脏多普勒：有助于识别心腔和血流情况。

4.胎盘的多普勒：鉴别绒毛膜血管瘤和胎盘湖。

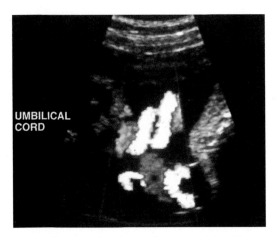

脐带三支血管彩色多普勒图像的黑白图片
注：UMBILICAL CORD.脐带。见本书后彩图6
（Courtesy of ATL，Bothell，Washington.）

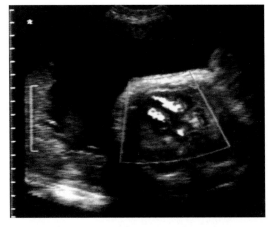

胎儿四腔心彩色多普勒图像的黑白图片。见本书后彩图7

［Courtesy of Diasonics，Inc.，Milpitas，California. 泰索尼（Diasonics）未获得食品及药物管理局（FDA）许可将其探头用于胎儿多普勒检查。但临床医师有特权最后决定是否使用这件医学仪器。请查阅FDA许可的用于各种检查的探头］

八、乳 腺 超 声

目前研究显示恶性病变较良性病变有更丰富的多普勒信号。

九、阴 囊 超 声

1.睾丸动脉周围阻力较低，有较宽的收缩峰和较高的舒张期流速。

2.输精管动脉阻力较高，收缩峰窄，舒张期低速血流。

3.病理

（1）炎症性疾病：①附睾炎；②睾丸炎。

（2）脓肿：①高血供；②阻力指数降低；③由于水肿，灰阶图像回声减低。

（3）扭转/缺血：①血流缺失或几近缺失；②核医学依然是作为研究的选择。

（4）肿瘤：①灰阶图像依然是识别肿物的最佳方法；②多普勒或彩色多普勒有助于鉴别血管肿瘤。

（5）精索静脉曲张：①通常很容易显示；②瓦式动作时，静脉内径大于3mm可考虑精索静脉曲张。

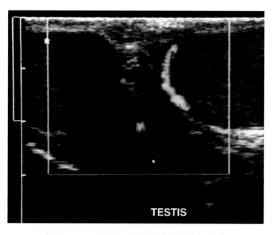

睾丸动脉彩色多普勒图像的黑白图片

注：TESTIS.睾丸。见本书后彩图8（Courtesy of Diasonics，Inc.，Milpitas，California.）

复 习 题

1. 大多数腹部动脉血流（　）。

    a）为高阻力

    b）显示高阻抗

    c）有相当低的阻力

    d）收缩期峰值流速低于180cm/s

2. 有副肾动脉的患者百分比约是（　）。

    a）20%

    b）30%

    c）5%

    d）低于1%

3. 呼吸影响（　）。

    a）在肾动脉表现明显

    b）在肝静脉罕见

    c）总见于肝静脉

    d）在门静脉表现明显

4. 血管肿瘤的一个特征性表现是（　）。

    a）收缩期峰值流速降低

    b）低振幅信号

    c）收缩期峰值流速增高

    d）无以上表现

5. 膀胱沉积物（　）。

    a）无血流

    b）可见高振幅信号

    c）可见低速血流

    d）与多普勒表现无相关性

6. 不活跃的卵巢可见（　）。

    a）舒张期血流

    b）高速舒张期血流

    c）收缩期峰值流速升高

    d）无舒张期血流

7. 胎盘多普勒（　）。

    a）有助于进行胎盘分级

b）用于排除脐带绕颈

c）应显示低速舒张期血流

d）可用于鉴别绒毛膜血管瘤和胎盘湖

8. 脓肿（　　）。

　　a）表现为低阻

　　b）表现为高血供的

　　c）灰阶图像能更好地评价

　　d）因水肿而回声增高

9. 脐动脉血流阻力可以提示（　　）。

　　a）脐带绕颈

　　b）胎儿宫内发育迟缓

　　c）心脏异常

　　d）以上都不是

10. 多普勒镜面图像（Doppler mirror imaging）（　　）。

　　a）由不合适的声束角度或PRF所致

　　b）会表现为图像颜色突然改变

　　c）引起背向散射

　　d）由侧方分辨率降低所致

11. 声束被发射后进入人体，在声束路径上所探查到运动称为（　　）。

　　a）伪像

　　b）混响

　　c）频率改变

　　d）流速改变

12. 不同强度的速率在多普勒信号上表现为（　　）。

　　a）灰度

b）混叠

c）频率改变

d）马赛克图形

13. 脉冲波多普勒和彩色多普勒受限于（　　）。

　　a）较高频率的探头

　　b）血流方向

　　c）帧频

　　d）多普勒频移

14. 纡曲动脉频谱增宽是因为（　　）。

　　a）血流干扰

　　b）湍流

　　c）狭窄

　　d）正向舒张期血流

15. 血管肿瘤常见的三个特征（　　）。

　　a）舒张期峰值流速增高，高振幅信号，双向血流

　　b）收缩期峰值流速增高，高振幅信号，"轰鸣"

　　c）收缩期峰值流速增高，低振幅信号，"轰鸣"

　　d）舒张期峰值流速增高，低振幅信号，双向血流

　　答案：1.c；2.a；3.c；4.c；5.a；6.d；7.d；8.b；9.b；10.a；11.c；12.a；13.c；14.b；15.b

（付　鹏　王金锐　译）

第20章　脑血管多普勒扫查操作规程

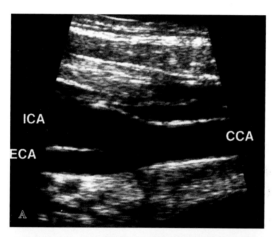

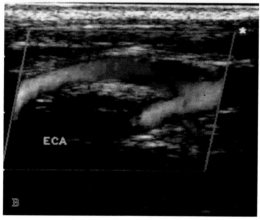

A. ICA(颈内动脉),ECA(颈外动脉),CCA(颈总动脉);B.彩色多普勒显示颈动脉分叉处的黑白图片。见本书后彩图9

【部位】

1.颈内静脉内侧。

2.甲状腺外侧。

3.胸锁乳突肌后内侧。

【解剖】

1.右侧颈总动脉发自无名动脉。

2.左侧颈总动脉起自主动脉弓。

3.颈总动脉在大约甲状软骨上缘水平分叉为前内侧的颈外动脉和后外侧的颈内动脉。

4.颈外动脉在颈部有分支，可以作为与颈内动脉鉴别点。

5.颈内动脉的管径较颈外动脉大，但也可有变异。

【生理】

1.颈外动脉为面部及面部肌肉供血。

2.颈内动脉为脑部及眼部供血。

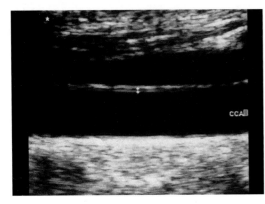

颈总动脉（CCA）

（Courtesy of Diasonics，Inc.，Milpitas，California.）

注：CCA.颈总动脉

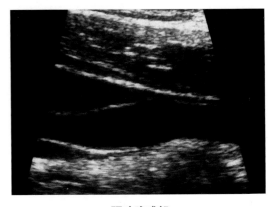

颈动脉球部

（Courtesy of Diasonics，Inc.，Milpitas，California.）

【超声声像图表现】

1.正常血管腔应为无回声。

2.当与血管壁垂直探查时，可以清晰显示内膜线。

3.使用多个扫查平面，应将颈总、颈外和颈内动脉看作各自独立的血管分别扫查。

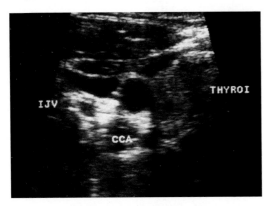

颈总动脉。注意胸锁乳突肌

（Courtesy of Diasonics，Inc.，Milpitas，California.）

注：IJV.颈内静脉；CCA.颈总动脉；THYROI.甲状腺

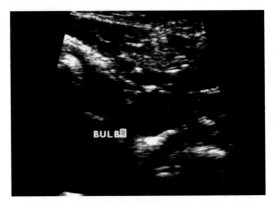

颈动脉球部

（Courtesy of Diasonics，Inc.，Milpitas，California.）

注：BULB.球部

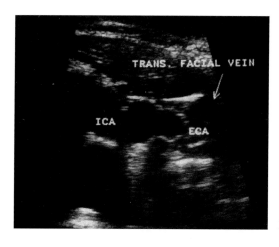

颈内及颈外动脉起始部

（Courtesy of Diasonics，Inc.，Milpitas，California.）

注：ICA.颈内动脉；ECA.颈外动脉；TRANIS，FACIAL VEIN.面静脉横切面

【病人准备】

无。

【脉冲多普勒探头】

1. 10.0 MHz　有较高分辨率，但无法探查到位置较深的血管。

2. 7.5 MHz　穿透力稍高。

3. 5.0 MHz　需要使用衬垫改善分辨率，或使用自动聚焦的宽频探头。

【病人体位】

1.平卧位，头部平放并略转向检查对侧。避免颈部紧张，以保证探头与颈部皮肤充分接触，使血管位于适合的解剖位置。

2.作为检查者，应坐在患者头侧，让患者头部位于前方。将肘部放于检查床角，扫查时最好左右手都可操作以便于操作机器。

3.或站于患者一侧，一侧手臂跨过患者胸部到颈部。可在患者胸部垫一软枕，避免患者不适。

4.如果患者无法平躺，可在直立位进行检查。

一、脑血管多普勒检查

1.从前方纵向切面开始（或后方纵向切面或外侧冠状切面）。

2. 右侧扫查从锁骨上区开始，向外移动并辨认颈静脉，向内移动越过颈总动脉并辨认甲状腺。

3. 回到颈总动脉纵切面，并向下调整角度以尽量显示起始部。

4. 向上移动，由血管内侧向外侧摆动探头，尽量显示血管壁。

5. 在颈总动脉中段水平，向后外侧调整角度，寻找椎体。在椎体间可以探查到椎动脉，其前方是椎静脉。向内/外轻微摆动探头，以使椎动脉得到最佳的显示。向下追踪椎动脉，至锁骨下动脉水平的椎动脉起始部。

6. 向前内侧调整探头，回到颈总动脉。

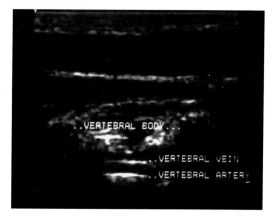

椎动脉

（Courtesy of Mary Washington Hospital，Fredericksburg，Virginia.）

注：VERTEBRAL BODY.椎体；VERTEBRAL VEIN.椎静脉；VERTEBRAL ARTERY.椎动脉

7.向上至分叉水平，向前内/后外摆动探头，辨认颈内、颈外动脉。

8.连续向上并略向后内侧调整探头，显示颈内动脉。连续内外侧摆动，完整显示血管壁。尽量向上追踪血管至下颌骨。

提示：在向上移动扫查时，沿前方或外侧追踪比沿后方能显示更长段的颈内动脉。

9. 回到球部水平下方，并向前内侧摆动探头以显示颈外动脉。沿颈外动脉向上移动，内外侧动探头以完整显示管壁。

提示：尽量向上追踪血管，直至下颌骨阻碍而无法显示。

10.扫查完颈内、颈外动脉纵切面后，再向下回到锁骨上水平。

11.旋转探头90°至横切面，并开始在横切面检查右侧颈总动脉。

12.尽量向下调整角度以显示起始部，在这个水平可以看到锁骨上动脉。

13.向上移动探头，观察血管壁及其结构。

14.特别注意分叉处，并观察其上方的颈内、颈外动脉。

15.向上追踪直至下颌骨。

16. 再向下移至锁骨水平。旋转探头90°至纵向切面，并开启多普勒取样框开始采集频谱（参考设备使用说明书）。沿血管纵切面，调节取样容积使其位于血管中间位置。

17. 务必在颈总动脉、球部、颈内和颈外动脉充分取样。使用尽量小的取样容积，收集湍流存在的依据。

18.开启取样容积，向下回到锁骨上水平。这作为第二次取样，保证了多普勒检查的完整性。向颈总动脉中段水平移动，向后外侧调节探头角度，对椎动脉进行取样。

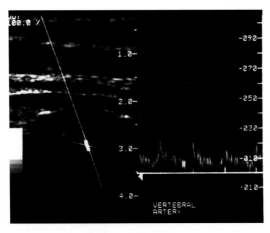

椎动脉血流的频谱

（ Courtesy of Mary Washington Hospital，Fredericksburg，Virginia. ）

注：UERTEBRAL ARTERY. 椎动脉

提示：如果存在斑块，在斑块处、近端、远端取样，判定是否发生了湍流和显著狭窄。

19.当完成了各支血管血流的评估，应回到颈总动脉，开始采集图像。

提示：较深的血管分叉不利于分辨各支血管，这时通常使用多普勒信号。

提示：长期的颈内动脉闭塞会使颈外动脉及其分支扩张，导致识别血管时发生错误。

提示：不要将正常的血流扰流误认为病理状态，注意寻找有无血管弯曲。

提示：彩色多普勒扫查时，最简单的是在纵切面和横切面的灰阶检查后进行彩色多普勒扫查。

20.结束横切面检查后，回到锁骨上水平，并开始彩色多普勒检查。设置彩色增益和其他控制键。

21. 然后以灰阶扫查的同样的方式进行横切面扫查。应较慢地进行扫查，使血管腔内有恰当的彩色填充。

22. 当扫查至尽可能高的水平，再回到锁骨上水平。旋转探头90°，沿血管走行方向调整彩色多普勒转向角度，向上追踪血管。因为血管走向改变，通常需要至少改变一次转向角度。转向角度应保持尽量接近平行于血流角度。

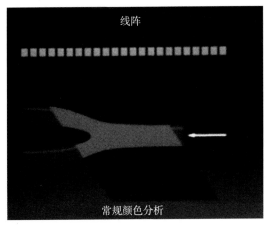

彩色多普勒角度校正

（Courtesy of Diasonics，Inc.，Milpitas，California.）

23. 完成了颈总、颈内及颈外动脉的检查，应回到颈总动脉中段水平，找到椎动脉，并评估其血流。

24. 然后回到锁骨水平，开始获取频谱。

25. 尽管彩色多普勒不能取代血管频谱分析，彩色多普勒在检查中可以开启，它有助于辨别需要进一步取样的高速射流。

二、脑血管多普勒图像要求

1. 右颈总动脉近端纵切面。

标示：纵切面右颈总动脉近端

2. 右颈总动脉近端频谱波形及其 PSV、EDV 测值。

标示：右颈总动脉近端

3. 右颈总动脉远段纵切面。

标示：纵切面右颈总动脉远端

4. 右颈总动脉远段频谱波形及其 PSV、EDV 测值。

标示：右颈总动脉远端

5. 右颈内动脉近段纵切面，显示其位于球部的起始端。

标示：纵切面右颈内动脉近端

6. 右颈内动脉近段频谱波形及其 PSV、EDV 测值。

标示：距离右颈内动脉

7. 右颈内动脉中段纵切面。

标示：纵切面右颈内动脉中端

8. 右颈内动脉中段频谱波形及其 PSV、EDV 测值。

标示：右颈内动脉中端

9. 右颈内动脉远段纵切面。

标示：纵切面右颈内动脉远端

10. 右颈内动脉远段频谱波形及其PSV、EDV测值。

标示：右颈内动脉远端

11. 右颈外动脉纵切面。

标示：纵切面右颈外动脉

12. 右颈外动脉频谱波形及其PSV、EDV测值。

标示：右颈外动脉

13. 可选的右椎动脉纵切面。

标示：纵切面右椎动脉

14. 右椎动脉频谱波形及其PSV、EDV测值。

标示：右椎动脉

15. 血管分叉处上方颈动脉球部的轴向图像。

标示：横切面右颈动脉球

提示：由于椎动脉位置深，获取的频谱图像通常不满意。

提示：在左侧进行彻底的检查，并采集要求的图像。

提示：椎动脉和锁骨下动脉图像及频谱数据是一个完整的颈动脉检查和血管实验室认可所要求的。

提示：即使在非病理情况下，仔细检查球部也是至关重要的。因为血流形式和血管形态使血管壁受到的剪切力作用，这里成为最容易发生粥样硬化的部位。狭窄性病变在血管腔直径减少60%之前通常没有症状。较小的病变常常只有在横切面仔细充分扫查时才被发现。

提示：引起狭窄的斑块应在横切面测量以保证精确性。

提示：多方位扫查斑块是必需的。沿斑块边缘寻找不规则处非常重要，因为可能提示溃疡。

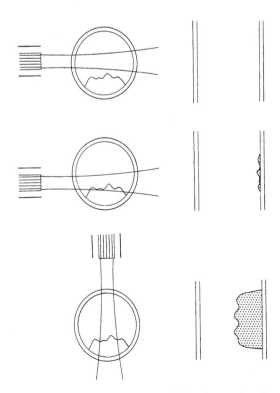

此图显示了充分检查血管的重要性。如果检查不当，这个斑块可能被遗漏

收缩期峰值频率

频宽

舒张末期

外缘

频窗

颈动脉频谱示例

复 习 题

1. （　　）为大脑及眼部供血。

   a）右颈总动脉

   b）颈内动脉

   c）颈内静脉

   d）颈外动脉

2. 血流紊乱（flow disturbance）（　　）。

   a）可能出现并不应被误认为病理情况

   b）是血管走行弯曲所致

   c）总是提示病理情况

   d）发生于血管分叉处

3. 最容易发生粥样硬化的脑血管结构是（　　）。

   a）右颈总动脉

   b）颈外动脉

   c）颈内静脉

   d）颈动脉球部

4. 斑块边缘的不规则可能（　　）。

   a）是血流剪切力所致

   b）提示溃疡

   c）扭曲超声表现

   d）由于血流剪切力绝不会发生

5. 狭窄性斑块（　　）。

   a）在纵切面较易辨认和精确测量

   b）因血管形态无法精确测量

   c）往往在一处形成并形成一个阻断性的"球"

   d）在轴位较易辨认和精确测量

6. 右颈总动脉起始部（　　）。

   a）发自无名动脉

   b）发自主动脉弓

   c）约位于甲状软骨上缘水平

   d）发自颈外动脉

7. （　　）为面部及面部肌肉供血。

   a）右颈总动脉

   b）颈内动脉

   c）颈内静脉

   d）颈外动脉

8. 颈外动脉可与颈内动脉相鉴别的是（　　）。

   a）在颈部可寻找分支

   b）脉冲波多普勒

   c）比较帧频的区别

   d）测量流速

9. 脑血管扫查可选用的患者体位是（　　）。

   a）平卧位，颈部过伸

   b）平卧位，头部平放

   c）坐位

   d）右侧及左侧卧位

10. 椎动脉通常走行于椎静脉的（　　）。

    a）前方

    b）后方

    c）外侧

    d）内侧

    答案：1.b；2.a；3.d；4.b；5.d；6.a；7.d；8.a；9.b；

10.b

（蒋　洁　译）

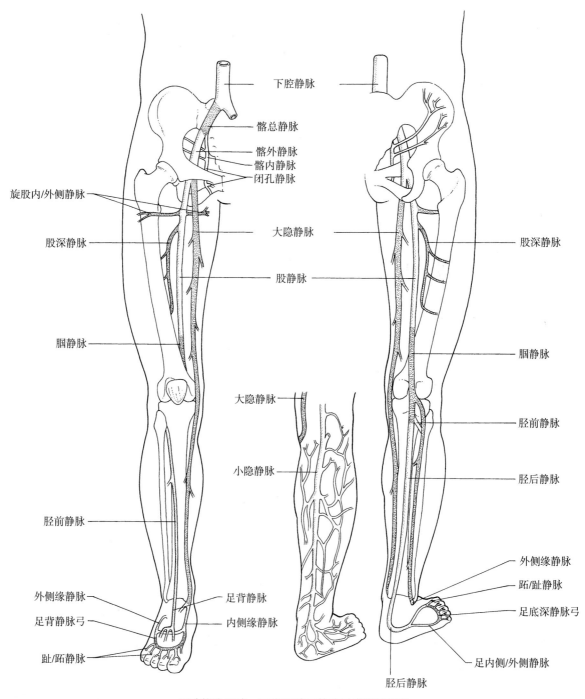

下腔静脉

髂总静脉

髂外静脉
髂内静脉
闭孔静脉

旋股内/外侧静脉

大隐静脉

股深静脉

股深静脉

股静脉

腘静脉

腘静脉

胫前静脉

大隐静脉

胫后静脉

小隐静脉

胫前静脉

外侧缘静脉
跖/趾静脉

足底深静脉弓

外侧缘静脉

足背静脉

足背静脉弓

内侧缘静脉

趾/跖静脉

足内侧/外侧静脉

胫后静脉

下肢静脉系统：正常下肢深静脉及浅静脉解剖

一、下肢静脉超声多普勒

【目的】

无创评价静脉血栓的形成。

【解剖】

1.股总静脉（CFV）位于股总动脉（CFA）的内侧。

2.股浅静脉（SFV）位于股浅动脉（SFA）后方。

3. SFV沿大腿内侧向下走行，在其下段即膝关节上方，位于SFA后方。

4.腘静脉位于腘动脉后外侧。

5.隐静脉在SFV汇入部水平位于SFV和CFV内侧。

6.较大的静脉内有瓣膜，可以防止血液反流。通常在CFV、SFV和腘静脉中可以见到。

7.股深静脉在其汇入部水平位于SFV后方。

8.所有静脉壁都较薄，并且轻压就可压闭。

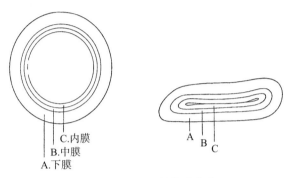

未压缩及可压缩的静脉节段

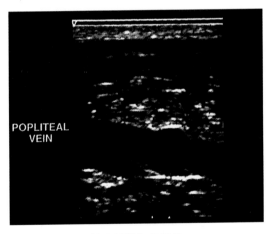

静脉瓣的灰阶图像

注：POPLITEAL VEIN.腘静脉（Courtesy of ATL，Bothell，Washington.）

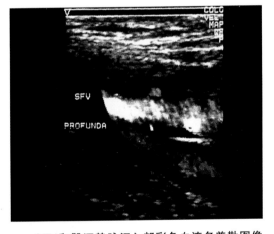

SFV和股深静脉汇入部彩色血流多普勒图像的黑白图片

注：SFV.大隐静脉；PROFUNDA.股深静脉。见本书后彩图10（Courtesy of ATL，Bothell，Washington.）

【病人准备】

无。

【探头】

5.0 MHz或7.0 MHz线阵探头，有多普勒或彩色多普勒功能。

【病人体位】

平卧于检查床，头低足高位以防止静脉淤血。

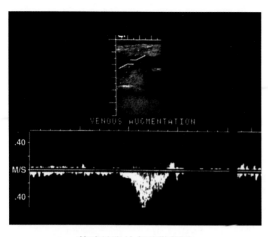

静脉扩张的多普勒频谱

（Courtesy of Mary Washington Hospital，Fredericksburg，Virginia.）

【正常超声声像图表现】

下肢静脉系统有五个正常多普勒表现。

（1）自发血流：多普勒表现为连续血流，而不需要手动加压或做瓦式动作。血流缺失可提示血管血栓形成或受外源性压迫。

（2）呼吸影响（phasicity）：多普勒形式因患者呼吸改变而有变化。

吸气时，由于腹内压增高，血流减少。

呼气时，血流增加。当出现连续的无呼吸节律性改变的血流，提示近端梗阻。

（3）血流增加：压迫远段血管，近端会出现突然增加的静脉血流。这提示在压迫点与探查处之间无完全栓塞形成。

提示：如果需要再次加压观察血流增加情况，应稍等待，使远端静脉再次充盈。

（4）静脉瓣功能：压迫近端静脉，功能良好的瓣膜能防止反流的发生。

①如果用力加压近端血管或解除远端肢体压迫后出现明显反流，则提示瓣膜功能不全。瓣膜功能不全可能引起静脉曲张，或与陈旧血块导致瓣膜僵硬、柔韧性下降有关。

②快速用力地压迫肢体可以出现少量反流。这是因为，压迫未能留出足够的时间使瓣膜充分闭合。

③瓦式动作可用于评估瓣膜功能。

（5）无搏动性：血流会随着呼吸周期而改变。

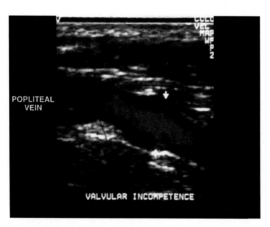

静脉瓣功能不全彩色多普勒图像的黑白图片。见本书后彩图11

（Courtesy of ATL，Bothell，Washington.）

提示：搏动性静脉血流提示充血性心力衰竭、体液潴留或三尖瓣关闭不全。

二、下肢静脉多普勒检查规范及图像要求

提示：在横切面最容易检查静脉，但也需要纵切面扫查以有助于充分显示静脉图像（避免遗漏微小血栓），并且还需要通过彩色多普勒检查评估静脉瓣功能。

提示：由于静脉多普勒检查要求全面显示静脉，因此没必要全部扫查后再专门留存。在检查时可同时获取图像。这项检查很少通过回顾存储图像做出诊断。

提示：通常对双腿检查以行对比，首先扫查健侧有助于诊断。

1.从大腿根部或腹股沟折痕上方开始横切面扫查，定位CFV和CFA。通过辨认隐静脉在CFV汇入部及其远段分支为SFV和PFV（股深静脉），可以确认显示的是CFV。

2.每隔1～2cm加压以评估CFV全长的可压缩性。在对静脉适当加压时，CFA管壁不应发生形变。

未压闭及已压闭的股总静脉（尽可能一屏双幅显示）。

标示：左侧或右侧股总静脉

提示：双幅显示时，左侧为未压闭的图像而右侧为压闭的图像。

3.仍然位于CFV水平，多普勒取样框朝向探头。CFV内应有持续、单向血流充盈。

CFV多普勒频谱波形图像，表现为随呼吸时相变化，并且挤压远端会出现血流增多。

标示：右侧或左侧股总静脉

4.灰阶图像。向下移动并显示内侧隐静脉汇入部。评价隐静脉近段的压缩性。

未压闭及已压闭的隐静脉（分屏双幅显示）。

标示：右侧或左侧隐静脉

提示：一个完整的检查要求评估大隐静脉全长。

5.观察隐静脉多普勒，确认其正常血流特征。

隐静脉多普勒频谱波形图像，显示隐静脉随呼吸时相变化，及挤压远端出现血流增多。

标示：右侧或左侧隐静脉

6.回到CFV水平的灰阶图像。向下移动并显示股深静脉。PFV位于SFV的后外侧，尽量向下追踪并评估其可压缩性。

提示：较难评估位置深或与皮肤垂直走行的静脉的压缩性。

未压闭及已压闭的股深静脉（分屏双幅显示）。

标示：右侧或左侧股深静脉

7.回到股深静脉上方，开始多普勒取样。评估血流特征是否正常，尽量向下追踪血管。

股深静脉多普勒频谱波形图像，显示血流随呼吸时相的变化及远端加压后血流有无增多。

标示：右侧或左侧股深静脉

8.回到灰阶图像，向上至SFV汇入部。在靠近其汇入部开始向下追踪，每隔1～2cm加压。

未压闭及已压闭的股浅静脉汇入部附近（图像双幅显示）。

标示：右侧或左侧股浅静脉汇入部

9.对同一节段静脉多普勒取样，评估血流特征是否正常。

股浅静脉汇入部附近的多普勒频谱波形图像，显示血流随呼吸时相的变化及远端加压后血流有无增多。

标示：右侧或左侧股浅静脉

10.回到灰阶图像，向下追踪SFV，评价其可压闭性。

提示：必须特别仔细地记录静脉的可压闭性，因其是评估静脉血栓形成最重要的指标。

未压闭及已压闭的大腿中部水平的股浅静脉（分屏双幅显示）。

标示：右侧或左侧股浅静脉中部

11.大腿中部水平对SFV多普勒取样，评估血流特征是否正常。

大腿中部SFV的多普勒频谱波形图像，显示血流随呼吸时相的变化及远端加压后血流有无增多。

标示：右侧或左侧股浅静脉中部

12.回到灰阶图像，观察剩余节段SFV，按常规间隔加压观察。

提示：由于接近膝关节上方的收肌管，该处有肌腱结构，因此对静脉加压较为困难。

未压闭及已压闭的远段股浅静脉（分屏双幅显示）。

标示：右侧或左侧股浅静脉下段

13.对膝关节上方的SFV进行多普勒取样，此处静脉向内走行至动脉前方。在这里较难对静脉加压，因此挤压远端静脉，观察此段股浅静脉血流有无增多尤其重要。

膝关节上方SFV多普勒频谱波形图像，显示血流随呼吸时相的变化及远端加压后血流有无增多。

标示：右侧或左侧股浅静脉下段

14.腘静脉可以在平卧位或"蛙腿位"进行检查。

提示：因在此水平较常见重复静脉，必须记录出现的重复静脉。如果存在多条腘静脉，必须一一进行仔细检查。

15.显示腘动脉后方的腘静脉，评价血流特征是否正常。

（1）在大腿后方尽可能向上追踪静脉，连续评价其压缩性。

（2）向下移动探头，追踪腘静脉至其分支为胫前干、胫腓干水平。再追踪胫腓干至其分为胫后静脉、腓静脉水平。

（3）完成腘静脉全长的压缩性评估后，回到腘静脉中段水平。

未压闭及已压闭的腘静脉中段水平图像（分屏双幅显示）。

标示：右侧或左侧腘静脉中段

16.对腘静脉全程进行多普勒取样，在腘静脉中段水平：

腘静脉中段的多普勒频谱波形图像，显示远端加压后血流信号的增多。

标示：右侧或左侧腘静脉中段

提示：挤压患者大腿的同时保持探头位置固定会有些不便，让患者快速同侧屈曲足踝部可以达到同样的效果。

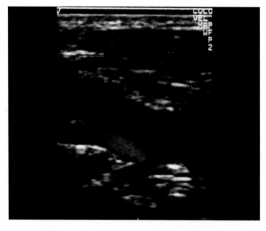

腘静脉和动脉彩色多普勒图像的黑白图片。
见本书后彩图12

（Courtesy of ATL，Bothell，Washington.）

17.彩色多普勒可用于在纵切面再次扫查下肢静脉全长，它能显示静脉的自发性血流、挤压后血流的增多及功能。

18.为了评价瓣膜动能，我们可以再次快速扫查并定位静脉瓣（在常规扫查时，就可以在特定的静脉段完成），在瓣膜下方水平扫查。

彩色多普勒扫查时（或多普勒频谱扫查），挤压患者腿部瓣膜上方的位置。如果瓣膜在距扫查点较远的上方位置，让患者做深吸气，用力屏气，再放松的动作（瓦式动作）。

瓣膜处没有明显的反向血流，显著反流则提示瓣膜功能不全。

这种方法应该可用于检查所有瓣膜。

19.仅检查大腿深静脉。

已有研究证明，多数致命的肺栓塞来源于下肢近段深静脉。尽管肺血栓可来源于小腿的小静脉，但这些栓子通常没有临床意义。有关诊断及治疗原发的小腿静脉血栓重要性的争论依然存在。

20.在患侧下肢重复上述检查。

病理

1.不可压闭的静脉

（1）血凝块：静脉急性血栓形成时，与健侧静脉同一水平相比，患侧静脉管腔扩张，并通常可见内部有低至无回声。如果血栓再通（管腔再度开放），可以显示血流。

（2）近段梗阻：静脉血流可减少和（或）持续存在，通常不随呼吸时相而改变，静脉内径可增宽。

（3）正常情况下，有些静脉不可压闭是由于：

1）位于组织深层（位置深在）；

2）角度或血管走行与探头加压平面的相关性；

3）局部有骨性凸起。

（4）慢性血栓形成：静脉血栓形成后血管壁会形成瘢痕，静脉壁会增厚，不能完全被压闭。注意结合患者病史。既往静脉炎病史可致静脉瓣功能不全，需要仔细评估。

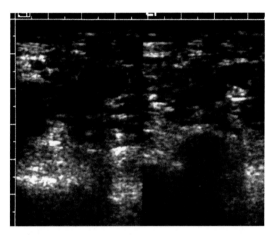

分屏显示的填充有血凝块的静脉。注意微小的剩余或再通的管腔
（Courtesy of Mary Washington Hospital，Fredericksburg，Virginia.）

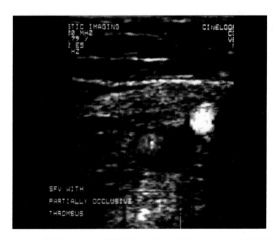

SFV中血栓的彩色多普勒图像的黑白图片。见本书后彩图13
（Courtesy of ATL，Bothell，Washington.）

2. Baker囊肿　膝关节后方（通常应该偏内侧，在腓肠肌内侧头与半膜肌腱之间）的包裹性积液可导致胭静脉受压和静脉回流受阻而引起腿部肿胀。

3.蜂窝织炎　腿部皮肤和间质组织的一般炎症，通常累及踝部和小腿。

（1）腿部常发红发亮。

（2）由于炎症，深静脉较难显示。

（3）感染组织通常回声增强，从而影响静脉显示。

三、下肢动脉多普勒超声

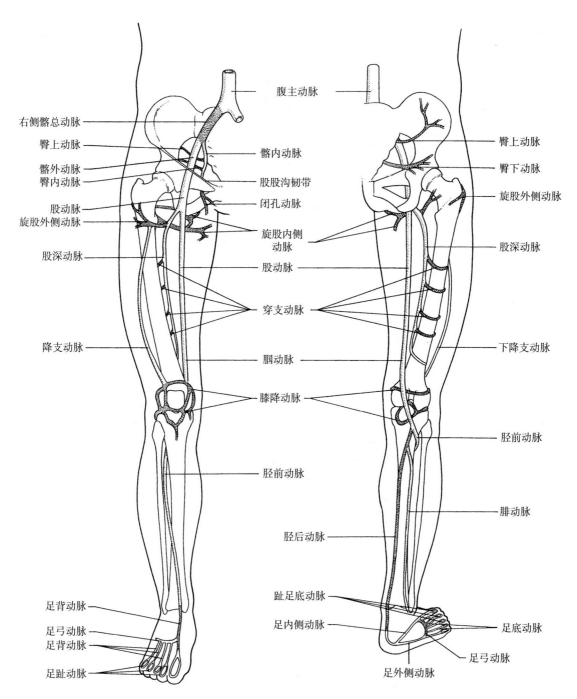

右侧髂总动脉
臀上动脉
髂外动脉
臀内动脉
股动脉
旋股外侧动脉
股深动脉
降支动脉
足背动脉
足弓动脉
足背动脉
足趾动脉

腹主动脉
髂内动脉
股股沟韧带
闭孔动脉
旋股内侧动脉
股动脉
穿支动脉
腘动脉
膝降动脉
胫前动脉
胫后动脉
趾足底动脉
足内侧动脉
足外侧动脉

臀上动脉
臀下动脉
旋股外侧动脉
股深动脉
下降支动脉
胫前动脉
腓动脉
足底动脉
足弓动脉

下肢动脉系统

目的：无创评估下肢动脉病变的发生、数量和位置，以及斑块形成。

1.评估间歇性跛行（运动相关的下肢痛，休息后可缓解）。疼痛是由于运动时肌肉群需要增加血供，但病变导致动脉闭塞而无法满足需求所引发。

2.评估支架通畅性（支架及其附近应没有血压，否则会引起吻合口漏）。

【病人准备】

腹主动脉和髂动脉检查前应让患者禁食8～12h。

【探头】

5.0 MHz 或7.0 MHz 线阵探头，具备多普勒和（或）彩色多普勒功能。3.0 MHz的探头有助于检查腹主动脉远段和髂动脉近段。

【必需用品】

①上臂血压袖带；②成人用下肢血压袖带。

四、下肢动脉多普勒扫查规范和图像要求

1.患者仰卧位开始扫查，获取双侧肱动脉血压，记录在工作表上（参考血压部分章节）。

2.患者保持仰卧位，触诊下列脉搏：①腹股沟（髂/股总动脉）；②腘窝；③胫后；④足背。

3.使用低频探头（2.25～3.0 MHz），在纵切面和横切面扫查腹主动脉远段和髂动脉近段。

（1）腹主动脉远段纵切面。

标示：SAG腹主动脉远段

（2）右髂动脉纵切面。

标示：SAG 右侧髂动脉

（3）左髂动脉纵切面。

标示：SAG 左侧髂动脉

提示：患者右侧卧位可以同时在冠状平面检查髂动脉。

（4）腹主动脉远段横切面。

标示：横切面腹主动脉远段

（5）右侧和左侧髂动脉横切面。

标示：横切面右侧/左侧髂动脉

提示：如果一侧下肢症状较对侧明显，应从症状较轻的一侧开始检查。

4.使用5.0 MHz 或7.0MHz探头，从腹股沟皮肤褶皱上方纵向切面开始扫查，寻找股总动脉（CFA）。

5.对CFA全程进行全面的多普勒取样，评价血流速度和频谱形态。

应尽量使用同步多普勒图像，尽管有些超声仪器的图像分辨率会有所下降，但这样可以提高扫查速度。

提示：如果无法使用同步图像，应使用B超扫查一小段血管，冻结图形，然后对该节段进行多普勒取样，再继续扫查下一节段至完整扫查整条血管。

（1）股总动脉纵切面的灰阶图像。

标示：SAG右侧起始部左侧股总动脉

（2）CFA多普勒频谱波形。

标示：右侧起始部左侧股总动脉

6.CFA会分叉成为股浅动脉（SFA）和股深动脉。

7.尽量向下追踪股深动脉，并进行多普勒取样。

（1）股深动脉起始部纵切面。

标示：SAG右侧起始部左侧股深动脉

（2）股深动脉起始部附近的多普勒频谱波形。

标示：SAG右侧起始部左侧股深动脉

提示：可能很难追踪股深动脉超过几厘米，因为向腿部深方

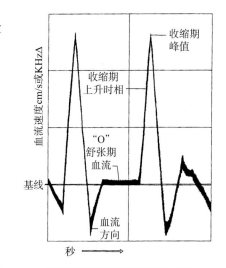

高阻系统的正常三相动脉信号

走行股深动脉通常只能显示几厘米，因为其在腿部走行的位置比较深在。如果能扫查较长距离的股深动脉，留存较远段股深动脉的新图像。

8.回到分叉水平上方并显示SFA，然后沿SFA向下扫查至膝关节上方。

（1）股浅动脉起始部纵切面。

标示：SAG右侧起始部左侧股浅动脉起始部

（2）SFA起始部附近多普勒频谱波形。

标示：SAG右侧起始部左侧股浅动脉起始部

（3）大腿中部SFA纵切面。

标示：SAG右侧起始部左侧中部股浅动脉

（4）大腿中部SFA多普勒频谱波形。

标示：SAG右侧起始部左侧中部股浅动脉

（5）膝关节上方SFA纵切面。

标示：SAG右侧起始部左侧远段股浅动脉

（6）膝关节上方SFA多普勒频谱波形。

标示：SAG右侧起始部左侧远段股浅动脉

9.接着检查腘动脉，可以使用多种方式检查。患者平卧位蛙腿位，或使患者侧卧位膝关节微屈。患者平卧位能提供一个较直接、便利的检查路径，但也可能会让患者翻身比较困难和费时。

10.寻找腘动脉，其位于静脉后方略偏外侧。

灰阶图像上尽量向上追踪扫查动脉直至大腿部。

开始多普勒扫查，向下追踪动脉至小腿上方血管分叉水平，形成胫前、胫后和腓动脉。

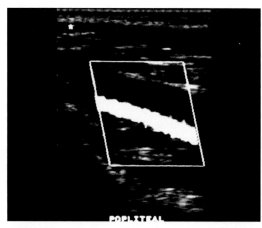

腘动脉彩色多普勒图像的黑白图片。见本书后彩图14

（Courtesy of Diasonics，Inc.，Milpitas，California.）

（1）腘动脉纵切面。

标示：SAG右侧起始部左侧腘动脉

（2）腘动脉多普勒频谱波形。

标示：SAG右侧起始部左侧腘动脉

11.可使用彩色多普勒检查胫动脉。如果沿小腿向下追踪胫动脉有困难，可以从踝部向上追踪则有助于检查。

12.完成腘动脉检查后，向下至踝部检查胫后动脉（PT）和足背动脉（DP）。三支胫动脉都应使用高频探头进行多普勒取样。

提示：可使用灰阶图像显示病变。

（1）胫后动脉多普勒频谱波形。

标示：SAG 右侧起始部左侧 PT

（2）足背动脉多普勒频谱波形。

标记：SAG 右侧起始部左侧 DP

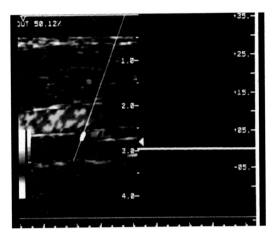

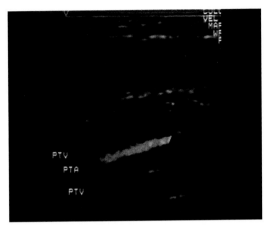

胫后动脉频谱表现为正常三相血流。见本书后彩图 15

（Courtesy of ATL，Bothell，Washington.）

胫后动、静脉彩色多普勒图像的黑白图片。见本书后彩图 16

（Courtesy of ATL，Bothell，Washington.）

提示：选择搏动最强且易于触及的动脉作为血压监测。

多普勒超声使用间接无创的生理研究，成为评估动脉的补充方法。踝肱指数、节段收缩压测量、脉冲量记录容积描记及恒定负荷运动试验是用于初步评估的较为常用的方法。本章由于篇幅限制无法对这些生理试验方法进行仔细的讨论。以下是对节段收缩压测量标准的简要描述。读者可参考本节后列出的参考文献以了解更多相关内容。

• 袖带位置取决于使用三袖带法或四袖带法。如果选用四袖带法，适当尺寸的袖带放置位置如下：①尽可能位于大腿上方；②膝关节上方；③膝关节下方；④踝关节上方。

如果采用三袖带方法，将宽的大腿袖带置于大腿、膝关节下方和踝关节上方。

如果使用尺寸不合适的袖带，会引起血压测值的误差。必须使用宽度至少比所测节段肢体直径大 20% 的袖带。

• 从踝关节水平开始向上测量每个袖带水平的血压。如有必要，腘动脉可用于测量下肢血压。

• 在对侧下肢重复进行。

提示：肥胖患者较难获取大腿上部的血压。当血管壁钙化时（即糖尿病患者），血压测值可有假性升高。

提示：如果大腿上部血压降低，股总动脉多普勒频谱波形能显示近段血管有无病变。

正常的波形是三相波。

如果 CFA 多普勒信号表现为舒张期反向血流消失，则提示髂总或髂外动脉发生了闭塞性病变。如果双侧 CFA 信号异常，则提示主动脉-髂动脉段病变。

五、数据记录

（一）使用血压

可以通过踝臂指数（表 21-1）评估粥样硬化病变的严重程度。

表 21-1　踝臂指数

＞1.13	动脉钙化
＋1.0	正常
0.9～1.0	症状轻微的微量缺血
0.5～0.9	轻至中度缺血，伴轻至中度间歇性跛行
0.3～0.5	中至重度缺血，伴严重间歇性跛行或静息疼痛
＜0.3	重度缺血伴静息疼痛或坏疽

提示：两个袖带间血压下降大于 20mmHg 提示袖带处测量近端或其下方血管发生了血管狭窄或闭塞。如果使用的四袖带法（大腿上部窄袖带），大腿上部血压应比最高肱动脉收缩压高出 30～40mmHg。应同时在肢体垂直方向和水平方向比较血压，每个袖带处的血压都应与对侧肢体同一水平的血压进行比较。

（二）没有血压

1.波形形态

（1）三相波号：强有力的收缩期正向血流，之后是短暂的舒张期反向血流，然后是舒张期末正向血流。这是由于下肢血流阻力较高所致。

（2）双向波号：强有力的收缩期正向血流，之后是舒张期反向血流。没有舒张末期正向血流。常见于血管顺应性下降的老年患者。

2.研究结果

（1）正常三相波号：老年者可为双向，无频谱增宽。

（2）1%～19% 直径狭窄：收缩期峰值流速正常；收缩期减速时相频谱增宽。有舒张期反向血流。

（3）20%～49% 直径狭窄：与近段正常节段相比，收缩期峰值流速增加30%以上；频谱增宽，收缩期频窗消失；近段及远段多普勒波形不变。

（4）50%～79% 直径狭窄：与更近节段相比，收缩期峰值流速增加100%；频谱显著增宽；舒张期反向血流消失；近段波形不变；远段波形可表现为狭窄后湍流。

（5）80%～99% 直径狭窄：收缩期峰值流速增加100%以上；单相波形信号；严重狭窄或闭塞近端出现咚咚"重击"信号；远段波形减弱。

（6）闭塞：血管内无多普勒信号或彩色血流。在动脉再灌注和重构的部位可以显示侧支血管。

利用血压检查周围动脉工作单示例

（Courtesy of Mary Washington Hospital，Fredericksburg，Virginia.）

复　习　题

1. 股总静脉（CFV）位于（　　）的内侧。

   a）股总动脉（CFA）

   b）股浅静脉（SFV）

   c）股浅动脉（SFA）

   d）静脉

2. SFV位于SFA的（　　）。

   a）前方

   b）后方

   c）内侧

   d）外侧

3. 腘静脉位于腘动脉的（　　）。

   a）前外侧

   b）前方

   c）内侧

   d）后外侧

4. 在SFV汇入部水平，（　　）位于SFV和CFV内侧。

   a）腘静脉

   b）股深静脉

   c）胫静脉

   d）隐静脉

5. 瓣膜能（　　）。

   a）防止大动脉内的血液反流

   b）防止大静脉内的血液反流

   c）防止小动脉内的血液反流

   d）b和c

6. 静脉壁（　　）。

   a）薄

   b）厚

   c）薄且可压闭

   d.）厚且可压闭

7. 膝关节上方水平，在（　　）的下面，其位于股浅动脉的后方。

   a）股总静脉

   b）股总动脉

   c）股浅静脉

   d）腘动脉

8. 应该没有血压的是（　　）。

   a）肥胖患者的大腿上方

   b）支架及邻近部位

   c）发生蜂窝织炎时

   d）患者有慢性血栓形成的病史

9. 有些静脉正常情况下不可压闭，（　　）。

   a）由于其位于组织深层

   b）因为它们容易塌陷

   c）位于动脉前方

   d）以上都不是

10. 静脉血栓形成最重要的表现是（　　）。

    a）静脉扩张

    b）管壁瘢痕

    c）静脉可压缩性

    d）静脉瓣功能不全

    答案：1.a；2.b；3.d；4.d；5.b；6.c；7.c；8.b；9.a；10.c

（蒋　洁　王金锐　译）

第七篇

心脏扫查操作规程

第22章 成人超声心动图扫查操作规程

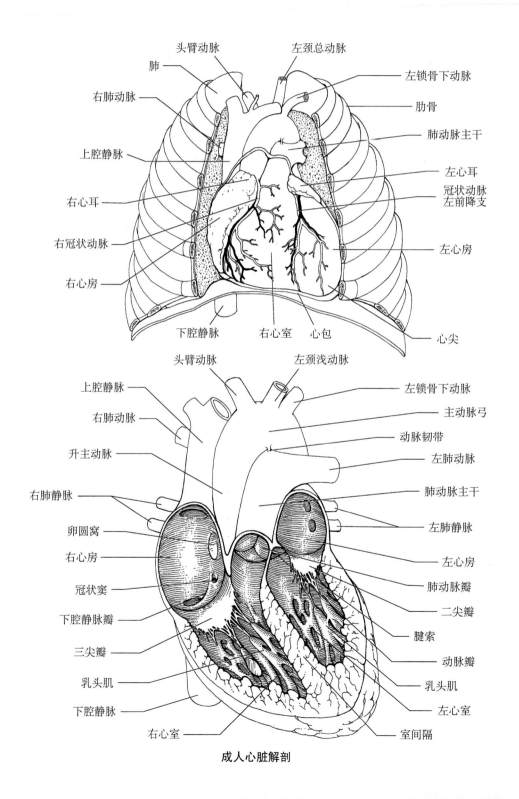

成人心脏解剖

图中标注（自上而下、自左至右）：

头臂动脉　左颈总动脉
肺　　左锁骨下动脉
右肺动脉　肋骨
上腔静脉　肺动脉主干
右心耳　左心耳
右冠状动脉　冠状动脉左前降支
右心房　左心房
下腔静脉　右心室　心包　心尖

头臂动脉　左颈浅动脉
上腔静脉　左锁骨下动脉
右肺动脉　主动脉弓
升主动脉　动脉韧带
右肺静脉　左肺动脉
卵圆窝　肺动脉主干
右心房　左肺静脉
冠状窦　左心房
下腔静脉瓣　肺动脉瓣
三尖瓣　二尖瓣
乳头肌　腱索
下腔静脉　动脉瓣
右心室　乳头肌
室间隔　左心室

【位置】

1.心脏位于胸腔纵隔内。

2.心脏位于肋骨和肺后方，第3～5肋间。

3.上段，或称基底部，位于其下中线左侧的下段，或称心尖部，靠近胸骨。

4.心尖部较基底部略靠前。

【解剖】

1.心脏是一块包含三层组织的肌肉：①心外膜（光滑而薄的外层）；②心肌（较厚的肌肉层）；③心内膜（光滑而薄的内层）。

2.心脏位于袋状的心包膜内，并被少量浆液包绕以减少搏动时的摩擦。

3.心脏有四个腔室，位于上方的两个腔室分别为左、右心房，位于下方的两个腔室分别为左、右心室。

4.双侧心房上部各有一小三角形延伸附件（又名心耳），紧贴梳状肌。

5.右心房内缘大部分形态光滑，游离壁上有梳状肌。右心房从三处接受低含氧量血液：①上腔静脉（SVC）（从上方进入心房）；②下腔静脉（IVC）（从下方进入心房）；③冠状窦（于IVC和右心室入口之间进入心房）。

6.IVC和冠状窦有明显边界，是在胎儿期覆盖它们的瓣膜遗留的痕迹。瓣膜为下腔静脉瓣和冠状窦瓣。

7.右心房中后壁亦为房间隔。其中央有一处较薄的区域代表卵圆窝。

提示：胎儿血液循环中，卵圆窝为一个通往左心的通道，将大部分血液分流，避开未发育完全的双肺。

8.左心房壁也是光滑的，左心房接受来自四支肺静脉的含氧血，它是心脏四腔里最靠后方的一腔。

9.右心室是心脏四腔里最靠前的一腔，其内壁衬有条索样的肌肉，又称为肉柱。于右心室腔内远端有一个条索样组织称为节制索，其走行与室间隔垂直。

10.室间隔（IVS）分隔左右心室，除了瓣膜发出处一小部分为膜性组织，其大部分由肌肉组织构成。

11.左心室的肌小梁较右心室为多，左室室壁明显厚于右心室，左室远端形成心尖部。

12.心脏共有四个控制血流进出腔室的瓣膜。其中两个控制由心房流向心室血液的房室瓣和两个控制由心室流向大血管的半月瓣。

13.二尖瓣和三尖瓣为房室瓣。它们的瓣叶连接于一个房室之间的环状组织，即瓣环。在瓣叶的游离缘上有多个强韧纤细的纤维叫作腱索。这些纤维与心室壁上圆锥形突起的肌肉组织，又叫乳头肌相连。

14.二尖瓣位于左心房（LA）与左心室（LV）之间并且包含两个瓣叶：前瓣和后瓣。其纤维与前外侧和后内侧的乳头肌相连。

15.三尖瓣位于RA与RV之间并且包含三个瓣叶：前瓣，后瓣，隔瓣。右心室含有三条乳头肌。三尖瓣的纤维与前侧乳头肌、后侧乳头肌和隔侧乳头肌相连。

16.半月瓣为主动脉和肺动脉瓣，它们皆为新月形。它们没有纤维和乳头肌与之连接。

17.主动脉瓣位于左心，LV和主动脉根部之间。其包含三个瓣叶：右冠瓣、左冠瓣、无冠瓣。

18.肺动脉瓣有三个瓣叶：前瓣、右瓣、左瓣。它们位于RV和主肺动脉之间。

19.主肺动脉和主动脉是重要的血管。它们位于心底部或心脏上方。一个短韧带，叫作动脉韧带，连接两者。

提示：动脉韧带在胎儿期曾为动脉导管。血液可避开胎肺由肺动脉进入主动脉。

20.主动脉始于心室并且被分为三个部分：升主动脉、主动脉弓、降主动脉。于主动脉弓处有三个分支：头臂动脉、左颈总动脉、左锁骨下动脉。头臂动脉走行向右并分出右颈总动脉和右锁骨下动脉。

21.主肺动脉（PA）始于RV的漏斗部，在分出左右肺动脉前向前走行。右PA从主动脉弓后绕行后，向肺走行，左PA向左肺走行。

22.在主动脉瓣上方有三个新月形窦腔叫作主动脉窦。每个窦腔与主动脉瓣中一个瓣叶相关。右冠状动脉起源于右冠状窦而左冠状动脉起源于左冠状窦，剩下的窦腔不与冠状动脉相通，所以叫作无冠瓣。

23.左冠状动脉主干分出左前降支（LAD）和左回旋支。它们位于心脏外周的脂肪组织内，脂肪对血管起到保护的作用。前室间沟位于左、右心室之间，LAD走行于其内。左回旋支位于LAD的后外侧的房室沟或冠状沟内，其在心脏表面分隔RA和RV。

24.右冠状动脉（RCA）分支较左冠状动脉晚，位于房室沟内的脂肪组织内。RCA的分支有后室间支和右缘支。后室间支位于后室间沟。

25.心静脉血液流入位于心脏后侧表面LA与LV之间的左房室沟（冠状沟）里的冠状窦。

【生理】

1.心脏是循环系统的中心，负责将去氧血导向肺并将含氧血分布至身体其他各处。

2.心脏由结性组织构成的自身传导系统。它们发出调节心脏收缩泵血的信号。位于RA上部近上腔静脉（SVC）处的窦房结被认为是心脏起搏的起始部。当其发出信号时，信号通过节间路径传到心房各处使它除极并收缩。随后位于右房间隔下部房室结（AV node）受到刺激，信号由希氏束传导，希氏束分为左右两支将信号传到心室。希氏束通过室间隔延伸至心尖部。由希氏束分出多个叫浦肯野纤维的分支，其将信号传导至分布至心室内的心肌细胞，使心肌能同步收缩。

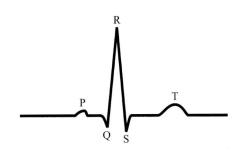

3.传导系统发出一个电信号时体表是可以监测到的。这时我们通过心电图检查心脏活动。心电图包含三个期。P波是一个小波反映心房的收缩和除极。QRS波，包含一系列的下降与上抬的波，与心室收缩和除极有关。T波是一个小波，代表心室的复极。因为心房复极与QRS波同时发生，所以在心电图上观察不到。

4.心动周期包含收缩期（肌肉收缩）和舒张期（肌肉舒张）

【正常超声声像图表现】

1.心包是反射最强的结构，呈高回声。

2.乳头肌和心肌在声像图上呈均匀的中等回声。

3.当与声束垂直时瓣膜回声较室壁强。

4.心腔及大血管腔和其他含液体的空间为无回声。

【病人准备】

将心电图连接于病人体表以便监测心动周期。电极连接于右胸、左胸、左臀，注意尽可能避开毛发。

【病人体位】

1.采集大部分的图时患者左侧卧位，左手伸展到头上，右手放置患者身体侧边。

2.剑突下：左侧卧位或者平躺。必要时弯曲下肢以便使腹部肌肉放松。

3.胸骨上：患者平卧，颈部过伸。枕头可置于双肩下方头部后仰，便于使颈部过伸。

【探头】

1.2.5MHz。

2.3.5MHz推荐用于较瘦小患者。

3.5.0MHz探头用于近场结构需要进一步观察（如LV心尖）。

【呼吸要求】

1.大部分患者只需要正常呼吸即可。

2.当肋骨和肺组织影响检查时，让患者尽可能吐净肺气并憋气或者暂时停止呼吸，可能使声像图更加清晰。检查者或许需要向上下肋间移动以获取心脏更完整的运动图像。总之，尝试各种方法取得最佳图像效果。

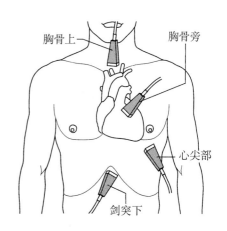

【探头方位】

图像的采集主要从胸壁上四个常规部位：胸骨旁、心尖部、剑突下、胸骨上。

提示：以持铅笔般持探头，自始至终将两指放在患者体表，这个动作能减少或防止探头不慎滑动，并让超声医师了解探头压力。

提示：为简化探头位置的描述，想象患者胸前有一个时钟。探头上的头侧指标可指向 1～12 点钟方向（检查探头头侧指标时可将耦合剂涂在探头上并用手指触动头侧指标处，在频幕上可发现声像图左侧有动静，必要时调整左/右翻转）。

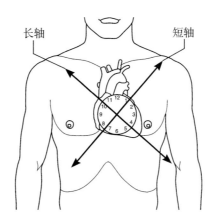

提示：一般找到合适的肋间观察后，探头的移动是非常微小。

提示：切记，心脏的位置是以一定角度在右肩和左臀连线之间。

一、成人超声心动图检查

1.2D 检查的目的

（1）扫查心脏腔室、室壁、瓣膜，并且评估其大小、形态、运动。

（2）评估解剖结构相互间的关系以排除先天畸形。

2.记录一切病理改变包括肿瘤、心周积液或心内血栓。

（一）胸骨旁切面

1. 首先由长轴开始，将探头置于胸骨左侧 2～3 肋间，头侧指标指向 10 点钟方向。了解 LA、LV、主动脉根部、RV 的大小。评估 AV、MV、IVS 及 LV 后壁的厚度和运动情况。

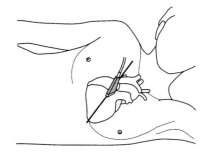

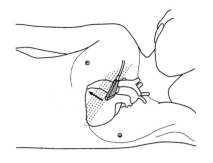

2. 于同一肋间隙和10点钟方向的位置，将探头向下内侧肚脐方向扫查。此切面可显示右心室内血流并观察心脏较靠前的结构：RA、TV、RV。下腔静脉瓣的遗迹也可能可以在RA内观察到。

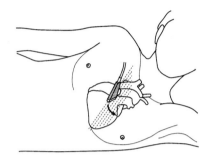

3. 在观察右心室流出道的切面时，探头向外上方朝左肩方向扫查。头侧指标依旧指向10点钟方向。这个切面可以清晰显示肺动脉，得以评估肺动脉瓣。

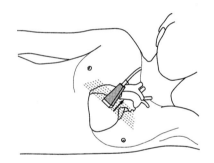

4. 顺时钟旋转探头到1点钟方向，探头保持在与之前相同的肋间并靠近胸骨。胸骨旁横切面由此采得。从主动脉瓣水平开始。将探头偏向右肩。注意检查主动脉瓣水平以上是否有病理表现。然后，缓慢向主动脉瓣水平扫查。主动脉瓣（AV）应该在图像中央而LA、RA、RV、PA在其周边。观察三个主动脉瓣叶并评估它们的厚度和运动。

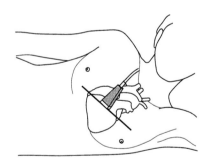

5. 继续缓慢地横向扫查左心室流出道直到显示二尖瓣。只有探头的角度改变，探头现在发出的声束应接近前后方向（垂直于体表）。二尖瓣的两个瓣叶与其双相的运动都能被观察到。

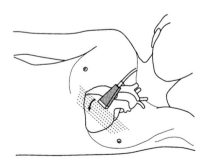

6. 缓慢地移动探头加大探头横向的角度。LV的横切面显得很圆并有乳头肌出现在其内缘，使其腔室形态似呈菇状。评估LV功能以发现及鉴别局限或弥漫性病变。继续横向扫查，越过乳头肌，并尽可能深入心室区，进一步了解LV功能。

提示：在横切面上采图时，偶尔会需要移动到下一个肋间以得到更完整的短轴图像。正常情况改变角度足以完成扫查。

（二）心尖切面

1. 将探头放在左肋胁侧、左乳旁，并向上指向右肩。探头指标指向3点钟方向。心脏在图像中被从心尖部剖向心底部，而心脏四腔、二尖瓣（MV）、三尖瓣（TV）、室间隔、LV的侧壁清晰可见。并且，可以观察到心尖部的室壁。每个构造要针对其大小、厚度、运动进行评估。此切面就是所谓的心尖四腔切面。

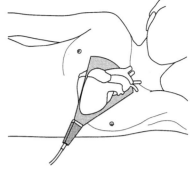

提示：如果找不到适合观察心尖切面的肋间隙，可用两个手指在左侧胸壁上触摸寻找心尖搏动的位点（PMI）。将探头置于此位点即可。

提示：显示左室的心内膜对于评估左心室功能至关重要。进一步评价室壁有无增厚及局限性或弥漫性的缺血改变。监测室壁运动时，将心室壁分段。依近段、中段、远段分别观察，然后再观察整体运动情况。

2. 在心尖四腔切面，将探头轻微向上倾斜得以显示左心室流出道（LVOT）和主动脉瓣。MV和TV结构变得模糊。此时可评估流出道区域有无梗阻情况。

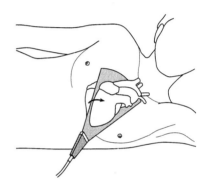

3. 逆时针方向回转探头至12点钟方向并保持探头指向右肩。由于此切面可清晰显示MV、LA、LV，故此切面叫作心尖二腔切面。心室下段、前段、LV的心尖部室壁也可以在此切面观察到。

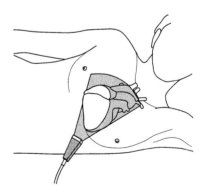

4. 继续逆时针方向转动探头至11点钟方向可显示心尖长轴切面。在胸骨旁长轴切面也可见相同结构。但由于位置改变的关系，现可显示心尖部。

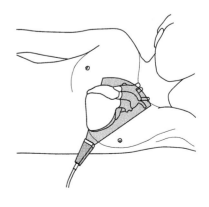

（三）剑突下切面

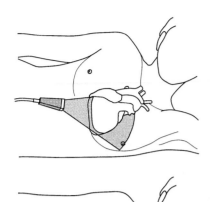

1. 当我们要显示一个剑突下长轴切面时，将探头避开胃部置于腹部剑突下中线偏右较柔软的部位。以肝为声窗，将探头指向左肩。持探头上的手法从持笔式改为持探头上的手把。这样持探头能以一个角度扫查肋下并杜绝手妨碍扫查。探头指标指向3点钟方向。心脏的四腔可以被显示出来并且可评估其大小。如果心腔显示缩短了，探头位置、角度还需要做相应的调整。心脏周围的区域也应该扫查是否有心包积液、肿瘤、肿块。观察房间隔最适宜的切面也是在此。

2. 当我们要显示一个剑突下横切面时，把探头逆时针旋转90°到12点钟方向，由患者的左肩向右肩扫查可显示和胸骨旁横切面一样的三个切面（乳头肌、二尖瓣、主动脉瓣），只不过心脏此时与探头呈的角度有轻微改变。若将探头向右超越主动脉水平进一步扫查，可显示肝静脉和IVC汇入RA。特别注意确认IVC中有无血栓。

（四）胸骨上窝切面

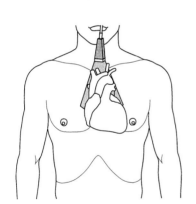

1. 让患者平躺，颈部过伸，将探头置于胸锁关节凹陷并向心脏方向扫查。此切面可显示主动脉弓和其分支，还可显示右肺动脉的横切面。探头摆向12点钟方向。

2. 为显示主动脉短轴，顺时针旋转探头90°至3点钟方向。右肺动脉的纵切面可见于LA前方。

提示：当病变累及升主动脉时此切面应该被重视，比如马方综合征中的主动脉夹层。

二、成人超声心动图常规成像

提示：检查时应该录像存档以便动态评估心脏结构。每个切面至少存6～10个心脏搏动的时长，有其他病变时增加储存图像。

1. 胸骨旁长轴切面。

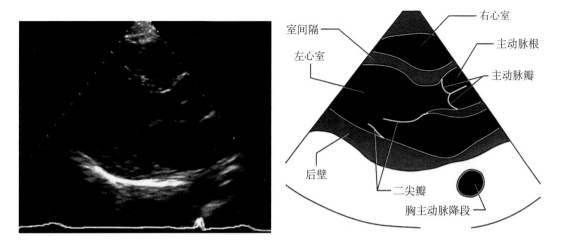

提示：主动脉根部的前壁和室间隔之间的连续性好，并且尽量与声束垂直。主动脉根部的后壁与二尖瓣前叶之间连续性好。

2. 右心室流入切面。

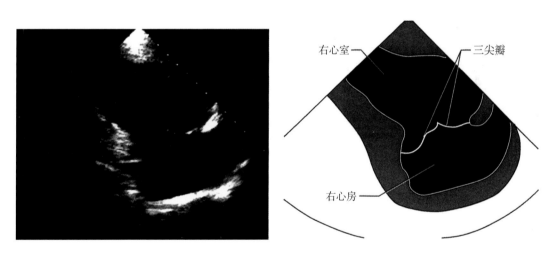

3. 右心室流出切面。

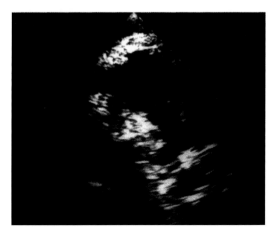
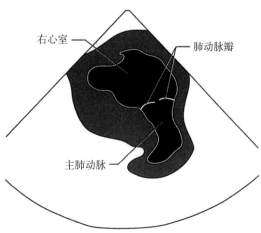

4. 胸骨旁短轴在主动脉瓣水平。

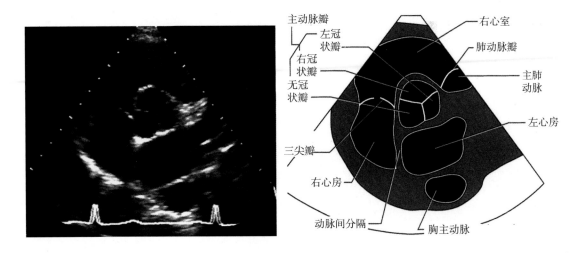

5. 胸骨旁短轴在二尖瓣水平。

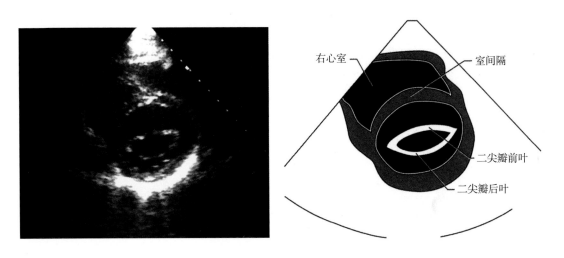

6. 胸骨旁短轴在乳头肌水平。

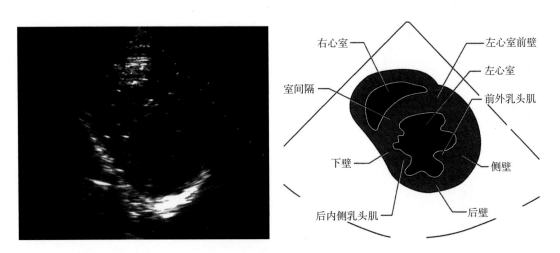

7. 心尖四腔切面。

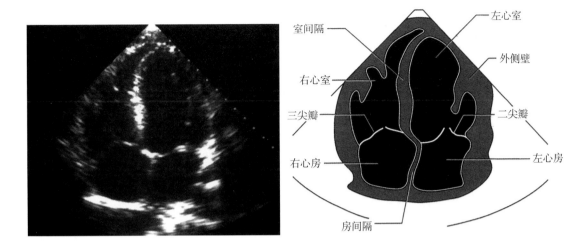

8. 心尖五腔切面。

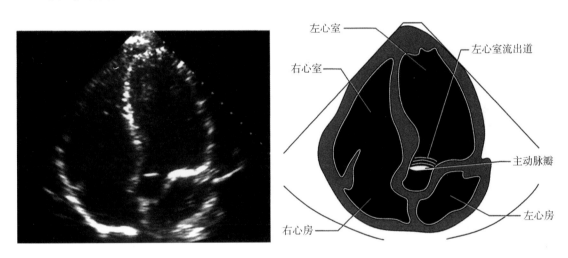

9. 心尖二腔切面。

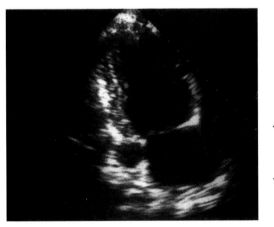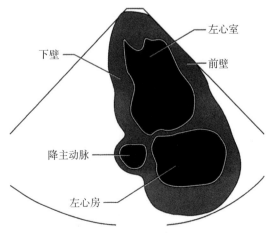

提示：当主动脉出现问题的时候，在二腔切面后方有一段降主动脉可以扫查并评估其病理改变。

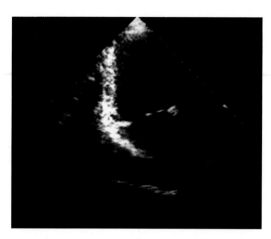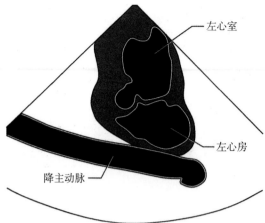

10. 心尖长轴。

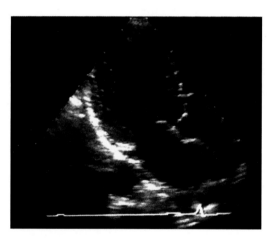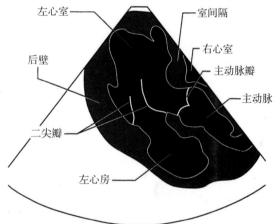

11. 剑突下四腔切面。

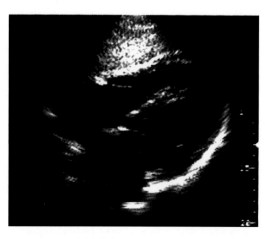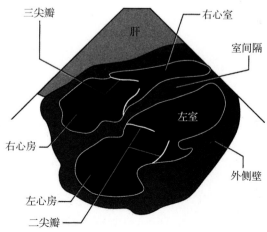

12. 剑突下短轴乳头肌水平。

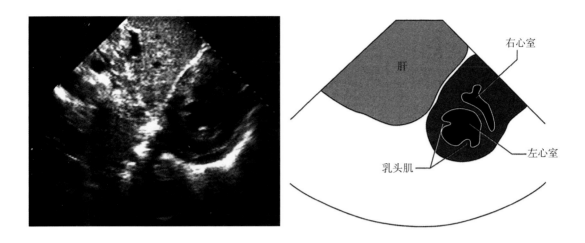

13. 剑突下短轴二尖瓣水平。

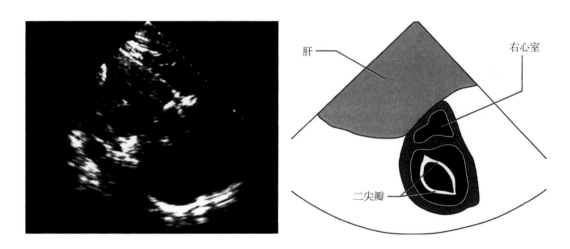

14. 剑突下短轴主动脉瓣水平。

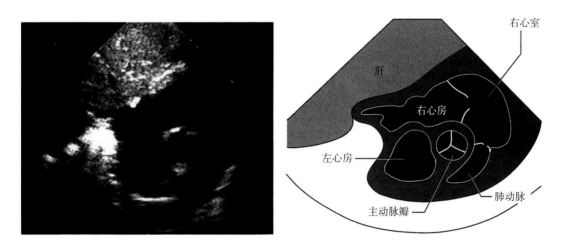

15. 剑突下短轴可见IVC汇入RA。

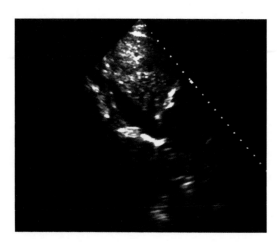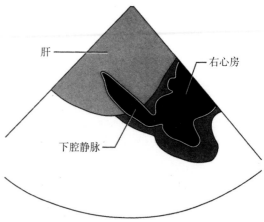

16. 胸骨上窝可见主动脉长轴。

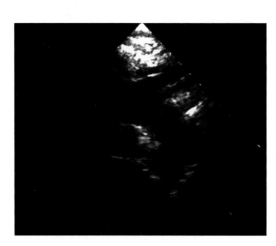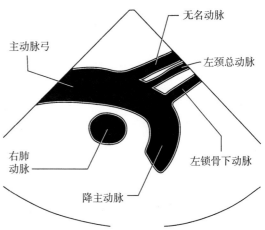

提示：当病变累及升主动脉时此切面应该被重视，比如马方综合征中的主动脉夹层。在这种情况下，主动脉横切面也需要加以评估。

三、M型超声评估

M型超声是心脏的一维图形，用于测量随时间变化的距离。M型超声对心脏径线测量和评价肉眼难以辨别的微小运动十分有用。

提示：每个测量水平应至少记录6个心动周期，以显示心脏的收缩和舒张运动。

提示：M型超声可利用录像或条形图方式进行记录。在使用条形图时，应从胸骨旁长轴切面的冻结图像开始，以显示心脏的方位。

提示：二维图像应尽可能与声束方向垂直，以减少测量不准确的情况发生（倾斜的心室角度将导致测量值偏大）。测量时，如角度不合适，则不取其值。

1. 主动脉瓣水平 于胸骨旁长轴或短轴切面中，将取样线置于可横切右心室、主动脉和左心房的位置。

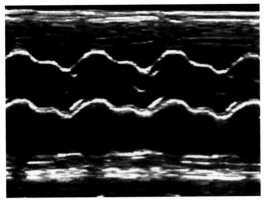 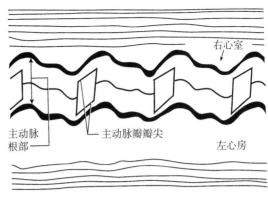

测量（正常值参照Thomas Jefferson University，Philadelphia，Pennsylvania实验室标准）。

（1）主动脉根部：在心电图Q波时相测量主动脉根部前壁至后壁的距离；正常值为1.9～4cm。

（2）主动脉瓣瓣尖开放：正常情况下，右冠瓣曲线在前，无冠瓣曲线在后，形成一个盒子形。在收缩期开始时（瓣膜刚刚开放时）测量瓣尖开放幅度；正常值为1.5～2.6cm。

（3）左心房：在收缩末期测量最大经线；正常值为1.9～4cm。

提示：测量时始终坚持"前缘至前缘"原则。

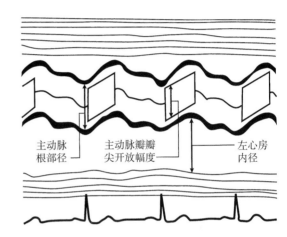

2.二尖瓣水平　缓慢将取样线移动至通过左心室流出道和二尖瓣瓣尖水平。该切面可显示结构的连续性。并记录二尖瓣两个瓣叶在收缩和舒张期双期的开放情况。

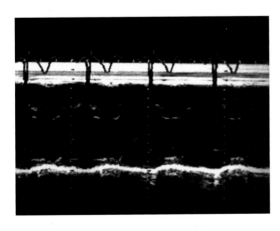 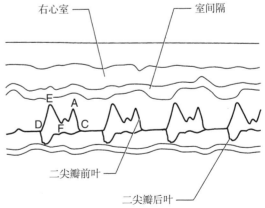

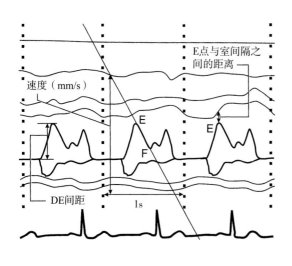

提示：二尖瓣在不同时相运动的标注。

D—舒张期开始

E—二尖瓣开放最前点

F—被动充盈期后瓣叶关闭点

A—心房收缩（对应心电图P波）

B—A点与C点之前的额外峰（仅在病理情况下出现，如舒张功能障碍）

C—瓣叶关闭，收缩期开始

测量（正常值参照Thomas Jefferson University，Philadelphia，Pennsylvania实验室标准）

（1）DE间距；正常值大于1.6cm。

（2）EF斜率（单位mm/s）；正常值大于70mm/s。

（3）E点与室间隔之间的距离；正常值不超过1cm。

3. 左心室水平　缓慢将取样线扫过二尖瓣瓣叶，但止于乳头肌之前。记录左心室收缩期和舒张期径线。

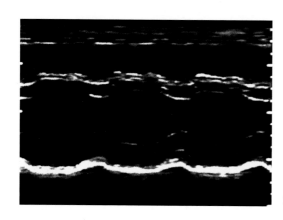

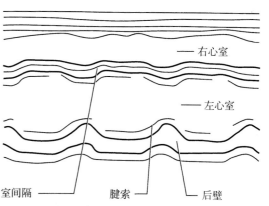

测量（正常值参照Thomas Jefferson University，Philadelphia，Pennsylvania实验室标准）

（1）以下所有指标均在心电图Q波水平测量：右心室（不超过2.7cm）；室间隔；左心室后壁（二者正常值均为0.6～1.2cm）；左心室舒张末期内径（LVEDD）（正常值范围3.5～5.7cm）。

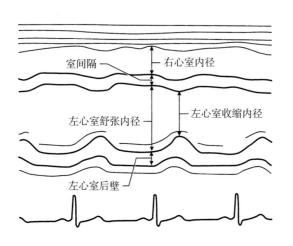

提示：通常情况下，右心室游离壁由于贴近探头而无法显示，所以难以准确测量右心室径线。因此，测量时选择从开始出现运动的点至室间隔前缘。再从测量值中减去0.5cm，以补偿右心室壁的厚度。

（2）左心室收缩末期内径（LVESD）：测量其最小内径。

提示：LVEDD和LVESD应在同一心动周期进行测量。

提示：测量左心室壁厚度时不应包括腱索。

4.三尖瓣和肺动脉瓣 M型超声可用于显示三尖瓣或肺动脉瓣的厚度和运动,但不是常规的必要检查。尚无标准参考值。

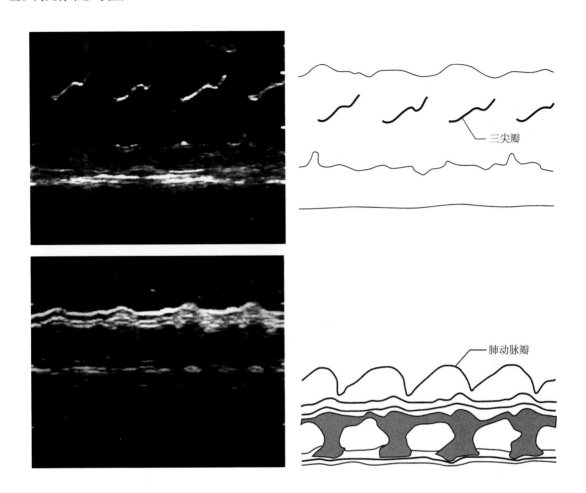

四、多普勒超声评估

用于评估心脏血流,包括流速增加、狭窄、反流和分流。

连续多普勒和脉冲多普勒在检查中相辅相成。此外,彩色多普勒有助于检查,可直观显示血流信号紊乱处的大小和方向。

(一)正常瓣膜频谱

1.二尖瓣 血流频谱形似M形,在心尖四腔心切面取样最佳。在此处,血流方向在舒张期朝向探头;因此波形出现在基线之上。峰值流速不应超过1.3m/s。

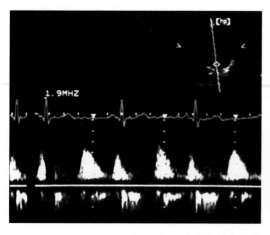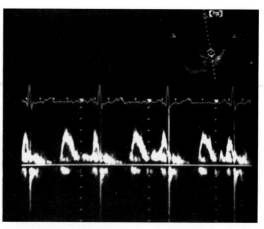

A.二尖瓣连续多普勒；B.二尖瓣脉冲多普勒

提示：脉冲波频谱上有包格线（白色轮廓）和频窗（内部颜色较暗的区域），而连续波上，波形内部是被填充的。在湍流时，脉冲多普勒的频窗可被填充，称为频谱增宽。

2.三尖瓣　血流频谱在舒张期也形似M形，在右心室流入道切面或心尖四腔心切面取样最佳。血流方向朝向探头；因此波形出现在基线之上。峰值流速不应超过0.7m/s。

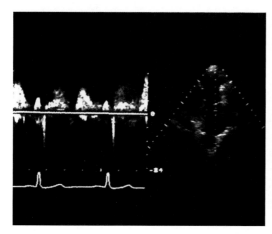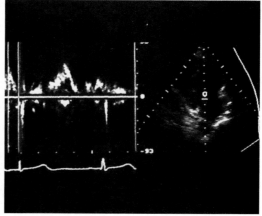

A.三尖瓣连续多普勒；B.三尖瓣脉冲多普勒

3.主动脉瓣　在心尖五腔心切面取样最佳，血流频谱呈子弹状。在此处，血流方向在收缩期背离探头，波形出现在基线之下。峰值流速不应超过1.7m/s。

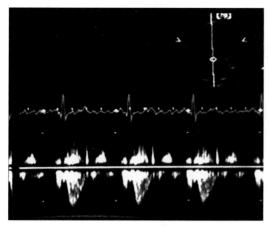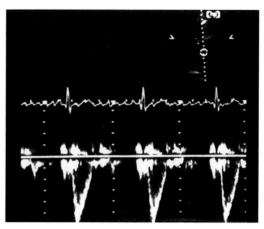

A.主动脉瓣连续多普勒；B.主动脉瓣脉冲多普勒

4.肺动脉瓣　血流频谱也呈子弹状，但在胸骨旁短轴切面主动脉瓣水平取样最佳。血流方向在收缩期背离探头；因此，波形出现在基线之下。峰值流速不应超过0.9m/s。

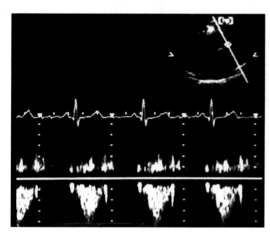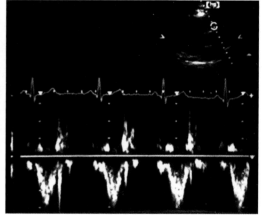

A.肺动脉瓣连续多普勒；B.肺动脉瓣脉冲多普勒

5.左心室流出道　此处的收缩期血流频谱也是子弹状的，波形出现在基线之下。在心尖五腔心切面取样最佳，峰值流速不应超过1.1m/s。

提示：血流方向与声束平行时，多普勒检测结果最佳。相反地，二维图像在与声束垂直方向上成像最佳。因此，最好的多普勒图像不一定也是最好的二维图像。

（二）瓣膜测量

提示：在评估每个瓣膜时，应采用以下顺序进行：彩色多普勒、连续多普勒（CW）、频谱多普勒（PW）。从二尖瓣开始逐个测量每个数值。必要时，对主动脉瓣、三尖瓣、肺动脉瓣和左心室流出道（LVOT）重复上述评估流程。

1.彩色多普勒评估

提示：朝向探头方向的血流显示为红色，背离探头者显示为蓝色。低速血流颜色较深，随着流速的增加，颜色逐渐变亮，呈现黄色或白色。有时会使用方差方式显示。将绿色作为彩色标尺的一端，可突出显示高速血流或湍流。

（1）调整扇形彩色取样框的位置，将评估的瓣膜或部位置于取样框的中央。正常情况下，二尖瓣和三尖瓣的血流呈红色，肺动脉瓣和主动脉瓣的血流呈蓝色。瓣膜关闭时，瓣下不应有颜色（反流）出现。二尖瓣和三尖瓣的反流呈蓝色，主动脉瓣和肺动脉瓣的反流呈红色。

（2）在瓣膜平面上，缓慢来回转动探头以扫查有无偏心位置的湍流。描述所有反流或湍流的大小和位置。

（3）彩色多普勒也可用于瓣膜峰值流速的定位，有助于指导CW取样线的放置位置。

提示：反流或任何病理表现应在多个切面均可显示。

2.连续多普勒测量

（1）CW是测量峰值流速的最好方法。将取样线放于待测量的瓣口中央位置。如果瓣口的峰值流速超过正常参考值，应对其进行数值测量。测量三次并取平均值。不应选用室性期前收缩（早搏）后的心动周期进行测量。如果患者存在心房颤动，则应取五或六个心动周期的平均值。

（2）测量三尖瓣反流的峰值流速也有助于肺动脉高压的评估。

提示：对于任何的瓣膜以及三尖瓣或主动脉瓣的反流，在无法找到其峰值流速时，应使用非成像的独立CW探头。探头的体积较小、频率较低，便于寻找峰值流速。

3.脉冲多普勒测量　脉冲多普勒能准确显示血流紊乱出现的位置，并可描绘其方向和大小。将取样线或取样门置于瓣口稍上方，缓慢向瓣膜下方移动，直至跨过瓣膜平面，使其能够检测到瓣口的双向血流。存在反流时，尽可能远地追踪进入心腔的反流束，并测量其长度和宽度。

提示：如果观察到任何其他的异常血流信号（例如ASD、VSD），也应使用彩色多普勒、CW和PW对其进行评估。

表22-1　标准多普勒位置

切　面	结　构
胸骨旁长轴	室间隔
胸骨旁短轴：	
—主动脉瓣水平	三尖瓣、肺动脉瓣、右心室流出道（RVOT）、肺动脉、动脉导管
—二尖瓣至左心室水平	室间隔
右心室流入道	三尖瓣
右心室流出道	肺动脉瓣、RVOT
右侧胸骨旁	主动脉瓣血流
心尖四腔心	二尖瓣、三尖瓣
心尖五腔心	主动脉瓣、左心室流出道（LVOT）
心尖两腔心	二尖瓣
心尖长轴	二尖瓣、主动脉瓣、LVOT
肋下四腔心	房间隔、室间隔、IVC
胸骨上窝	升主动脉、主动脉弓、降主动脉、肺动脉血流

复　习　题

1. 成人心脏位置在（　）肋间
   a）第 1 ～ 5
   b）第 4 ～ 7
   c）第 3 ～ 5
   d）第 4 ～ 5

2. 右心房收集血液是来源于（　）
   a）上腔静脉、下腔静脉、冠状窦，
   b）上腔静脉、下腔静脉
   c）上腔静脉、肺静脉
   d）上腔静脉、冠状窦

3. 包绕心脏周围的囊是（　）
   a）心外膜
   b）心内膜
   c）心肌
   d）心包膜

4. 心脏的肌层位于（　）
   a）心外膜
   b）心内膜
   c）心肌
   d）心包膜

5. 心腔的平滑面位于（　）
   a）心外膜
   b）心内膜
   c）心肌
   d）心包膜

6. 心腔外周平滑部分位于（　）
   a）心外膜
   b）心内膜
   c）心肌
   d）心包膜

7. 心耳位于（　）
   a）心室上部
   b）心室下部
   c）心房下部
   d）心房上部

8. （　）位于心腔最前部。
   a）右心房
   b）左心房

   c）左心室
   d）右心室

9. 左心房和左心室之间是（　）
   a）三尖瓣
   b）冠状瓣
   c）二尖瓣
   d）咽鼓管

10. 右心房和右心室之间是（　）
    a）三尖瓣
    b）冠状瓣
    c）二尖瓣
    d）咽鼓管

11. 常规扫查心脏的4个位置是（　）
    a）剑突下、肋骨下缘、胸骨旁、心尖部
    b）肋间、肋骨下缘、胸骨旁、胸骨上窝
    c）剑突下、肋骨下缘、胸骨上窝、心尖
    d）剑突下、胸骨旁、胸骨上窝、心尖部

12. 心脏长轴位于（　）之间的连线上
    a）左肩和左臀部
    b）右肩和右臀部
    c）右肩和左臀部
    d）右肩和胸骨

13. （　）扫查用来常规排除主动脉病变
    a）心尖部
    b）肋骨下缘
    c）胸骨上窝
    d）胸骨旁

14. 在检查中每个切面至少观察记录（　）个心动周期。
    a）10 ～ 12
    b）10
    c）6
    d）6-10

15. （　）检查记录为心脏的一维成像
    a）M 型
    b）多普勒
    c）灰阶成像
    d）B 型成像

16.（　　）可以测量心脏大小和观察心脏细微运动，这种运动通常肉眼无法观察到。

a）M型

b）多普勒

c）灰阶成像

d）B型成像

17.以下哪种检查可以评价心脏血流（　　）。

a）M型

b）多普勒

c）灰阶成像

d）B型成像

18.脉冲多普勒和连续多普勒共同来评价心脏时（　　）。

a）两者彼此制约

b）两者均可替换用

c）转变为灰阶

d）两者都不用

答案：1.c；2.a；3.d；4.c；5.b；6.a；7.d；8.d；9.c；10.a；11.d；12.c；13.c；14.d；15.a；16.a；17.b；18.b

（柳曦　王金锐　译）

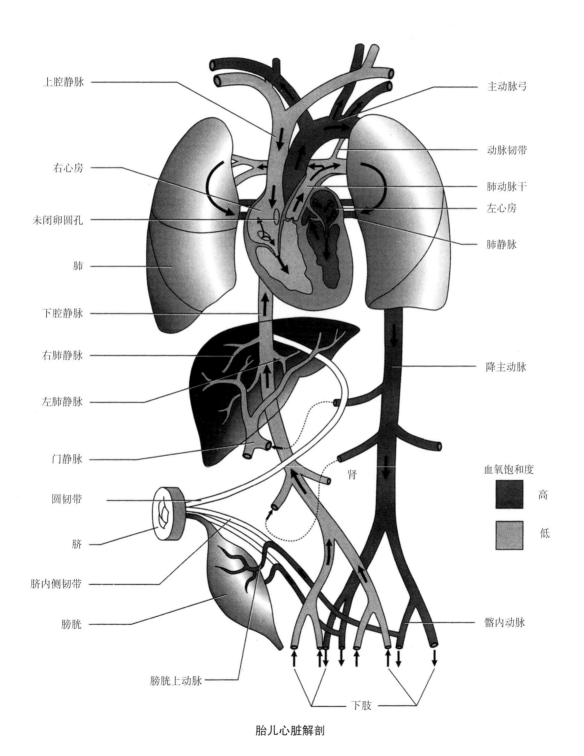

上腔静脉

主动脉弓

动脉韧带

右心房

肺动脉干

左心房

未闭卵圆孔

肺静脉

肺

下腔静脉

右肺静脉

降主动脉

左肺静脉

门静脉

肾

圆韧带

血氧饱和度

高

脐

低

脐内侧韧带

膀胱

髂内动脉

膀胱上动脉

下肢

胎儿心脏解剖

【解剖与生理】

参照成人超声心动图扫查操作规程 （第22章）。

【正常超声声像图表现】

1.心包是最明亮的结构，声像图呈高回声。

2.瓣膜是较明亮的结构，依据瓣膜与声束方向垂直程度的不同可呈等回声或高回声。

3.心肌表现为均匀的等回声结构。

4.心腔、血管和任何液体区域表现为无回声。

【病人准备】

1.如果婴幼儿不配合检查应当给予镇静。医生在检查之前给予水合氯醛。

2.心电图导线连于左、右肩部和左侧髋部。

【探头】

1.7.5MHz用于早产儿。

2.5.0～7.5MHz用于新生儿和婴儿。

3.3.5～5.0MHz用于幼儿（取决于体表面积）。

4.2.5～3.5MHz用于儿童和青少年（取决于体形）。

【病人体位】

1.新生儿和婴儿保持仰卧位。

2.17岁以下的小孩左侧卧位。

【呼吸要求】

正常呼吸。

【探头方位】

1.从以下四个声窗获得图像：胸骨旁、心尖部、肋缘下和胸骨上窝。

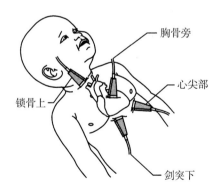

2.遵循矫正后的解剖位置进行扫查；因此，心尖部和肋缘下图像扇形是倒转的。这一做法可以为外科医师提供解剖的参考。

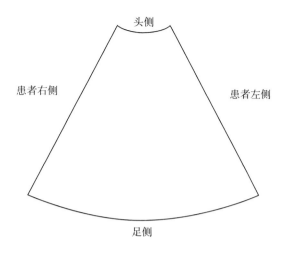

头侧

患者右侧   患者左侧

足侧

3.由于婴幼儿心率较快，心电图速率调高至100%，这样比较容易分析多普勒和心电图。

一、儿童心脏检查

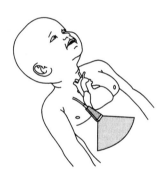

　　1.开始将探头置于剑突下方的腹中线上一点。旋转扇扫平面，这样该点位于屏幕底部。观察显示器，定位图像，患者左侧结构显示在屏幕右侧。由前向后依次显示肝、下腔静脉（位于患者右侧）和腹主动脉横切面（位于患者左侧）。这样确定了腹部结构的正常位置。

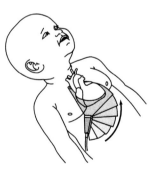

　　2.轻微向上旋转，显示肝静脉汇入下腔静脉（IVC），最终下腔静脉汇入右心房（RA）。继续向上旋转直到显示心脏四腔切面。确定心脏方位、腔室和瓣膜。心尖应该显示在屏幕右侧。观察四条肺静脉汇入左心房（LA）。用彩色多普勒和脉冲多普勒（PW）评估通过二、三尖瓣的血流。彩色多普勒可评估房间隔及室间隔是否存在分流。脉冲多普勒可以观察湍流存在。连续多普勒（CW）评估高速血流（如室间隔缺损，三尖瓣反流）。

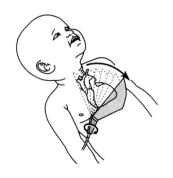

　　3.继续向上旋转探头，显示左心室流出道（LVOT）和主动脉。彩色和脉冲多普勒观察反流和湍流的存在。
　　4.向前倾斜探头显示右心室流出道。肺动脉瓣（PV）和肺动脉（PA）。彩色和脉冲多普勒可显示肺动脉瓣湍流和评估动脉导管未闭（PDA）的存在。
　　5.缓慢向下倾斜探头回到四腔切面，然后顺时针转动探头90°。这样得到肋缘下主动脉横切面。开始把探头指向右肩部，证实上下腔静脉汇入右心房。彩色多普勒显示下腔静脉和上腔静脉，脉冲多普勒显示正常血流速度频谱。

6.缓慢将探头指向左肩部，首先确定房间隔，然后是肺动脉、肺动脉瓣和主动脉瓣。彩色和脉冲多普勒可观察有无湍流。继续向左扫查二、三尖瓣，评估厚度和运动。观察左心室（LV）和右心室（RV）的速度频谱。缓慢扫查显示从乳头肌至心尖区域。观察室壁厚度及收缩力。重复应用彩色多普勒，观察有无分流。

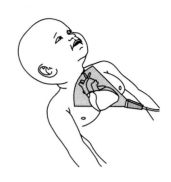

7.移动探头至左侧胸部，声束指向右肩部，这样可以直观地分析从心尖到心底的四腔切面图像。心脏的左侧将显示在屏幕的右侧。显示左心房、左心室、右心房和右心室及二、三尖瓣。评估房室大小和瓣膜。运用彩色和脉冲多普勒评估瓣膜情况，连续多普勒可观察高速血流。

8.轻微向前改变探头角度去显示左心室流出道和主动脉。这便是心尖五腔切面。运用彩色和脉冲多普勒观察主动脉瓣和左心室流出道。

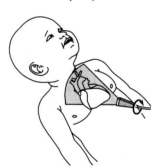

9.继续顺时针旋转探头显示更多左室流出道。这样便是左心长轴切面，此时主动脉瓣、左心房、左心室和二尖瓣直观显示。再次应用彩色多普勒观察左心室流出道区域，脉冲多普勒置于室间隔上方寻找高速血流或湍流。

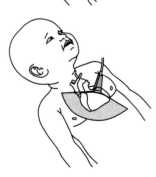

10.旋转探头至原来的位置，探头标记位于屏幕顶部。移动探头至胸骨左侧区域即胸骨旁。图像为左心室长轴，左心室位于屏幕左侧，主动脉位于屏幕右侧。主动脉根部较前的部分和室间隔（IVS）连续，主动脉根部后部和二尖瓣前叶连续。评估左心房、二尖瓣、左心室的大小，左室后壁、室间隔和右室的解剖关系、大小、厚度和运动。运用彩色多普勒评估瓣膜和室间隔，连续多普勒检测高速血流。

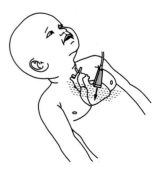

11.缓慢偏转探头角度朝向下方和内侧显示右心室流出道切面。这将显示右心房、右心室和三尖瓣，这些是心脏最前方的结构。运用彩色多普勒评价三尖瓣，连续多普勒检测高速血流。缓慢返回至胸骨旁左心长轴，运用彩色多普勒评价室间隔，利用连续多普勒发现高速血流。

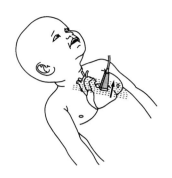

12.改变探头角度指向左肩部显示右心室流出道区域。包括右心室流出道、肺动脉瓣和主肺动脉，彩色多普勒和脉冲多普勒检测湍流，再次返回长轴切面。

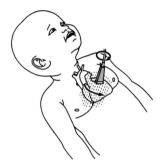

13.顺时针旋转探头90°获得胸骨旁横切面。开始直接将声束指向右肩部显示主动脉瓣、左心房、右心房、肺动脉瓣和肺动脉。评估主动脉瓣叶数目。缓慢偏转角度于瓣叶水平评价左、右冠状动脉。彩色多普勒评估房间隔、三尖瓣和肺动脉瓣。轻微偏转角度指向左前方显示右肺动脉和左肺动脉，运用彩色和脉冲多普勒检测是否有动脉导管未闭，如果存在动脉导管未闭需要连续多普勒测量。

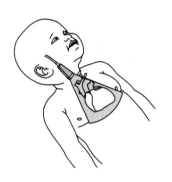

14.探头缓慢向左侧扫查，通过二尖瓣水平至左心室，尽可能至心尖部。连续评估室壁厚度和收缩力。运用彩色多普勒重复扫查，寻找异常穿过室间隔血流信号。连续多普勒检测高速血流。

15.移动探头至胸骨上近胸骨上窝的区域。声束朝下，寻找主动脉弓长轴。鉴别分支血管和评估主动脉走向。寻找狭窄部位，运用彩色多普勒分辨杂乱血流区域。脉冲多普勒检测升主动脉和降主动脉，连续多普勒检测高速血流。评估右肺动脉后的左心房，并且寻找肺静脉的存在。

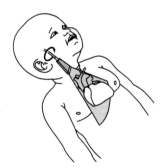

16.顺时针旋转探头90°，显示肺动脉分支。彩色和脉冲多普勒显示每个分支，并可显示主动脉交叉部分。

二、儿童心脏检查要求的图像

提示：下面的图像全部在录像中记录，考虑对心脏结构的实时评估，每个图像至少采集8～10个心动周期，包括彩色多普勒、脉冲多普勒和连续多普勒。

1.肋缘下切面显示主动脉和下腔静脉的方位。

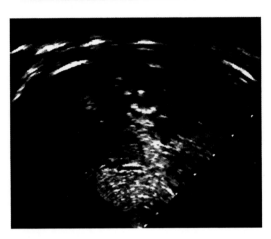
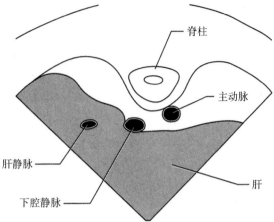

2.肋缘下四腔切面。

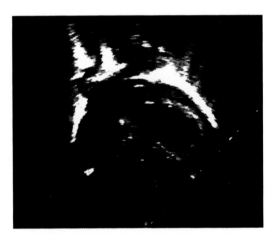
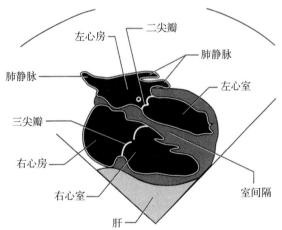

3.肋缘下五腔切面显示主动脉和左心室流出道。

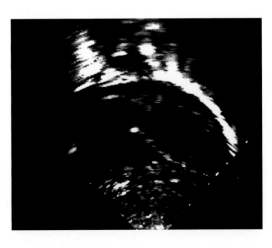
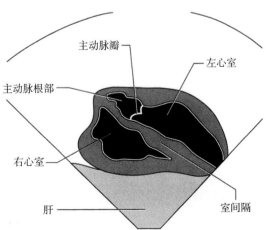

4.肋缘下向前倾斜长轴切面显示右心室流出道、肺动脉瓣和肺动脉。

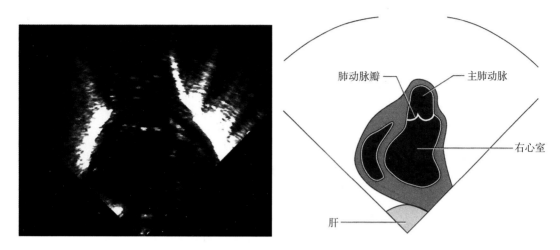

5.肋缘下横切面显示上腔静脉和下腔静脉汇入右心房。

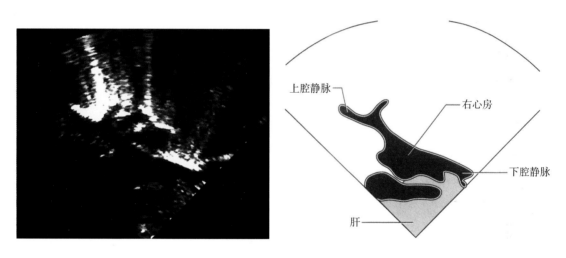

6.肋缘下横切面显示主动脉瓣、肺动脉和房间隔。

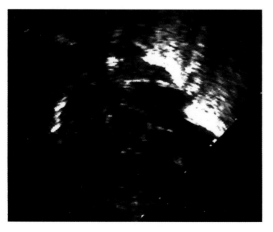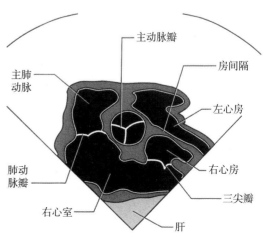

提示：需要小的角度调整以完全显示房间隔。

7. 肋缘下二尖瓣横切面。

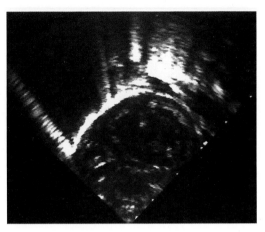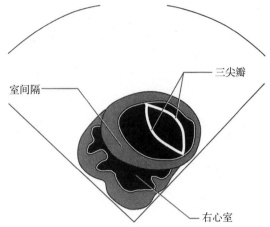

8. 肋缘下左心室和右心室横切面。

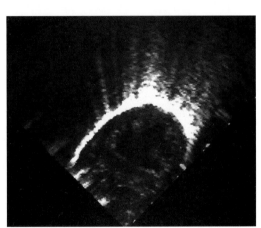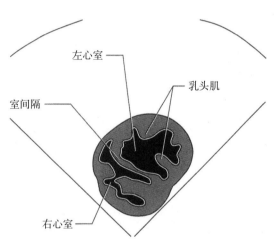

9. 心尖四腔切面。

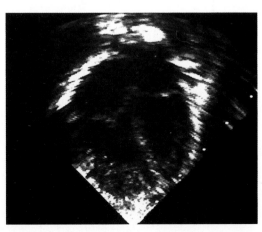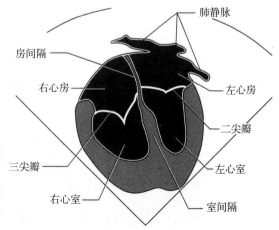

10. 心尖长轴切面显示左心室流出道。

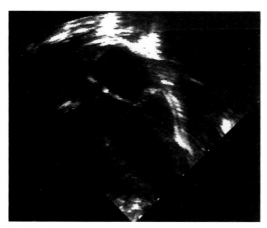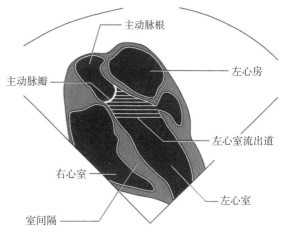

11. 胸骨旁长轴切面。

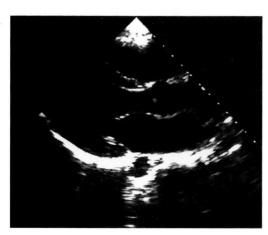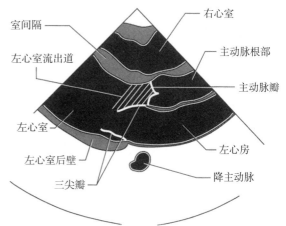

12. 右心室流入道切面。

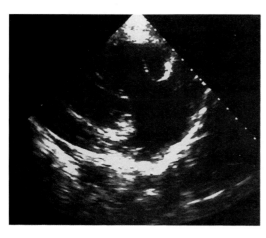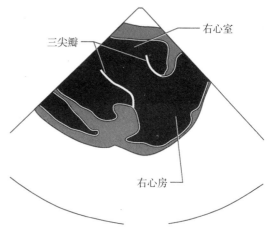

13. 右心室流出道切面。

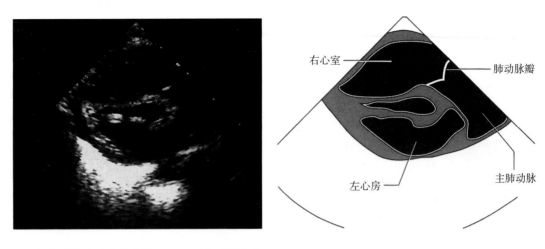

14. 主动脉瓣水平胸骨旁横切面显示大动脉方位。

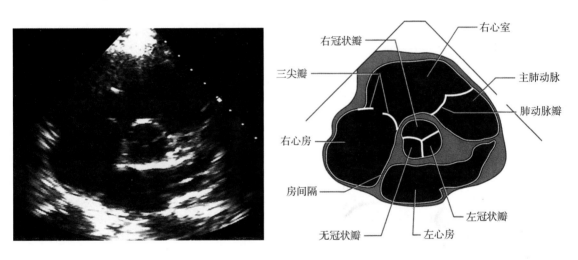

15. 胸骨旁横切面显示左侧冠状动脉。

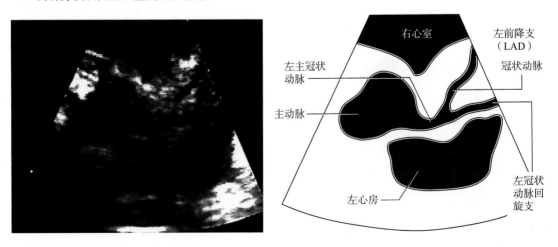

提示：主动脉瓣上方轻微角度调整和放大该区域有助于冠状动脉评价。

16.胸骨旁横切面显示右冠状动脉。

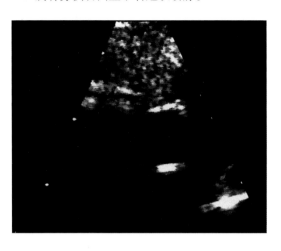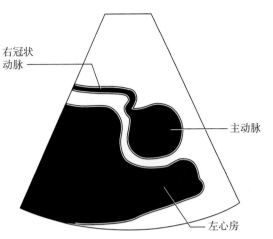

17.胸骨旁横切面显示左右肺动脉分支和是否存在动脉导管未闭。

提示：如果动脉导管存在，显示其与主动脉连接。

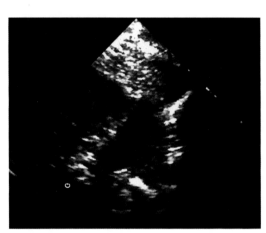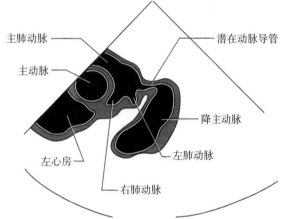

18.胸骨旁二尖瓣水平横切面显示二尖瓣叶厚度和运动情况。

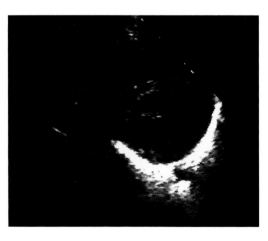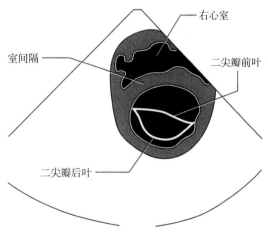

19.胸骨旁左心室乳头肌水平横切面。

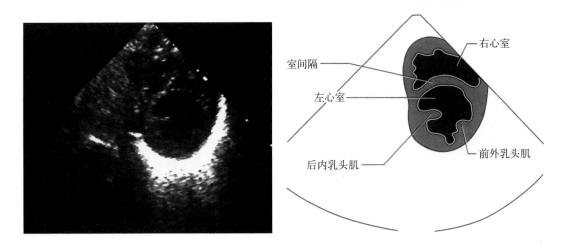

20.胸骨上窝主动脉弓分支切面。

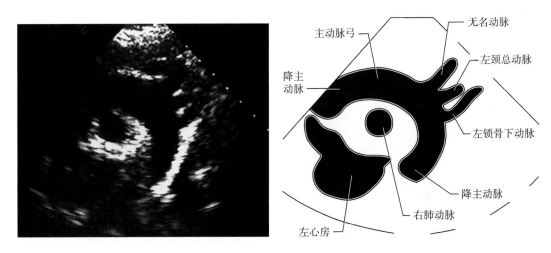

21.胸骨上窝肺动脉分支及主动脉横切面。

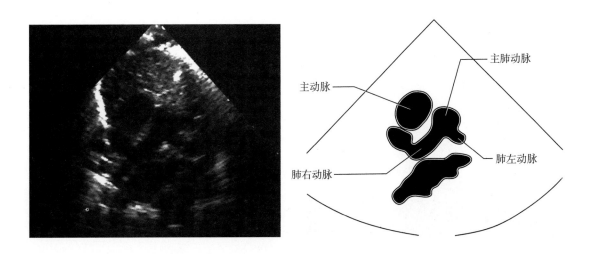

三、要求的M型超声心动图图像

将引导线通过下面三个水平，在胸骨旁长轴或是胸骨旁横切面任意完成一项M型超声心动图检查。

1. 主动脉瓣水平

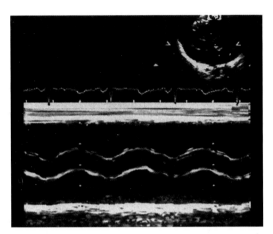
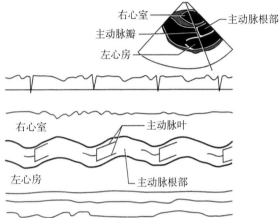

2. 二尖瓣水平

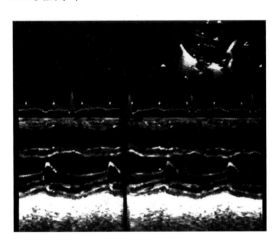
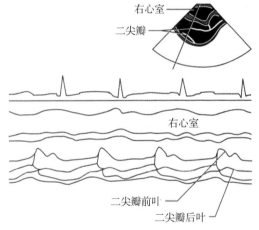

3. 左心室水平

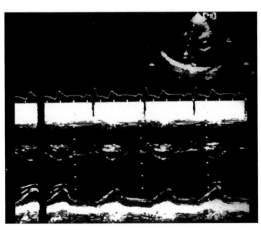
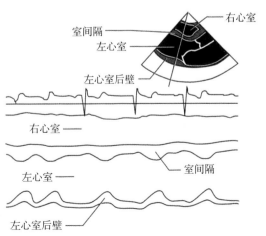

4.注意房室的大小、瓣叶的运动、左心室收缩力和结构连续性。

提示：提高M型超声心动图扫描速度至100%，以适应婴儿增快的心率。

复 习 题

1. 房间隔中部薄的区域是（　　）。
   a）窦房结
   b）瓣环
   c）腱索
   d）卵圆窝

2. 心包的超声表现是（　　）。
   a）与邻近组织相比呈高回声
   b）不均质中等回声
   c）无回声
   d）均质中等回声

3. 心肌的超声表现是（　　）。
   a）与邻近组织相比呈高回声
   b）不均质中等回声
   c）无回声
   d）均质中等回声

4. 胎儿的心动周期中，（　　）作为通道传导至左心室。

   a）窦房结
   b）瓣环
   c）腱索
   d）卵圆窝

5. 心室腔内的超声表现是（　　）。
   a）与邻近组织相比呈高回声
   b）不均质中等回声
   c）无回声
   d）均质中等回声

6. 图像从（　　）声窗获得。
   a）胸骨旁，胸骨上窝
   b）胸骨旁，胸骨上窝，心尖部，肋缘下
   c）胸骨旁，肋缘下
   d）胸骨旁，心尖部，肋缘下

   答案：1.d；2.a；3.d；4.d；5.c；6.b

（江　凌　译）

附录A 腹部和腹膜后超声检查操作指南[*]

以下是推荐的上腹部超声检查操作指南，包括两个部分：

第一部分：仪器与文档指南

第二部分：腹部和腹膜后一般超声检查指南

这些指南为执业医师进行腹部和腹膜后超声检查提供了帮助。在某些情况下可能需要额外的和（或）特定的检查。虽然不可能发现所有的异常情况，但是按照以下指南可以最大限度地发现腹部和腹膜后大部分的异常情况。

第一部分 仪器与文档指南

一、仪器指南

腹部和腹膜后超声扫查要使用实时探头，最好用扇形或凸阵探头。必要时获取静态二维图像作为实时扫查的补充。根据情况调整探头至合适的最高频率，权衡分辨率和穿透力。目前使用的仪器频率范围在 2.25～5.0MHz。

二、文档指南

适当的文档对高质量的患者护理而言是必需的。超声检查及报告要有永久记录。要以适当的图像或储存形式记录所有恰当部位（包括正常和异常的部位）的图像。正常大小的变异需要有测量记录。图像上应标注检查日期、患者信息及图像方向。不论哪个部位的检查，患者的医疗记录中均应有超声检查报告。超声检查的保存要与临床需要、相关法律及当地医疗机构的要求一致。

第二部分 腹部和腹膜后超声检查指南

下面是腹部和腹膜后每个器官和解剖部位的超声检查指南。一个完整的检查应包括下列所有的检查。而一个局限的扫查则只需要包括其中一个或几个部位，而不用检查所有部位。

一、肝

肝的超声扫查应包括纵向扫查（冠状或纵向）和横向扫查。可能的话应比较肝和右肾的回声。肝附近的大血管（主动脉/下腔静脉）也应检查，包括下腔静脉经过肝的位置。肝左叶的肝圆韧带、肝右叶膈面、右半膈肌及右侧胸膜腔也要扫查到。另外，还要显示主肝裂。

肝左右叶扫查应显示肝静脉。要辨别出门静脉左、右分支。评价肝内胆管有无扩张。

---

* 引自美国超声医学学会（AIUM）。可从 AIUM 定购指南副本，会员 $6.00，非会员 $20.00。邮购地址：AIUM Publications Department，11200 Rockville Pike，Suite 205，Rockville，MD 20852-3139。

二、胆囊和胆道系统

胆囊的超声评价要包括仰卧位时的长轴（冠状面或纵向切面）和横切面。有时为了全面评价胆囊及其周围结构可能需要在左侧卧位（左侧朝下）、坐位或仰卧位进行检查。

可以在显示肝门静脉左右分支的图像上评价肝内胆管，在肝下面描述。肝外胆管可以在仰卧位、左侧卧位和（或）半坐位进行评价。要评价肝内外胆管的宽度。通过这些检查可以显示胆管、肝动脉和门静脉的相互关系。尽可能显示胰头部的胆总管。

三、胰

要在横切面上辨别胰头、钩突和胰体，可能的话，长轴（冠状面或纵向切面）上也要显示出来。尽可能显示胰尾和胰管。评价胰周是否有淋巴结肿大。

四、脾

要完成脾长轴（纵向切面或冠状面）和短轴有代表性的图像。尽量显示左侧胸膜腔。可能的情况下要比较左肾上极和脾的回声。

五、肾

要有双肾代表性的纵切面（冠状面或纵向切面），显示皮质和肾盂。双肾横切面要包括上极、中部肾盂水平和下极。可能的情况下要比较双肾与相邻的肝和脾的回声。要评估双肾周围是否有异常情况。

六、主动脉和下腔静脉

主动脉和下腔静脉要有纵切面（纵向切面或冠状面）和横切面图像。两个血管的扫查均要从膈肌处至分叉处（通常位于脐水平）。图像要尽可能包括相邻的髂总血管。

评价是否存在异常情况。还要评价周围软组织内是否有淋巴结肿大。

附录B　阴囊超声检查操作指南[*]

以下是推荐的阴囊超声检查操作指南，包括两个部分：

第一部分：仪器与文档指南

第二部分：阴囊一般超声检查指南

这些指南为执业医师进行阴囊超声检查提供了帮助。在某些情况下可能需要额外的和（或）特定的检查。虽然不可能发现所有的异常情况，但是按照以下指南可以最大限度地发现阴囊大部分的异常情况。

第一部分　仪器与文档指南

一、仪器指南

阴囊超声扫查要使用实时探头，最好用扇形或凸阵探头。必要时获取静态二维图像作为实时扫查的补充。根据情况调整探头至合适的最高频率，权衡分辨率和穿透力。目前使用的仪器频率范围在 2.25 ～ 5.0MHz 甚至更高。

提示：保证足够高的分辨率以鉴别小囊肿和实性病变。

二、文档指南

适当的文档对高质量的患者护理而言是必需的。超声检查及报告要有永久记录。要以适当的图像形式记录所有恰当部位（包括正常和异常的部位）。正常大小的变异需要有测量记录。图像上应标注检查日期、患者信息及图像方向。不论哪个部位的检查，患者的医疗记录中均应有超声检查报告。超声检查的保存要与临床需要、相关法律及当地医疗机构的要求一致。

第二部分　阴囊一般超声检查指南

睾丸扫查至少要在两个方向（长轴和短轴）上进行。两侧睾丸的扫查要包括上部、中部和下部，还要包括内、外侧边界。还要评价相邻的附睾。要比较双侧睾丸和附睾的大小和回声。

记录发现的任何异常情况，评价睾丸外的所有结构。必要时要使用额外的检查机器，比如瓦式动作和站立位检查。

---

* 引自美国超声医学学会（AIUM）。可从 AIUM 定购指南副本，会员 $6.00，非会员 $20.00。邮购地址：AIUM Publications Department，11200 Rockville Pike，Suite 205，Rockville，MD 20852-3139.

附录C 产前超声检查操作指南 [*]

这些指南用于指导执业医师进行产前超声检查。在临床紧急情况下或用于完整检查后的随访可能需要局部检查。在某些情况下可能需要额外的和（或）特定的检查。虽然不可能发现所有的异常情况，但是按照以下指南可以最大限度地发现胎儿大部分的异常情况。

一、仪器指南

使用实时经腹和（或）经阴道途径进行检查。选择适当频率（经腹时用3MHz或更高频率，经阴道时用5MHz或更高频率）的探头。可能需要使用静态探头（static scanner，3～5 MHz），但不能单独使用。使用最低的超声能量设置来获取必要的诊断信息。

提示：需要使用实时探头观察胎儿心血管搏动、呼吸运动及身体运动来确认胎儿是否存活。实施检查简化了胎儿解剖结构的评价及测量。根据所需的穿透力和分辨率选择合适的探头频率。对绝大多数患者而言，3～5MHz 腹部探头可提供足够的穿透力和分辨率。在妊娠早期，5MHz 的腹部探头或5～7MHz 的经阴道探头可提供足够的穿透力和更好的分辨率。

二、文档指南

适当的文档对高质量的患者护理而言是必需的。文档要包含永久的超声图像记录、测量参数及下文提到切面的解剖结构。图像上应标注检查日期、患者信息及图像方向。不论哪个部位的检查，患者的医疗记录中均应有超声检查报告。超声检查的保存要与临床需要、相关法律及当地医疗机构的要求一致。

（一）妊娠早期超声检查指南

总体要求：妊娠早期可以经腹扫查，也可以经阴道扫查。若经腹扫查不能提供指南所需的明确信息，则应尽可能采取经阴道超声检查。

1. 记录妊娠囊的位置。识别胚胎并记录顶臀长。

提示：顶臀长是计算胎龄的准确指标。要与参考表比较。若胚芽显示不清，要根据妊娠囊的特点，包括无回声区的平均直径等来确定胎龄，另外要注意分析高回声晕。早孕晚期也可以用双顶径及其他胎儿测量参数来估算胎龄。

2. 报告胎儿是否存活。

提示：在胎儿是否存活的诊断上，实时观察至关重要。要指出的是妊娠7周前经腹超声检查可能无法观察到胎心管搏动，经阴道超声通常可以较经腹超声早1周测量顶臀长。因此需要动态评估确认胎儿是否存活。

3. 记录胎儿数目。

提示：仅在看到多个胚芽时要记录多胎妊娠。由于羊膜和绒毛膜融合的多变性可能会导致在妊娠早期看到多个妊娠囊样结构，可能会与多胎妊娠或羊膜带混淆。

---

* 引自美国超声医学学会（AIUM）。可从 AIUM 定购指南副本，会员 \$6.00，非会员 \$20.00。邮购地址：AIUM Publications Department，11200 Rockville Pike，Suite 205，Rockville，MD 20852-3139.

4.评价子宫（包括宫颈）和附件结构。

提示：该检查有助于发现可能存在的异常情况。记录是否有子宫肌瘤及附件肿物、肿物的位置和大小。

（二）妊娠中晚期超声检查指南

1.记录是否胎儿存活、数目及表现。

提示：心率/心律异常必须报告。多胎妊娠要求报告的附加信息包括：胎盘数目、妊娠囊数目、胎儿大小比较，若能看到外生殖器也要报告，是否存在插入膜（interposed membrane）。

2.估算羊水量（增多、减少、正常）。

提示：由于羊水量估算存在主观性，所以难以确认精确的羊水量。同时还要考虑到不同妊娠时期的生理性差异。

3.记录胎盘位置、形态及其与宫颈内口的关系。

提示：目前发现妊娠早期胎盘的位置和生产时的位置并不完全一致。

4.联合使用双顶径（或头围）和股骨长估算胎龄。晚孕期要评估胎儿身长和体重（与胎龄相比），另外还要测量腹部直径或腹围。若之前做过检查，还要给出两次测量的变化范围估算。

提示：妊娠晚期的测量可能无法准确反映胎龄。在可能的情况下，要在妊娠晚期前进行孕周确定。若之前做过一次或多次检查，本次检查的胎龄要根据第一次可以测量顶臀长、双顶径、头围和（或）股骨长计算：目前胎龄＝初始胎芽/胎儿龄＋第一次检查间隔的时间。本次测量要与参考表上相应胎龄的标准比较。若之前做过检查，要评估两次测量的变化范围。

4A.在标准切面（要有透明隔腔和丘脑）测量和记录双顶径。

提示：若胎头呈长头型或短头型，单独使用双顶径推测胎龄可能不正确。有时需要计算胎头指数（双顶径与枕额径的比值）。此时需要测量头围或校正双顶径。

4B.在双顶径平面测量头围。

4C.妊娠14周后常规测量并记录股骨长。

提示：同双顶径，在妊娠晚期要考虑生物学差异（biological variation）的存在。

4D.腹围的测量要在脐静脉与门静脉连接的平面。

提示：腹围测量可能有助于发现中妊娠晚期和晚孕期是否存在生长迟缓及巨大儿的情况。比较腹围与头围。若腹部测量小于或大于相应孕周的预期值，建议测量头围和腹围，并计算头围与腹围的比值。在头颅或腹部形状与正常情况不同时也建议使用周长测量。

5.评价子宫和附件结构。

提示：该检查有助于发现可能存在的异常情况。记录是否存在子宫肌瘤及附件肿物，肿物的位置和大小。

6. 检查应包括但不限于下列胎儿解剖：脑室、心脏四腔心（包括心脏在胸腔内的位置）、脊柱、胃、膀胱、前腹壁脐带插入点及肾区。

提示：应认识到应用超声检查不可能发现以上脏器（比如脊柱）所有的畸形。但是仔细的解剖检查可能可以明确诊断一些可能忽略的出生缺陷。怀疑有腹部异常时可能需要由专业人员进行评估。

附录D 女性盆腔超声检查操作指南[*]

以下是推荐的女性盆腔超声检查操作指南，包括两个部分：

第一部分：仪器与文档指南

第二部分：女性盆腔超声检查操作指南

这些指南为执业医师进行女性盆腔超声检查提供了帮助。在某些情况下可能需要额外的和（或）特定的检查。虽然不可能发现所有的异常情况，但是按照以下指南可以最大限度地发现女性盆腔大部分的异常情况。

第一部分 仪器与文档指南

一、仪器指南

女性盆腔超声扫查要使用实时探头，最好用扇形或凸阵探头。必要时获取静态二维图像作为实时扫查的补充。根据情况调整探头至合适的最高频率，权衡分辨率和穿透力。目前使用的仪器经腹检查可用3.5MHz或更高频率的探头，经阴道检查可用5.0MHz或更高频率的探头。

二、仪器护理

经阴道探头在使用前需要套一次性保护膜。检查结束后保护膜要处理掉，探头要浸泡在抗菌溶液中。抗菌溶液的类型和浸泡的时间取决于制造商和感染性疾病的要求。

三、文档指南

适当的文档对高质量的患者护理而言是必需的。超声检查及报告要有永久记录。要以适当的图像或储存形式记录所有恰当部位（包括正常和异常的部位）。正常大小的变异需要有测量记录。图像上应标注检查日期、患者信息及图像方向。患者的医疗记录中要有超声检查报告。超声检查的保存要与临床需要、相关法律及当地医疗机构的要求一致。

第二部分 女性盆腔超声检查操作指南

下面是女性盆腔每个器官和解剖部位的超声检查指南。可采用经腹或经阴道检查，仔细辨别所有的相关结构，有时需要两种检查方法相结合。

一、一般盆腔准备

经腹壁盆腔超声检查需要充盈膀胱。经阴道检查通常要排空膀胱。经阴道探头可由患者或超声检查

医师或超声诊断医师插入。建议在进行经阴道超声检查全程中，房间内应有一个女性作为检查者或者陪同在场。

二、子宫

阴道和子宫可用来作为判断盆腔结构正常与否的解剖标记。子宫的评估要记录以下内容：①子宫大小、形状和方位；②子宫内膜；③子宫肌层；④宫颈。阴道应作为宫颈和子宫下段的标记。

测量子宫大小。在长轴上从子宫底到宫颈（宫颈外口，可辨别时）测量子宫长度。在同一长轴切面上测量子宫厚度（前后径），与长度垂直从子宫的前壁测量到后壁。在横轴或冠状切面上测量宽度。用类似的方法测量宫颈直径。

记录发现的子宫的异常情况。分析内膜的厚度、回声及在子宫内的位置。评价肌层和宫颈的轮廓变化、回声情况及是否有肿物存在。

三、附件（卵巢和输卵管）

评价附件时，首先要努力找到卵巢，因为卵巢可作为附件结构的主要参考点。卵巢经常位于髂内（下腹部）血管的前方，可以以此作为寻找卵巢的标记。评估卵巢要记录如下内容：①大小、形状、轮廓及回声；②相对子宫的位置。在长轴切面［通常与下腹部（髂内）血管长轴一致］上测量卵巢的长度，垂直于长度测量卵巢的前后径，来评价卵巢的大小。在横轴或冠状切面上测量卵巢的宽度，就可以计算出卵巢的体积。

正常的输卵管在超声上通常无法识别。扫查该部位是否存在异常，特别是是否有扩张的管状结构。

发现附件肿物时，要记录其与卵巢和子宫的关系。确认肿物的大小、回声类型（囊性、实性或混合性）。

四、子宫直肠陷凹

子宫后方的陷凹和肠管可能无法显示清晰。评价该部分有无游离积液或肿物。若发现肿物，要记录肿物的大小、位置、形状、回声类型（囊性、实性或混合性）及其与卵巢和子宫的关系。单纯的腹部检查可能难以鉴别肿物和正常肠襻。若怀疑检查到的肿物可能是正常直肠乙状结肠内的液体和粪便，并且无法进行经阴道扫查时，可以采用水灌肠超声检查或清洁灌肠后重复检查。

附录E　前列腺及周围结构超声检查操作指南*

以下是推荐的前列腺及周围结构超声检查操作指南，包括两个部分：

第一部分：仪器与文档指南

第二部分：前列腺及周围结构一般超声检查指南

这些指南为执业医师进行前列腺及周围结构超声检查提供了帮助。在某些情况下可能需要额外的和（或）特定的检查。虽然不可能发现所有的异常情况，但是按照以下指南可以最大限度地发现大部分前列腺及周围结构的异常情况。

第一部分　仪器与文档指南

一、仪器指南

前列腺及周围结构超声扫查要使用实时经直肠（也称直肠内）探头，根据情况调整探头至合适的最高频率，权衡分辨率和穿透力。目前使用的仪器频率在5.0MHz左右或更高。

二、文档指南

适当的文档对高质量的患者护理而言是必需的。超声检查及报告要有永久记录。所有恰当部位（包括正常和异常的部位）的图像都要有测量记录。图像上应标注检查日期、患者信息及图像方向。患者的医疗记录中要有超声检查报告。超声检查的保存要与临床需要、相关法律及当地医疗机构的要求一致。

三、仪器护理

经直肠探头在使用前需要套一次性保护膜。检查结束后保护膜要处理掉，探头要浸泡在抗菌溶液中。抗菌溶液的类型和浸泡的时间取决于制造商和感染性疾病的要求。检查结束后若发现保护膜破裂，要用抗菌溶液冲洗探头的注水通道（fluid channels）。每次检查后要处理导管（Tubing）和活塞（stop cocks）。

第二部分　前列腺及周围结构一般超声检查指南

下面是前列腺及周围结构的超声检查操作指南。

一、前列腺

至少要在两个垂直面上（纵向切面和横切面或纵向切面和冠状面）显示全部前列腺，从前列腺尖扫查

---

* 引自美国超声医学学会（AIUM）。可从AIUM定购指南副本，会员 $6.00，非会员 $20.00。邮购地址：AIUM Publications Department，11200 Rockville Pike，Suite 205，Rockville，MD 20852-3139.

到前列腺底。特别是周围区要彻底扫查。前列腺的评价包括：大小、回声、对称性和边缘的完整性。评估前列腺周围脂肪和血管是否对称，回声是否连续。

二、精囊和输精管

至少要在两个切面上评价精囊，从射精管入前列腺处向头侧和外侧扫查。精囊的评价包括：大小、形状、位置、对称性和回声。双侧输精管均需要评价。

三、直肠旁间隙

要评价直肠周围间隙，特别是紧邻前列腺和直肠周围组织。若临床怀疑直肠有病变，直肠壁和直肠腔均需要检查。

（付　鹏　译　王金锐　校）

彩　图

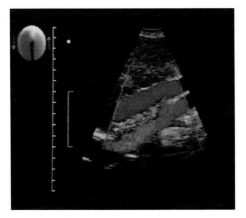

图1　彩色多普勒显示肾动脉起始处(Courtesy Diasonics, Inc., Milpitas, California)。另见第19章

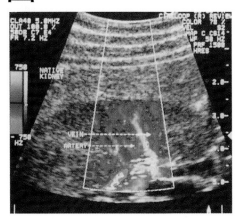

图2　彩色多普勒显示肾血流灌注(Courtesy ATL, Bothell, Washington)。另见第19章

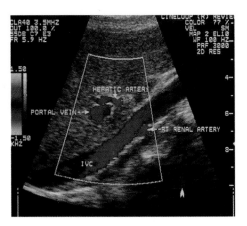

图3　彩色多普勒显示肝门部血流(Courtesy ATL, Bothell, Washington)。另见第19章

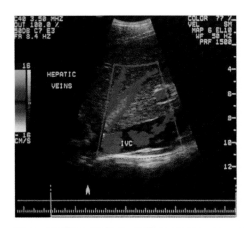

图4　肝静脉彩色多普勒血流(Courtesy ATL, Bothell, Washington)。另见第19章

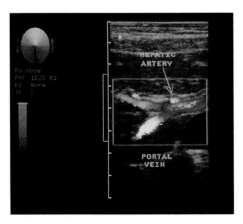

图5　门静脉彩色多普勒血流。另见第19章

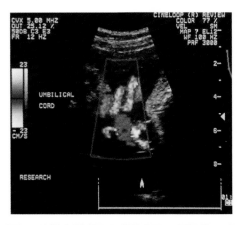

图6　脐带血管彩色多普勒血流。另见第19章

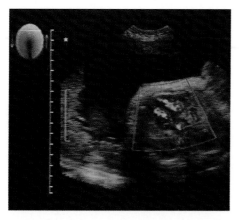

图7 彩色多普勒显示胎儿四腔心(Courtesy Diasonics, Inc., Milpitas, California)。Diasonics 未 获 得FDA 的批准，其探头不可用于胎儿多普勒检查。然而，如何使用医疗仪器的最终决定权在于医生，请在进行任何检查时核对厂家探头是否获得FDA的批准。另见第19章

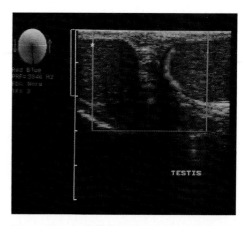

图8 彩色多普勒显示睾丸动脉血流(Courtesy Diasonics, Inc., Milpitas, California)。另见第19章

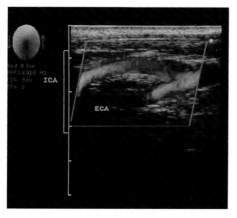

图9 彩色多普勒显示颈动脉分叉处(Courtesy Diasonics, Inc., Milpitas, California)。另见第20章

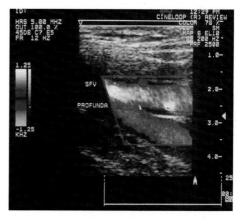

图10 彩色多普勒显示股浅静脉及深静脉汇入水平(Courtesy ATL, Bothell, Washington)。另见第21章

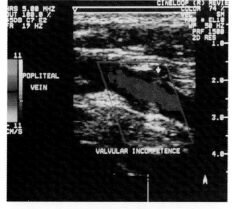

图11 彩色多普勒显示瓣膜功能不全(Courtesy ATL, Bothell, Washington)。另见第21章

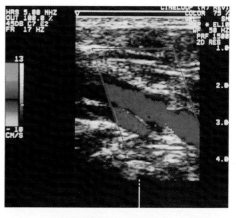

图12 彩色多普勒显示腘静脉和动脉(Courtesy ATL, Bothell, Washington)。另见第21章

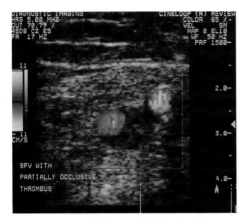

图13　彩色多普勒显示股浅静脉血栓(Courtesy ATL, Bothell, Washington)。另见第21章

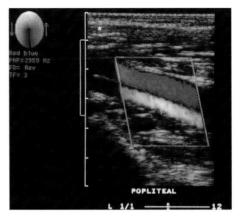

图14　彩色多普勒显示腘动脉(Courtesy Dia-sonics, Inc., Milpitas, California)。另见第21章

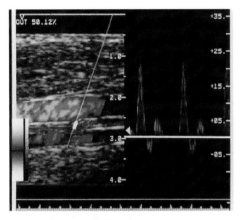

图15　频谱多普勒显示后动脉正常三相波 (Courtesy ATL, Bothell, Washington)。另见第21章

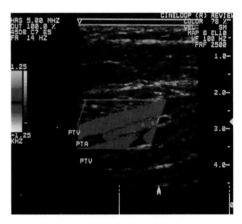

图16　彩色多普勒显示胫后动脉和静脉(Courte-sy ATL, Bothell, Washington)。另见第21章

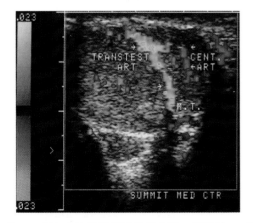

图17　彩色血流信号显示正常变异。另见第15章

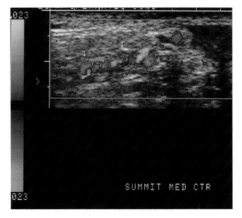

图18　彩色血流信号显示精索。另见第15章

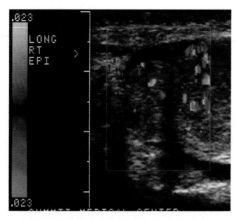

图19 彩色血流信号显示附睾。另见第15章

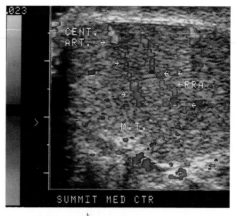

图20 彩色血流信号显示睾丸内动脉。另见第15章

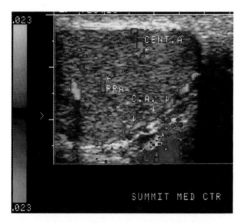

图21 彩色血流信号显示睾丸内动脉。另见第15章

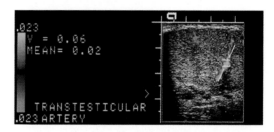

图22 睾丸内动脉的彩色血流信号及波形。另见第15章